中国医学科技发展报告2022

The 2022 Annual Report of Medical Science and Technology Development in China

中国医学科学院 编著

科学出版社

北京

内 容 简 介

《中国医学科技发展报告 2022》是该系列报告的第十三本。延续往年内容,在报告中对我国 2022 年医学科技发展政策环境、医学科技创新基地建设情况进行了系统阐述,邀请专业领域内的院士、教授级专家对 2022 年我国在肿瘤领域、心血管疾病领域、呼吸系统疾病领域、精神医学领域、妇产科领域、血液病领域、口腔领域、中医药领域、免疫学领域、药学领域、疫苗技术、公共卫生等领域所取得的研究进展及主要成果进行了总结与分析,同时对由中国医学科学院组织领域专家与情报研究团队共同评选的 31 项"2022 年度中国重要医学进展"进行了解读。

本书具有权威性、全面性和客观性,可供所有想要了解中国医学科技发展情况的读者,特别是各级行政人员、政策和管理研究人员、科技工作者参考。

图书在版编目(CIP)数据

中国医学科技发展报告. 2022/中国医学科学院编著. —北京: 科学出版社, 2024.3
ISBN 978-7-03-076979-4

Ⅰ. ①中… Ⅱ. ①中… Ⅲ. ①医学–技术发展–研究报告–中国–2022
Ⅳ. ①R-12

中国国家版本馆 CIP 数据核字(2023)第 219094 号

责任编辑: 李 悦 / 责任校对: 张小霞
责任印制: 肖 兴 / 封面设计: 刘新新

科 学 出 版 社 出版
北京东黄城根北街 16 号
邮政编码: 100717
http://www.sciencep.com

北京虎彩文化传播有限公司印刷
科学出版社发行 各地新华书店经销
*
2024 年 3 月第 一 版 开本: 787×1092 1/16
2024 年 3 月第一次印刷 印张: 14 3/4
字数: 350 000
定价: 198.00 元
(如有印装质量问题,我社负责调换)

《中国医学科技发展报告 2022》指导委员会

（按姓名汉语拼音排序）

曹雪涛　杜冠华　赫　捷　胡盛寿　黄晓军　李立明　陆　林　乔　杰

《中国医学科技发展报告 2022》编委会

主　编　王　辰　姚建红

副主编　王健伟　李　青　刘　辉

编委会（按姓名汉语拼音排序）

安新颖	柏兆方	毕　楠	曹　彬	程宇钏	迟　莉	代华平
杜　君	杜然然	高东平	高禹舜	宫小翠	郭红燕	韩慧杰
侯　刚	李　玲	李　希	李　勇	李　蓉	廖春晓	林　凡
刘晓星	吕　筠	马　磊	倪　萍	齐　燕	秦　奕	任　楠
宋俊科	苏　楠	孙　超	孙　葳	孙晓北	王　波	王　利
王冰晶	王伽伯	王守宝	王佑春	王志杰	王忠山	魏晓瑶
问　馨	肖　丹	杨　萌	杨　汀	杨　渊	杨昭庆	殷　环
袁　凯	袁天翊	袁子焰	翟振国	詹庆元	张　冉	张　雯
张晓雷	赵扬玉	钟　华				

目 录

第一章 中国医学科技发展环境

一、医学科技发展政策环境

孙晓北

中国医学科学院医学信息研究所

（一）《中华人民共和国科学技术进步法（2021 年修订）》适应时代新要求，推动科技创新支撑和引领经济社会发展

《中华人民共和国科学技术进步法》（以下简称《科技进步法》）已由中华人民共和国第十三届全国人民代表大会常务委员会第三十二次会议于 2021 年 12 月 24 日修订通过，自 2022 年 1 月 1 日起施行。《中华人民共和国科学技术进步法》于 1993 年 7 月 2 日第八届全国人民代表大会常务委员会第二次会议审议通过，正式颁布。2007 年 12 月 29 日第十届全国人民代表大会常务委员会第三十一次会议进行第一次修订，本次为第二次修订，涉及完善立法宗旨、加强基础研究、强化国家战略科技力量、完善国家创新体系、推动关键核心技术攻关、优化区域创新布局、扩大科技开放合作等方面。

相比第一次修订，本次新修订版由原来的 8 章 75 条调整为目前的 12 章 117 条，增加了基础研究、区域科技创新、国际科学技术合作、监督管理 4 章。此次《科技进步法》的修订，是在新的历史起点上，为保障实施创新驱动发展战略、实现高水平科技自立自强而进行的一次全面修订，为实现步入创新型国家前列、建设世界科技强国的战略目标提供法律基础和保障。修订后的《科技进步法》包括总则、基础研究、应用研究与成果转化、企业科技创新、科学技术研究开发机构、科学技术人员、区域科技创新、国际科学技术合作等章。

本次修订通过新增单独章节的方式，重点从基础研究、区域科技创新、国际科技合作和监督管理等方面全面升级我国科技治理体系，不仅将党和国家的创新论断和创新战略固化为法律规定，同时将国家创新体系建设调整为《科技进步法》的制度主线。设立基础研究专章，体现了新时期推进高质量发展、增强原始创新能力的要求，修订后的《科技进步法》加强了基础研究的规划和部署，推动基础研究自由探索和目标导向有机结合；鼓励基础研究主体多元化，特别强调高等学校要加强基础学科建设和基础研究人才培养，增强基础研究自主布局能力；基础研究投入机制，主要以国家财政为主给予稳定支持，并强调自然科学基金在支持基础研究中的作用；同时，鼓励企业和社会力量加大投入，进一步提高基础研究占研发支出的比重。修订后的《科技进步法》大幅增加了关于应用研究的法律规定，提出促进基础研究与应用研究、成果转化融通发展，完善共性基础技术供给体系等，充分适应时代发展的新要求。将"应用研究与成果转化"设为专门章节，弥补了技术攻关组织与保障的法律制度空白，并且将探索赋予科研人员职务科技成果所有权或长期使用权写入法律之中。修订后的《科技进步法》特别提到，减轻科学技术人员项目申报、材料报送、经费报销等方面的负担，保障科学技术人员的科研时间；国家还鼓励科学技术人员自由探索、勇于承担风险，营造鼓励创新、宽容失败的良好氛围。这将对进一步激发科研人员创新活力产生重要影响。

（二）《关于加强科技伦理治理的意见》出台，推动科技事业健康发展

科技伦理是开展科学研究、技术开发等科技活动需要遵循的价值理念和行为规范，是促进科技事业健康发展的重要保障。当前，我国科技创新快速发展，面临的科技伦理挑战日益增多，但科技伦理治理仍存在体制机制不健全、制度不完善、领域发展不均衡等问题，已难以适应科技创新发展的现实需要。为进一步完善科技伦理体系，提升科技伦理治理能力，有效防控科技伦理风险，不断推动科技向善、造福人类，实现高水平科技自立自强，2022 年 3 月中共中央办公厅、国务院办公厅印发《关于加强科技伦理治理的意见》（以下简称《意见》），对加强科技伦理治理做出系统部署，这是我国首个国家层面的科技伦理治理指导性文件。

《意见》首次对我国科技伦理治理工作做出系统部署，具有重大指导意义，有助于推进科技界和全社会统一思想，凝聚共识，进一步提升对科技伦理治理重要性的认识，有效防范科技伦理风险，对推动科技向善，实现高水平科技自立自强，加快建设创新型国家和科技强国发挥重要作用。《意见》在起草过程中，广泛征求了有关政府部门、科技界以及社会各界意见，重点确立价值理念；突出问题导向、补齐科技伦理治理短板；强化治理体制、制度、监管、教育的系统部署。明确了科技伦理治理的相关重点任务：一是健全科技伦理治理体制；二是强化科技伦理治理制度保障；三是加强科技伦理审查和监督；四是深入开展科技伦理教育和宣传。促进我国科技事业健康发展，为增进人类福祉、推动构建人类命运共同体提供有力科技支撑。

（三）《"十四五"国民健康规划》持续推进健康中国建设

"十三五"时期，以习近平同志为核心的党中央把保障人民健康放在优先发展的战略位置，做出实施健康中国战略的决策部署。党中央、国务院召开全国卫生与健康大会，印发《"健康中国 2030"规划纲要》。国务院印发《关于实施健康中国行动的意见》。各地各有关部门认真贯彻落实，扎实推进健康中国建设，启动实施健康中国行动，深入开展爱国卫生运动，持续完善国民健康政策。重大疾病防治成效显著，重点人群健康服务不断完善，医药卫生体制改革深入推进，健康扶贫任务全面完成，中医药服务体系持续完善。经过努力，国民健康水平不断提高。2015 年至 2020 年，人均预期寿命从 76.34 岁提高到 77.93 岁，婴儿死亡率从 8.1‰降至 5.4‰，5 岁以下儿童死亡率从 10.7‰降至 7.5‰，孕产妇死亡率从 20.1/10 万降至 16.9/10 万，主要健康指标居于中高收入国家前列，个人卫生支出占卫生总费用的比重下降到 27.7%。

在"十三五"我国卫生健康事业发展基础上，为应对当前所面临的多重疾病威胁并存、多种健康影响因素交织的复杂局面，新发突发传染病风险持续存在，部分已经控制或消除的传染病面临再流行风险，慢性病发病率上升且呈年轻化趋势，食品安全、环境卫生、职业健康等问题仍较突出，人口老龄化进程加快，康复、护理等需求迅速增长，优生优育、婴幼儿照护服务供给等若干问题亟待加强。为全面推进健康中国建设，国务院相关部门在根据《中华人民共和国国民经济和社会发展第十四个五年规划和 2035 年远景目标纲要》《"健康中国 2030"规划纲要》，编制了《"十四五"国民健康规划》，并于 2022 年 5 月正式印发。

《"十四五"国民健康规划》指出，"十四五"时期卫生健康工作坚持以习近平新时代中国特色社会主义思想为指导，把人民群众生命安全和身体健康放在第一位，全面推进健康中国建设，加快实施健康中国行动，深化医药卫生体制改革，持续推动发展方式从以治病为中心转变为以人民健康为中心，为群众提供全方位全周期健康服务。

《"十四五"国民健康规划》确定了七项工作任务。一是织牢公共卫生防护网。提高疾病预防控制能力，完善监测预警机制，健全应急响应和处置机制，提高重大疫情救治能力。二是全方位干预健康问题和影响因素。普及健康生活方式，加强传染病、寄生虫病和地方病防控，强化慢性病综合防控和伤害预防干预，完善心理健康和精神卫生服务，维护环境健康与食品药品安全，深入开展爱国卫生运动。三是全周期保障人群健康。完善生育和婴幼儿照护服务，保护妇女和儿童健康，促进老年人健康，加强职业健康保护，保障脱贫地区和残疾人等相关重点人群健康服务。四是提高医疗卫生服务质量。优化医疗服务模式，加强医疗质量管理，加快补齐服务短板。五是促进中医药传承创新发展。充分发挥中医药在健康服务中的作用，夯实中医药高质量发展基础。六是做优做强健康产业。推动医药工业创新发展，促进高端医疗装备和健康用品制造生产，促进社会办医持续规范发展，增加商业健康保险供给，推进健康相关业态融合发展。七是强化国民健康支撑与保障。深化医药卫生体制改革，强化卫生健康人才队伍建设，加快卫生健康科技创新，促进全民健康信息联通应用，完善卫生健康法治体系，加强交流合作。

目标到 2025 年，卫生健康体系更加完善，中国特色基本医疗卫生制度逐步健全，重大疫情和突发公共卫生事件防控应对能力显著提升，中医药独特优势进一步发挥，健康科技创新能力明显增强，人均预期寿命在 2020 年基础上继续提高 1 岁左右，人均健康预期寿命同比例提高。

（四）《"十四五"卫生健康标准化工作规划》为未来五年卫生健康标准化工作指明了方向

为贯彻落实《标准化法》《国民经济和社会发展第十四个五年规划和 2035 年远景目标纲要》《"健康中国 2030"规划纲要》《国家标准化发展纲要》和党中央、国务院决策部署，做好"十四五"时期卫生健康标准化工作，根据《卫生健康标准管理办法》等规定，国家卫生健康委研究编制了《"十四五"卫生健康标准化工作规划》（以下简称《规划》）。

《规划》概括性总结了"十三五"时期卫生健康标准化工作情况，分析了"十四五"时期卫生健康标准工作面临的新形势和新任务。明确了"十四五"时期卫生健康标准化工作指导思想、基本原则和发展目标。提出了"坚持需求引领、坚持质量优先、坚持以用为本、坚持包容开放"四个基本原则。提出到 2025 年基本建成有力支撑健康中国建设、具有中国特色的卫生健康标准体系。《规划》严格落实《标准化法》和国家关于标准管理的相关规定，统筹考虑卫生健康标准化工作现实问题，明确了 6 项主要任务，包括优化标准体系、完善标准全周期管理、推动地方标准化工作、鼓励发展团体标准、提高标准国际化水平、全面推广标准化理念。基于实施健康中国战略和积极应对人口老龄化国家战略需求，紧密结合《健康中国"2030"规划纲要》和当前卫生健康重点工作，《规划》结合新时期新形势的需求，提出以标准化助力构建强大公共卫生体系、引领医疗卫生服务高质量发展、推动爱国卫生运动深入开展、促进重点人群健康、支撑卫生健康事业创新发展、保障卫生健康事业安全发展 6 个方面内容。《规划》的制定与出台，明确了"十四五"时期卫生健康标准化工作指导方针，为做好未来五年卫生健康标准化工作指明了方向、提供了遵循。

（五）《"十四五"全民健康信息化规划》实现政府决策科学化、社会治理精准化、公共服务高效化

为贯彻落实党中央、国务院的决策部署，统筹推动全民健康信息化建设，进一步推进新一代信息技术与卫生健康行业深度融合，将数字技术与系统思维贯穿到健康中国、数字中国建设的全过程，充分发挥信息化在卫生健康工作中的支撑引领作用，国家卫生健康委联合国家中医药局和国家疾控局根据全民健康信息化工作面临的新形势新任务，以引领支撑卫生健康事业高质量发展为主题，编制印发了《"十四五"全民健康信息化规划》。

文件明确了 8 个方面主要任务：集约建设信息化基础设施支撑体系；健全全民健康信息化标准体系；深化"互联网+医疗健康"服务体系；完善健康医疗大数据资源要素体系；推进数字健康融合创新发展体系；拓展基层信息化保障服务体系；强化卫生健康统计调查分析应用体系；夯实网络与数据安全保障体系。确定了 8 个优先行动：互通共享三年攻坚行动；健康中国建设（行动）支撑行动；智慧医院建设示范行动；重点人群智能服务行动；药品供应保障智慧监测应对行动；数字公卫能力提升行动；"互联网+中医药健康服务"行动；数据安全能力提升行动。

国家卫生健康委、国家中医药局和国家疾控局将《"十四五"全民健康信息化规划》纳入健康中国建设和卫生健康事业发展总体规划，统一部署、统筹安排、整体推进，着力解决全民健康信息化发展过程中出现的实际问题，加快推动全民健康信息化建设。通过系列举措，重塑管理服务模式，实现政府决策科学化、社会治理精准化、公共服务高效化，为防范化解重大疫情和突发公共卫生风险、实施健康中国战略、积极应对人口老龄化战略、构建优质高效的医疗卫生服务体系提供强力支撑。

（六）《"十四五"中医药发展规划》推动中医药高质量发展，更好保障人民健康

"十三五"期间，中医药发展顶层设计加快完善，政策环境持续优化，支持力度不断加大。2017 年，《中华人民共和国中医药法》施行。2019 年，中共中央、国务院印发《关于促进中医药传承创新发展的意见》，国务院召开全国中医药大会。中医药服务体系

进一步健全，中医药传承发展能力不断增强，中医药防控心脑血管疾病、糖尿病等重大慢病及重大传染性疾病临床研究取得积极进展，中医药人才培养体系持续完善，中成药和中药饮片产品标准化建设扎实推进，第四次全国中药资源普查基本完成，中医药开放发展取得积极成效，中药类商品进出口贸易总额大幅增长。特别是新冠疫情发生以来，坚持中西医结合、中西药并用，中医药全面参与疫情防控救治，做出了重要贡献。在取得成绩的同时，中医药也暴露出发展不平衡不充分的问题，中医药优质医疗服务资源总体不足，基层中医药服务能力仍较薄弱，中西医协同作用发挥不够，中医药参与公共卫生和应急救治机制有待完善，传承创新能力有待持续增强，中药材质量良莠不齐，中医药特色人才培养质量仍需提升，符合中医药特点的政策体系需进一步健全。

为贯彻落实党中央、国务院关于中医药工作的决策部署，明确"十四五"时期中医药发展目标任务和重点措施，依据《中华人民共和国国民经济和社会发展第十四个五年规划和2035年远景目标纲要》，国务院相关部门制定了《"十四五"中医药发展规划》，立足新发展阶段，贯彻新发展理念，构建新发展格局，坚持中西医并重，传承精华、守正创新，实施中医药振兴发展重大工程，补短板、强弱项、扬优势、激活力，推进中医药和现代科学相结合，推动中医药和西医药相互补充、协调发展，推进中医药现代化、产业化，推动中医药高质量发展和走向世界。

《"十四五"中医药发展规划》明确了建设优质高效中医药服务体系、提升中医药健康服务能力、建设高素质中医药人才队伍、建设高水平中医药传承保护与科技创新体系等10大类任务，通过11个专栏项目、工程具体实施。内容涵盖各级中医医疗机构、中医药服务网络的建设；中医优势学科建设、疾病预防治疗、应急救治能力的提升；提升中西医结合水平；深化中医药院校教育改革，强化中医药特色人才队伍建设，完善落实西医学习中医制度；加强中医药传承保护、加强重点领域攻关、建设高层次科技平台；加强中药资源保护与利用、加强道地药材生产管理、加强中药安全监管；促进和规范中医药养生保健服务发展、发展中医药老年健康服务、丰富中医药健康产品供给；加强中医药文化研究和传播、做大中医药文化产业；深化中医药交流合作、扩大中医药国际贸易；提升中医药信息化水平、建立国家中医药综合统计制度、加强中医药法治建设等诸多方面。

目标到2025年，中医药健康服务能力明显增强，中医药高质量发展政策和体系进一步完善，中医药振兴发展取得积极成效，在健康中国建设中的独特优势得到充分发挥。

（七）国务院办公厅印发《深化医药卫生体制改革2022年重点工作任务》，持续深化医改

党中央、国务院高度重视医改工作。党的十八大以来，以习近平同志为核心的党中央从党和国家事业发展全局出发，坚持以人民为中心的发展思想，将深化医改纳入全面深化改革的重要组成部分统筹谋划、全面推进。《中华人民共和国国民经济和社会发展第十四个五年规划和2035年远景目标纲要》将深化医药卫生体制改革作为重点，明确加快建立现代医院管理制度、加快优质医疗资源扩容和区域均衡布局等改革任务。2022年是进入全面建设社会主义现代化国家、向第二个百年奋斗目标进军新征程的重要一

年。政府工作报告对持续推进分级诊疗和优化就医秩序、推进公立医院综合改革和高质量发展、健全疾病预防控制网络等医改工作进行部署。《深化医药卫生体制改革 2022 年重点工作任务》以促进优质医疗资源扩容和均衡布局为切入点、加快构建有序的就医和诊疗新格局，以压实地方党委政府责任为重点、深入推广三明医改经验，以健全疾病预防控制网络为抓手、着力增强公共卫生服务能力，以改革协同集成为驱动、统筹推进医药卫生高质量发展。主要包括以下四个方面 21 项具体任务。

一是加快构建有序的就医和诊疗新格局。促进优质医疗资源扩容和均衡布局，通过发挥国家医学中心和国家区域医疗中心的引领辐射作用、发挥省级高水平医院的辐射带动作用、增强市县级医院服务能力、提升基层医疗卫生服务水平、持续推进分级诊疗和优化就医秩序等举措，推动做到大病重病在本省就能解决，一般的病在市县解决，头疼脑热在乡镇、村里解决。

二是深入推广三明医改经验。学习三明医改"人民至上、敢为人先"的精神和改革整体联动、完善医改经济政策等核心经验，通过加大三明医改经验推广力度、开展药品耗材集中带量采购工作、推进医疗服务价格改革、推进医保支付方式改革、深化公立医院人事薪酬制度改革、加强综合监管等举措，因地制宜推广三明医改经验。

三是着力增强公共卫生服务能力。高度重视健康的重要性和战略性，坚持以人民健康为中心，落实预防为主，结合新冠疫情防控工作，提升疾病预防控制能力，加强医防协同，深入实施健康中国行动，保护人民生命安全和身体健康。

四是推进医药卫生高质量发展。坚持高质量发展主题，通过推动公立医院综合改革和高质量发展、发挥政府投入激励作用、促进多层次医疗保障体系发展、强化药品供应保障能力、推动中医药振兴发展、协同推进相关领域改革等举措，不断增强人民群众获得感。

（八）《遏制微生物耐药国家行动计划（2022—2025 年）》发布，落实《中华人民共和国生物安全法》相关要求，进一步加强遏制耐药工作

微生物耐药是全球公共健康领域面临的重大挑战，也是各国政府和社会广泛关注的世界性问题。世界卫生组织多年来呼吁各国重视微生物耐药问题，联合国大会、世界卫生大会、G20 峰会等重要国际会议多次研究讨论微生物耐药问题。2016 年，为积极响应世界卫生组织发布的《抗微生物药物耐药性全球行动计划》，我国多个部门联合印发了《遏制细菌耐药国家行动计划（2016—2020 年）》，在国家层面采取综合治理措施应对细菌耐药，从药物研发、生产、流通、应用、环境保护等各个环节加强了监管。此项工作得到了世界卫生组织的充分肯定，在国际社会上取得了良好效果。

为进一步加强遏制耐药工作，落实《中华人民共和国生物安全法》关于应对微生物耐药的要求，积极回应国际国内关切，国家卫生健康委在评估总结过去几年工作效果的基础上，对包括细菌耐药在内的微生物耐药进行统筹考虑，牵头研究起草了《遏制微生物耐药国家行动计划（2022—2025 年）》（以下简称《行动计划》），并广泛征求了各地卫生健康行政部门、相关单位等有关方面意见，由国家卫生健康委、教育部、科技部等 13 个部门联合印发实施。

《行动计划》确立了预防为主、防治结合、综合施策的原则，聚焦微生物耐药存在的突出问题，创新体制机制和工作模式。以定量指标为主设立了 9 项指标，作为遏制微生物耐药工作的重要导向。《行动计划》根据当前形势和问题形成了 8 项主要任务，明确了每项任务的责任部门。一是坚持预防为主，降低感染发生率。二是加强公众健康教育，提高耐药认识水平。三是加强培养培训，提高专业人员防控能力。四是强化行业监管，合理应用抗微生物药物。五是完善监测评价体系，为科学决策提供依据。六是加强相关药物器械的供应保障。七是加强微生物耐药防控的科技研发。八是广泛开展国际交流与合作。力争到 2025 年，在微生物耐药国家治理体系、公众健康素养、专业人员防控能力、抗微生物药物合理应用、科技研究和国际交流合作等方面，均取得明显进步。

（九）对新型冠状病毒感染实施"乙类乙管"，适时调整预防、控制措施

为贯彻落实党中央、国务院决策部署，平稳有序实施新型冠状病毒感染"乙类乙管"，国务院应对新型冠状病毒感染疫情联防联控机制综合组制定了《关于对新型冠状病毒感染实施"乙类乙管"的总体方案》，并于 2022 年 12 月印发全国。该方案明确指出，2023 年 1 月 8 日起，对新型冠状病毒感染实施"乙类乙管"。依据传染病防治法，对新冠病毒感染者不再实行隔离措施，不再判定密切接触者；不再划定高低风险区；对新冠病毒感染者实施分级分类收治并适时调整医疗保障政策；检测策略调整为"愿检尽检"；调整疫情信息发布频次和内容。依据《中华人民共和国国境卫生检疫法》，不再对入境人员和货物等采取检疫传染病管理措施。在此之前，2020 年 1 月 20 日，经报国务院批准后国家卫生健康委发布公告，将新型冠状病毒肺炎（简称"新冠肺炎"）纳入《中华人民共和国传染病防治法》规定的乙类传染病，并采取甲类传染病的预防、控制措施。

新型冠状病毒感染疫情发生以来，以习近平同志为核心的党中央高度重视疫情防控，全面加强对防控工作的集中统一领导，坚持人民至上、生命至上，因时因势动态优化调整防控措施，不断提高科学精准防控水平，经受住了全球疫情的多轮冲击，成功避免了致病力相对较强的原始株、德尔塔变异株等在我国的广泛流行，极大减少了重症和死亡，也为疫苗、药物的研发应用以及医疗等资源的准备赢得了宝贵的时间。我国疫情流行和病亡数保持在全球最低水平，人民健康水平稳步提升，统筹经济发展和疫情防控取得世界上最好的成果。

（十）激发科技人才创新活力，科技人才评价改革试点工作全面启动

为深入贯彻党的十九届五中全会关于健全科技人才评价体系的重要部署和中央人才工作会议精神，按照中央全面深化改革委员会关于开展科技人才评价改革试点的工作安排，针对人才评价"破四唯"后"立新标"不到位、评价方式创新不到位、资源配置评价改革不到位、用人单位评价制度建设不到位等突出问题，科技部、教育部、工业和信息化部、财政部、水利部、农业农村部、国家卫生健康委、中国科学院八部门联合制定《关于开展科技人才评价改革试点的工作方案》。

本次试点工作的思路是，聚焦"四个面向"，围绕国家科技任务用好用活人才，创新科技人才评价机制，以激发科技人才创新活力为目的，以"评什么、谁来评、怎么评、

怎么用"为着力点，以"破四唯"和"立新标"为突破口，以深化改革和政策协同为保障，按照创新活动类型构建以创新价值、能力、贡献为导向的科技人才评价体系，引导各类科技人才人尽其才、才尽其用、用有所成，为实现高水平科技自立自强和建设世界科技强国提供有力人才支撑。

本次试点工作主要围绕承担国家重大攻关任务的人才评价、基础研究类人才评价、应用研究和技术开发类人才评价、社会公益研究类人才评价、地方科技人才评价改革综合试点任务五大任务，着力把握。一是牢牢把握"立新标"的试点目标。进一步明确不同创新活动类型的人才评价导向，结合实际研究提出具体的人才评价指标，并配套实施有利于评价指标落地的评价方式、评价周期、单位内部制度和外部保障机制。二是强化国家使命导向。把"国家重大攻关任务"纳入创新活动类型，从加大承担国家重大任务考核评价权重、把完成国家任务纳入单位评估重要内容等方面提出试点任务，引导激励科研单位和科研人员积极承担国家重大任务。三是突出"三评"改革联动。落实科技人才分类评价改革要求，推进项目评审、机构评估联动，在科技计划项目评审、科研机构创新绩效评估、科技人才计划评选中破除"四唯"，完善科技计划项目管理中的人才评价机制，推动落实试点单位科研自主权。四是强化改革协同推进。结合试点单位主管部门的行业特点和主体工作，部署体现行业特色和部门主责主业的试点任务；同步部署地方科技人才评价改革综合试点任务，为区域科技人才评价改革推进探索经验路径。充分集成现有改革政策，强化政策创新。

本次试点工作的目标是，通过 2 年的试点，探索形成不同创新活动类型的科技人才分类评价指标和评价方式，科技人才发现、培养、使用、激励的评价机制更加完善，有利于科技人才成长和更好服务国家科技任务的创新环境不断优化，形成可操作可复制可推广的经验做法。

二、医药卫生领域科技创新基地

殷　环

中国医学科学院医学信息研究所

国家科技创新基地是围绕国家目标，根据科学前沿发展、国家战略需求及产业创新发展需要，开展基础研究、行业产业共性关键技术研发、科技成果转化及产业化、科技资源共享服务等科技创新活动的重要载体。国家科技创新基地作为国家创新体系的重要组成部分，受到政府部门高度关注，同时得到大力发展。作为国家科技创新基地的补充，各部委也十分重视科技创新基地的布局和建设。

本系列报告自 2017 年起，已连续 5 年对医药卫生领域国家级科技基础设施平台布局进行梳理，以下介绍 2022 年度更新情况。

（一）国家级科技基础设施建设情况

在 2021 年 12 月的中央经济工作会议上，国家明确了对全国重点实验室进行重组的决策，2022 年 1 月 1 日实施的《中华人民共和国科学技术进步法》正式确立了以国家实验室为引领、全国重点实验室为支撑的实验室体系。

近年来，我国科技创新体系的重塑步伐明显加快，全国重点实验室的重组和新建工作成为关注的焦点。在国家和地方政府的大力支持下，全国重点实验室正以迅猛之势崛起。各大学、科研机构和企事业单位纷纷公布了大量的全国重点实验室批准结果，更多实验室正在紧锣密鼓地筹建和重组中。各个省市也积极布局，加快本地区全国重点实验室的发展进程。

与 2021 年相比，虽然 2022 年医药卫生领域新增 3 个国家工程研究中心，但是国家工程研究中心和国家工程实验室优化整合后总数较少，详见表 1。

表 1　医药卫生领域国家级科技创新基地设施平台分布（更新至 2022 年底）

基地类型	整合后基地名称	主管部门	2021 年数量/个	2022 年数量/个	增加数量/个
科学与工程研究类	国家实验室		0	0	0
	国家重点实验室		—	—	—
	国家研究中心	科技部	3	3	0
	学科国家重点实验室		45	45	0
	企业国家重点实验室		18	18	0
	省部共建国家重点实验室	科技部	12	12	0
	军民共建国家重点实验室		1	1	0
	国家重点实验室港澳伙伴实验室		8	8	0
小计			87	87	0
技术创新与成果转化类	国家工程研究中心（含原国家工程实验室）	国家发改委	37	20	−17
	国家技术创新中心（含原国家工程技术研究中心）	科技部	37	37	0
	国家临床医学研究中心	科技部	50	50	0
	转化医学国家重大科技基础设施*		3	3	0
小计			127	110	−17
基础支撑与条件保障类	国家科技资源共享服务平台		14	14	0
	国家野外科学观测研究站		0	0	0
小计			14	14	0
总计			228	211	−17

*转化医学国家重大科技基础设施未被整合到技术创新与成果转化类，但综合考虑该基地的功能和级别，本书将其归入此类统计。—，表示无数据

1. 国家工程研究中心

2021 年，国家发展改革委印发纳入新序列管理的国家工程研究中心名单，先后分两批对现有 349 家国家工程研究中心和国家工程实验室进行优化整合，经过严格评审，最终 191 家获准纳入新序列，经过梳理，其中 17 家属于医药卫生领域，占 8.9%。2022 年新增 3 家国家工程研究中心，包括新发突发重大传染病检测国家工程研究中心、细

胞产业关键共性技术国家工程研究中心、细胞生长因子药物和蛋白制剂国家工程研究中心，详见表 2。

表 2　医药卫生领域国家工程研究中心名单（更新至 2022 年底）

序号	基地名称	依托单位	批准时间
1	蛋白质技术国家工程研究中心	北京林业大学	2021 年整合
2	口腔生物材料和数字诊疗装备国家工程研究中心	北京大学	2021 年整合
3	神经调控技术国家工程研究中心*	清华大学	2021 年整合
4	中药标准化技术国家工程研究中心*	中国科学院上海药物研究所	2021 年整合
5	中药临床疗效和安全性评价国家工程实验室*	中国中医科学院西苑医院	2021 年整合
6	医疗大数据应用技术国家工程研究中心	中国人民解放军总医院	2021 年整合
7	生物芯片北京国家工程研究中心	北京博奥生物有限公司	2021 年整合
8	新型疫苗国家工程研究中心	国药中生生物技术研究院有限公司	2021 年整合
9	互联网医疗诊治技术国家工程研究中心	首都医科大学宣武医院	2021 年整合
10	微生物药物国家工程研究中心	华北制药集团新药研究开发有限责任公司	2021 年整合
11	医药先进制造国家工程研究中心	上海现代药物制剂工程研究中心有限公司	2021 年整合
12	中药固体制剂制造技术国家工程研究中心	江西中医药大学、江西本草天工科技有限责任公司	2021 年整合
13	医用植介入器械及材料国家工程研究中心*	威高集团有限公司	2021 年整合
14	人类干细胞国家工程研究中心	湖南光琇高新生命科技有限公司	2021 年整合
15	中药制药过程技术与新药创制国家工程研究中心	广州白云山汉方现代药业有限公司	2021 年整合
16	基因工程药物国家工程研究中心	广东暨大基因药物工程研究中心有限责任公司	2021 年整合
17	西南濒危药材资源开发国家工程研究中心*	广西壮族自治区药用植物园	2021 年整合
18	细胞生长因子药物和蛋白制剂国家工程研究中心	温州医科大学药学院	2022 年
19	新发突发重大传染病检测国家工程研究中心	河南郑州安图生物工程股份有限公司	2022 年
20	细胞产业关键共性技术国家工程研究中心	深圳科诺医学检验实验室	2022 年

*国家工程研究中心整合前为国家工程实验室

（1）2022 年 4 月底，国家发展改革委批复同意由河南郑州安图生物工程股份有限公司联合相关高校、科研院所和产业链上下游企业，组建新发突发重大传染病检测国家工程研究中心[1]。该中心力争到 2025 年，初步建成核酸检测、病原质谱、免疫检测、微生物药敏等 4 个新发突发传染病检测技术工程研究平台，完成 2 项卡脖子技术突破，解决产业关键核心技术 10 项。到 2030 年，建成国内最大的体外诊断产业基地，打造成为具有国际先进水平的政产学研医深度融合产业创新网络。

（2）2022 年 4 月，国家发展改革委正式发文批复同意深圳科诺医学检验实验室牵头组建"细胞产业关键共性技术国家工程研究中心"[2]，联合相关高校、科研院所和产业链上下游企业，搭建协同创新机制，建设产业共性技术研发和工程验证平台，推动细胞制备由当前的劳动密集型、手动操作向全自动、全封闭、连续性的无人智造转变，切实提升我国生物产业国际竞争力。

（3）2022 年 6 月，国家发展改革委正式发文批复同意由温州医科大学牵头组建"细胞生长因子药物和蛋白制剂国家工程研究中心"[3]。该中心将建设成为全国首个细胞生长因子领域的国家工程研究中心，由温州医科大学校长李校堃教授担任主任，主要依托温州医科大学药学院，在原"生长因子药物开发浙江省工程实验室"的基础上，进行提升建设，建成后将打造细胞生长因子药物和蛋白制剂领域"卡脖子"技术的攻关平台、生物制药的公共服务平台及相关科研成果通向产业化的桥梁和通道，并推动学科建设、科技创新与经济社会发展的深度融合，为中国基因药谷构建形成生物医药研发、试验、临床、生产、销售为一体的产业链闭环。

2. 国家技术创新中心

2021 年 2 月 23 日，科技部、财政部联合发布《国家技术创新中心建设运行管理办法（暂行）》（以下简称《管理办法》）[4]，进一步规范国家技术创新中心建设和运行。《管理办法》提出创新中心分为综合类和领域类。

2022 年，我国新增了 4 个领域类技术创新中心（国家数字建造技术创新中心、国家智能设计与数控技术创新中心、国家乳业技术创新中心、国家耐盐碱水稻技术创新中心），均不属于医药卫生领域。同时，各省加快了技术创新中心的建设，加快向"国家级"目标迈进，如 2022 年浙江省启动首批 6 家省技术创新中心建设[5]；2022 年 7 月，安徽新认定组建 2 家省技术创新中心[6]。

3. 国家临床医学研究中心

2021 年 6 月，科技部办公厅、国家卫生健康委办公厅、军委后勤保障部办公厅、药监局综合司联合组织开展了第五批国家临床医学研究中心申报工作[7]，计划在糖尿病与代谢疾病、感染性疾病、肾病与泌尿系统疾病、出生缺陷与罕见病、骨科与运动康复、职业病、地方病、中医、影像医学、病理诊断、麻醉医学、急危重症、放射与治疗、医学营养等 14 个疾病领域/临床专科布局 28 家国家临床医学研究中心，截至 2022 年底尚未公布评审结果。

2022 年 6 月 30 日，第三批国家临床医学研究中心运行绩效评估专家评审会顺利召开[8]。本次运行绩效评估是全面了解和检查第三批临床中心建设和运行状况，引导临床中心基于功能定位加强中心建设的重要工作，评估情况将为管理部门加强临床中心管理提供重要决策参考。

（二）部委级科技基础设施建设情况

在国家大力布局建设科技创新基地的同时，各部委也纷纷筹建了多种类型的科技创新基地。涉及医药卫生领域的主要包括国家卫生健康委员会重点科研基地、国家医学中心和国家区域医疗中心、高级别生物安全实验室、国家药品监督管理局重点实验室、国家中医药管理局重点研究室、国家中医药管理局中医药防治传染病重点研究室、教育部重点实验室、教育部前沿科学中心、工信部重点实验室等。

与 2021 年相比，2022 年医药卫生领域部委级科技基础设施新增 101 家，其中国家卫生健康委员会重点科研基地新增 3 家、国家医学中心新增 3 家，国家区域医疗中心新增 89 家，教育部重点实验室新增 5 家、教育部前沿科学中心新增 1 家（见表 3）。

表3　医药卫生领域部委级科技基础设施平台建设情况（更新至 2022 年底）

序号	名称	组建部委	2021 年数量/家	2022 年数量/家	增加/家
1	国家卫生健康委员会重点科研基地	国家卫生健康委员会	94	97	3
2	国家医学中心和国家区域医疗中心	国家卫生健康委员会	10	102	92
3	高级别生物安全实验室	科技部等	128	128	0
4	国家药品监督管理局重点实验室	国家药品监督管理局	117	117	0
5	国家中医药管理局重点研究室	国家中医药管理局	144	144	0
6	国家中医药管理局中医药防治传染病重点研究室	国家中医药管理局	41	41	0
7	教育部重点实验室	教育部	86	91	5
8	教育部前沿科学中心	教育部	7	8	1
9	工信部重点实验室	工信部	7	7	0
	总计		634	735	101

1. 国家卫生健康委员会重点科研基地

2022 年 10 月，国家卫生健康委员会公布了委重点实验室"十三五"运行情况评估结果。在参加评估的 84 家重点实验室中，16 家实验室获评优秀（19%），58 家实验室获评良好，8 家实验室获评整改，2 家实验室未通过评估，将不再列入委重点实验室序列。国家卫生健康委员会将对评估结果为优秀的实验室协调给予经费支持。

截至 2022 年底，共有 97 家委重点实验室，较上一年统计新增 3 家：配子及生殖道异常研究重点实验室、核技术医学转化重点实验室、粉尘危害工程防护重点实验室（见表4）。

（1）2019 年 7 月，国家卫生健康委员会立项建设"国家卫生健康委配子及生殖道异常研究重点实验室"，以安徽医科大学为依托单位。该重点实验室紧跟国家人口与健康的发展战略，面向生殖健康及国家重大出生缺陷防控研究以及适应国家人口健康政策重大需求，围绕配子与生殖道发育异常病因和发病机制及诊治策略的研究，制定早期预防、早期诊断和个体化治疗的目的。针对国家和区域重大卫生健康问题，探索性地从临床病因学研究、发病机制探讨到转化医学研究等多层次相结合的方式进行系统研究，将成为我国本领域带动区域基础和临床研究的重要科技创新平台。

（2）2021 年 12 月[9]，国家卫生健康委员会正式批准建设"国家卫生健康委核技术医学转化重点实验室"，实验室以绵阳市中心医院为依托单位，与中国工程物理研究院流体物理研究所、核物理与化学研究所、应用电子学研究所、四川大学华西基础医学与法医学院共建，实行"开放、流动、联合、竞争"的运行机制。实验室主要研究方向为：肿瘤靶向放射性药物的研发和临床应用研究、医用回旋加速器的研制及临床应用研究、FLASH 放疗装置的研制及临床转化研究、辐射损伤防治药物的基础和转化研究。实验室由放射性药物研发平台、回旋加速器研发平台、FLASH 放射治疗装置研发平台、生物医学研究平台、核技术临床诊疗研究平台组成，现有科研用房 6000 余平方米，仪器设备种类齐全。

（3）2022 年 3 月，"国家卫生健康委粉尘危害工程防护重点实验室"由国家卫生健康委批复同意国家卫生健康委员会职业安全卫生研究中心联合北京科技大学、中国安全生产科学研究院共同建设[10]，并建立与地方、行业交流合作机制，以推动我国职业病危害工程防护科研攻关、学术交流和成果转化应用。

表4　2022年新增国家卫生健康委员会重点科研基地名单

序号	基地名称	依托单位	省级卫生健康行政部门
1	国家卫生健康委配子及生殖道异常研究重点实验室	安徽医科大学	安徽省卫生健康委
2	国家卫生健康委核技术医学转化重点实验室	绵阳市中心医院	四川省卫生健康委
3	国家卫生健康委粉尘危害工程防护重点实验室	国家卫生健康委员会职业安全卫生研究中心、北京科技大学、中国安全生产科学研究院	北京市卫生健康委

2. 国家医学中心和国家区域医疗中心

2017年，国家卫生健康委员会启动国家医学中心规划设置工作，发布《"十三五"国家医学中心及国家区域医疗中心设置规划》和《国家医学中心和国家区域医疗中心设置实施方案》（简称《实施方案》）等政策文件。《实施方案》提出工作目标要在2019年完成神经、呼吸和创伤专业类别的国家医学中心和儿科、心血管、肿瘤、神经、呼吸和创伤专业类别的国家区域医疗中心设置；2020年，完成妇产、骨科、传染病、口腔、精神专业类别的国家医学中心和妇产、骨科、传染病、老年医学、口腔、精神专业类别的国家区域医疗中心设置。

截至2022年底，国家卫生健康委员会共依托24家医院建设13个专业类别国家医学中心，基本完成《实施方案》提出的工作目标（见表5），值得注意的是妇产专业类别

表5　国家医学中心名单（更新至2022年底）

序号	国家医学中心名称	依托单位	批准时间
1	国家心血管病中心	中国医学科学院阜外医院	-
2	国家癌症中心	中国医学科学院肿瘤医院	-
3	国家老年医学中心	北京医院	2018年
4	国家儿童医学中心	首都医科大学附属北京儿童医院、上海交通大学医学院附属上海儿童医学中心、复旦大学附属儿科医院	2017年
5	国家创伤医学中心	北京大学人民医院	2019年
6	国家重大公共卫生事件医学中心	华中科技大学同济医学院附属同济医院	2020年
7	国家呼吸医学中心	中日友好医院、广州医科大学附属第一医院	2020年
8	国家口腔医学中心	北京大学口腔医院、四川大学华西口腔医院、上海交通大学医学院附属第九人民医院	2021年
9	国家神经疾病医学中心	复旦大学附属华山医院、首都医科大学宣武医院、首都医科大学附属北京天坛医院	2021年
10	国家传染病医学中心	复旦大学附属华山医院、首都医科大学附属北京地坛医院、浙江大学医学院附属第一医院	2021年
11	国家精神疾病医学中心	北京大学第六医院、中南大学湘雅二医院、首都医科大学附属北京安定医院、上海市精神卫生中心	2022年
12	国家中西医结合医学中心	中日友好医院	2022年
13	国家骨科医学中心	北京积水潭医院、上海市第六人民医院	2022年

的国家医学中心尚未设置。2022 年，国家卫生健康委员会办公厅发布了《国家罕见病医学中心设置标准》《国家检验医学中心设置标准》《国家重症医学中心设置标准》《国家内分泌代谢病医学中心设置标准》，预计下一步这些国家医学中心将陆续设置。

2022 年 3 月，国家发展改革委、国家卫生健康委、国家中医药局联合印发《有序扩大国家区域医疗中心建设工作方案》[11]，该方案列出了 89 家国家区域医疗中心输出医院名单，包括 69 家综合医院和专科医院，20 家中医医院，详见表 6。

表 6　国家区域医疗中心输出医院名单

类型	单位名称
综合医院和专科医院（69 家）	北京医院、北京协和医院、中日友好医院、中国医学科学院阜外医院、中国医学科学院肿瘤医院、北京大学第一医院、北京大学人民医院、北京大学第三医院、北京大学口腔医院、北京大学肿瘤医院、北京大学第六医院、吉林大学第一医院、复旦大学附属中山医院、复旦大学附属华山医院、复旦大学附属儿科医院、复旦大学附属妇产科医院、复旦大学附属眼耳鼻喉科医院、复旦大学附属肿瘤医院、山东大学齐鲁医院、华中科技大学同济医学院附属协和医院、华中科技大学同济医学院附属同济医院、中南大学湘雅医院、中南大学湘雅二医院、中山大学附属第一医院、中山大学孙逸仙纪念医院、中山大学附属第三医院、中山大学肿瘤防治中心、中山大学中山眼科中心、中山大学附属口腔医院、四川大学华西医院、四川大学华西第二医院、四川大学华西口腔医院、西安交通大学第一附属医院、西安交通大学第二附属医院、首都医科大学附属北京友谊医院、首都医科大学附属北京同仁医院、北京积水潭医院、首都医科大学附属北京天坛医院、首都医科大学附属北京安贞医院、首都医科大学宣武医院、首都医科大学附属北京儿童医院、首都医科大学附属北京地坛医院、首都医科大学附属北京安定医院、天津市肿瘤医院、中国医科大学附属第一医院、中国医科大学附属盛京医院、上海交通大学医学院附属瑞金医院、上海交通大学医学院附属仁济医院、上海交通大学医学院附属新华医院、上海交通大学医学院附属第九人民医院、上海市第一人民医院、上海市第六人民医院、上海交通大学医学院附属上海儿童医学中心、上海市精神卫生中心、江苏省人民医院、南京鼓楼医院、浙江省人民医院、浙江大学医学院附属第一医院、浙江大学医学院附属第二医院、浙江大学医学院附属邵逸夫医院、浙江大学医学院附属妇产科医院、浙江大学医学院附属儿童医院、山东省立医院、郑州大学第一附属医院、广东省人民医院、南方医科大学南方医院、广州医科大学附属第一医院、广州市妇女儿童医疗中心、重庆医科大学附属儿童医院
中医医院（20 家）	中国中医科学院西苑医院、中国中医科学院广安门医院、中国中医科学院望京医院、中国中医科学院眼科医院、北京中医药大学东直门医院、北京中医药大学东方医院、首都医科大学附属北京中医医院、天津中医药大学第一附属医院、上海中医药大学附属龙华医院、上海中医药大学附属曙光医院、上海中医药大学附属岳阳中西医结合医院、江苏省中医院、浙江省中医院、广东省中医院、广州中医药大学第一附属医院、河南中医药大学第一附属医院、成都中医药大学附属医院、长春中医药大学附属医院（吉林省中医院）、陕西省中医医院、山东中医药大学附属医院（山东省中医院）

3. 教育部重点实验室

教育部重点实验室是国家科技创新体系的重要组成部分，是高等学校创新性人才的培养基地，在高校学科建设、科技创新、人才培养和培育国家级科研基地中发挥着越来越重要的作用。

2021 年 7 月，教育部启动第三次重点实验室评估工作，共有 207 家生命科学领域教育部重点实验室参评，评估结果于 2022 年 9 月公布。其中，医药领域教育部重点实验室共有 91 家，较上一年统计结果新增 5 家，详见表 7。

表 7　教育部重点实验室医学领域名单（截至 2022 年底）

序号	依托单位	数量	实验室名称
1	北京大学	6	恶性肿瘤发病机制及转化研究、分子心血管学、慢性肾脏病防治、神经科学、创伤救治与神经再生、辅助生殖
2	华中科技大学	6	器官移植、生物医学光子学、环境与健康、神经系统重大疾病、肿瘤侵袭转移、生物靶向治疗

序号	依托单位	数量	实验室名称
3	复旦大学	5	代谢分子医学、公共卫生安全、医学分子病毒学、智能化递药、癌变与侵袭原理*
4	首都医科大学	4	神经变性病、心血管重塑相关疾病、儿科重大疾病研究、耳鼻咽喉头颈科学
5	安徽医科大学	3	抗炎免疫药物、皮肤病学、出生人口健康
6	上海交通大学	3	细胞分化与凋亡、遗传发育与精神神经疾病、系统生物医学
7	重庆医科大学	3	儿童发育疾病研究、感染性疾病分子生物学、临床检验诊断学
8	东南大学	2	发育与疾病相关基因、环境医学工程
9	哈尔滨医科大学	2	心血管药物研究、心肌缺血
10	海南医学院	2	急救与创伤研究教育部重点实验室、热带转化医学教育部重点实验室
11	吉林大学	2	病理生物学、人兽共患病研究
12	南方医科大学	2	器官衰竭防治、现代毒理学
13	山东大学	2	实验畸形学、心血管重构与功能研究
14	上海中医药大学	2	中药标准化、肝肾疾病病证
15	四川大学	2	靶向药物与释药系统、出生缺陷与相关妇儿疾病
16	天津医科大学	2	免疫微环境与疾病、乳腺癌防治
17	西安交通大学	2	环境与疾病相关基因、生物医学信息工程
18	浙江大学	2	恶性肿瘤预警与干预、生物医学工程
19	中山大学	2	热带病防治研究、基因工程
20	北京协和医学院	1	中草药物质基础与资源利用
21	北京中医药大学	1	中医内科学
22	成都中医药大学	1	中药材标准化
23	第二军医大学	1	分子神经生物学
24	第三军医大学	1	电磁辐射医学防护
25	第四军医大学	1	航空航天医学
26	电子科技大学	1	神经信息
27	东北大学	1	医学影像智能计算教育部重点实验室
28	中南大学	1	癌变与侵袭原理*
29	赣南医学院	1	心脑血管疾病防治教育部重点实验室
30	广西医科大学	1	区域性高发肿瘤早期防治研究
31	广州医学院	1	神经致病基因和离子通道病
32	广州中医药大学	1	岭南中药资源
33	哈尔滨工业大学	1	生物大数据教育部重点实验室
34	海南师范大学	1	热带药用植物化学
35	河北医科大学	1	神经与血管生物学
36	黑龙江中医药大学	1	北药基础与应用研究
37	湖北中医药大学	1	中药资源与中药复方
38	华东师范大学	1	脑功能基因组学
39	南开大学	1	分子微生物学与技术

序号	依托单位	数量	实验室名称
40	内蒙古民族大学	1	蒙医药研发工程
41	宁夏医科大学	1	生育力保持
42	青海大学	1	高原医学
43	山东中医药大学	1	中医药经典理论
44	山西医科大学	1	细胞生理学
45	陕西师范大学	1	药用资源与天然药物化学
46	上海理工大学	1	医用光学仪器与设备实验室教育部重点实验室
47	沈阳药科大学	1	基于靶点的药物设计与研究
48	石河子大学	1	新疆地方与民族高发病
49	天津中医药大学	1	方剂学
50	同济大学	1	心律失常
51	温州医科大学	1	检验医学
52	武汉大学	1	口腔生物医学
53	新疆医科大学	1	新疆维吾尔族高发疾病研究
54	云南民族大学	1	民族药资源化学
55	中国海洋大学	1	海洋药物
56	中国药科大学	1	药物质量与安全预警
57	中国医科大学	1	医学细胞生物学

注：癌变与侵袭原理教育部重点实验室由复旦大学和中南大学共同组建。

4. 教育部前沿科学中心

2018 年 7 月教育部发布《高等学校基础研究珠峰计划》，计划在高等学校培训建设一批前沿科学中心，前沿科学中心是以前沿科学问题为牵引，开展前瞻性、战略性、前沿性基础研究的科技创新基地。中心要建设成为具有国际"领跑者"地位的创新中心和人才摇篮，成为我国在相关基础前沿领域最具代表性的学术高峰，实现前瞻性基础研究、引领性原创成果的重大突破，支撑一批学科率先建成世界一流，推动高等教育内涵式发展。

截至 2022 年底，已在高等学校培育建设 31 家前沿科学中心，其中医药卫生领域 8 家（见表 8）。预计能够实现在 2025 年建成 40 个左右的目标。

表 8　教育部前沿科学中心名单（更新至 2022 年底）

序号	名称	依托单位	批准时间
1	脑科学前沿科学中心	复旦大学	2018 年
2	脑与脑机融合前沿科学中心	浙江大学	2018 年
3	疾病分子网络前沿科学中心	四川大学	2018 年
4	细胞干性与命运编辑前沿科学中心	同济大学	2018 年
5	免疫与代谢前沿科学中心	武汉大学	2019 年
6	合成生物学前沿科学中心	天津大学	2018 年
7	精准肿瘤学前沿科学中心	澳门大学	2021 年
8	癌症整合组学前沿科学中心	北京大学	2022 年

2022 年共新增 6 家前沿科学中心,其中北京大学的癌症整合组学前沿科学中心属于医学领域[12]。该中心针对中国特色高发恶性肿瘤,围绕"建立中国特色高发肿瘤发病及演化的理论体系;发掘癌症诊疗的新标志物和新靶点,建立精准诊疗的中国标准;基于多组学数据整合,建立治疗癌症耐药/转移/复发的中国方案"三个任务深入开展交叉融合研究。中心面向癌症领域的前沿科学问题和临床诊疗需求,汇聚多学科专家队伍、强化团队攻关,大力推动原始理论创新和自主技术突破,加快产业转化,对提升我国在生命医学领域的国际影响力,打造战略科技力量,推进健康中国战略实施具有重要意义。

参 考 文 献

[1] 国家发改委. 我市新增一家国家工程研究中心. (2022-05-23)[2023-06-06]. https://fgw.zhengzhou.gov.cn/work/6442541.jhtml.

[2] 细胞产业关键共性技术国家工程研究中心. 中心介绍. (2022-04-28)[2023-06-06]. https://www.ncgt.org.cn/ncgt/general-profile/.

[3] 中华人民共和国科学技术部. 全国首个细胞生长因子国家工程研究中心落户温州. (2022-06-13)[2023-06-06]. https://www.most.gov.cn/dfkj/zj/zxdt/202206/t20220613_181042.html.

[4] 中华人民共和国科学技术部. 科技部、财政部印发《国家技术创新中心建设运行管理办法(暂行)》的通知. (2021-02-23) [2023-07-07]. http://www.most.gov.cn/xxgk/xinxifenlei/fdzdgknr/fgzc/gfxwj/gfxwj2021/202102/t20210223_172904.html.

[5] 中华人民共和国科学技术部. 第二批四家省技术创新中心启动建设,浙江完成十家省技术创新中心布局. (2023-2-14) [2023-06-05]. https://www.most.gov.cn/dfkj/zj/zxdt/202302/t20230214_184566.html.

[6] 中华人民共和国科学技术部. 安徽省新认定组建 2 省技术创新中心. (2022-7-20)[2023-06-05]. https://www.most.gov.cn/dfkj/ah/zxdt/202207/t20220720_181618.html.

[7] 中华人民共和国科学技术部.科技部办公厅、国家卫生健康委办公厅、军委后勤保障部办公厅、药监局综合司关于开展第五批国家临床医学研究中心申报工作的通知. (2017-07-01)[2022-07-07]. http://www.most.gov.cn/tztg/202106/t20210607_175072.html.

[8] 中华人民共和国科学技术部. 第三批国家临床医学研究中心运行绩效评估专家评审会顺利召开. (2022-07-04) [2023-06-05]. https://www.most.gov.cn/kjbgz/202207/t20220704_181421.html.

[9] 绵阳市中心医院官网. 实验室简介. (2022-12-8)[2023-06-05]. https://www.myzxyy.com/gjwjwzdsys_sysgk/2022/RdGvxJbD.html.

[10] 北京科技大学. 国家卫生健康委"粉尘危害工程防护"重点实验室成立揭牌! (2022-03-24)[2023-06-05]. https://mss.ustb.edu.cn/xwdt/93189d370e71436b813e4d07bb574a93.htm.

[11] 中华人民共和国中央人民政府. 关于印发有序扩大国家区域医疗中心建设工作方案的通知. (2022-3-31) [2023-06-05]. http://www.gov.cn/zhengce/zhengceku/2022/04/28/content_5687677.htm.

[12] 北京大学新闻网. 国家重大基础研究平台新突破——北京大学"癌症整合组学"前沿科学中心获教育部立项建设. (2023-3-7)[2023-06-05]. https://news.pku.edu.cn/xwzh/d8152a462c724831808831596ef20d46.htm.

第二章 中国医学科技产出

一、医学文献分析

宫小翠 李 勇

中国医学科学院医学信息研究所

近年来，我国持续加大医学科技创新投入，陆续发布科技创新领域专项规划，加快推动科技创新发展步伐，努力把科技创新放在卫生与健康事业的核心位置。我国医学科技产出总量呈上升趋势，质量不断提升，在一些前沿热点领域逐渐崭露头角，形成中国特色。在引领国际医学科技发展、进一步提升我国医学研究的国际前瞻性、增强科技创新对提高公众健康水平和促进健康产业发展等方面发挥支撑引领作用。本文基于文献计量法，对2013～2022年我国医学科技论文的产出数量与质量[1],[2]和主要研究布局等进行分析，展现我国医学科技水平在国际上的地位、优势与差距，为合理布局医学科技发展提供借鉴与参考。

（一）医学科技论文数量与质量分析

本文将医学领域划分为临床医学、生物学与生物化学、分子生物学与遗传学、神经科学与行为学、免疫学、精神病与心理学、微生物学，以及药理学与毒理学共8个学科领域[3]，并对这些领域内的科技论文数量与质量从总体与分学科领域进行统计分析与比较。

1. 中国医学科技论文数量与质量分析

2013～2022年，中国共发表医学相关科技论文111.48万篇，占中国科技论文总量（422.65万篇）的26.38%，且医学科技论文总量呈逐年上升态势。中国医学科技论文共被引用1707.26万次，占科技论文总被引频次的23.91%，历年数据如表1所示。

表2列出了中国医学科技领域主要学科论文产出及引用情况，其中，临床医学领域论文占中国医学科技论文总量的42.57%。临床医学和生物学与生物化学论文数量在8个学科中位列前两位。分子生物学与遗传学领域论文篇均被引频次为20.76次，在8个学科中最高。中国各学科领域论文占世界医学科技论文总量比例中，分子生物学与遗传学比例最高，为27.45%，精神病与心理学所占比例较低，仅为6.68%。

---

① 数据来源于 InCites 数据库，检索日期：2023-08-10，检索时间范围：2013～2022 年。
② 由于 InCites 数据库中一篇文献可能同时归属不同学科或不同国家，因此，存在文献被重复统计的情况，数据仅具有一定的参考意义，余同。
③ 领域划分依据参考 ESI 数据库的 22 个学科分类。

表 1　2013~2022 年中国科技论文及医学科技论文总体情况

项目	2013~2022 年	2013 年	2014 年	2015 年	2016 年	2017 年	2018 年	2019 年	2020 年	2021 年	2022 年
科技论文总数/篇	4 226 544	214 974	249 200	280 408	309 642	345 923	398 876	490 867	552 058	643 820	740 776
科技论文总被引频次/次	71 402 599	6 240 789	7 049 174	7 672 588	7 897 298	8 559 805	9 049 959	9 184 539	8 261 569	5 498 172	1 988 706
医学科技论文总数/篇	1 114 790	55 749	66 215	77 938	85 905	93 810	102 145	124 499	149 594	168 527	190 408
医学科技论文占科技论文总量比例/%	26.38	25.93	26.57	27.79	27.74	27.12	25.61	25.36	27.10	26.18	25.70
医学科技论文总被引频次/次	17 072 568	1 600 243	1 772 286	1 915 576	1 940 920	2 047 231	2 071 970	2 064 546	2 189 084	1 099 079	371 633
医学科技论文总被引频次占科技论文总被引频次比例/%	23.91	25.64	25.14	24.97	24.58	23.92	22.89	22.48	26.50	19.99	18.69

表 2　2013~2022 年中国医学科技领域主要学科论文情况

学科	论文数/篇	占世界医学科技论文总量比例/%	被引频次/次	篇均被引频次/次	中国各领域医学论文占世界各领域医学论文总量比例/%
临床医学	474 559	42.57	6 332 998	13.35	14.60
生物学与生物化学	183 168	16.43	3 065 800	16.74	22.29
分子生物学与遗传学	142 792	12.81	2 964 610	20.76	27.45
药理学与毒理学	115 452	10.36	1 655 596	14.34	23.86
神经科学与行为学	73 967	6.64	1 171 848	15.84	13.13
微生物学	46 681	4.19	731 363	15.67	18.91
免疫学	43 927	3.94	773 504	17.61	14.84
精神病与心理学	34 244	3.07	376 849	11.00	6.68

2. 国际医学科技论文数量与质量分析

2013~2022 年，世界范围内发表相关医学科技论文 669.36 万篇，占世界科技论文总量的 36.74%，中国医学科技论文占世界医学科技论文总量的比例逐年增加，从 2013 年的 9.91%提升到 2022 年的 24.09%，中国医学科技论文被引占世界医学科技论文被引总量的比例也逐年增加，从 2013 年的 8.62%提升到 2022 年的 23.33%，总体情况如表 3 所示。

表3 2013～2022 年世界科技论文及医学科技论文总体情况

项目	2013～2022 年	2013 年	2014 年	2015 年	2016 年	2017 年	2018 年	2019 年	2020 年	2021 年	2022 年
科技论文总数/篇	18 216 600	1 441 075	1 483 961	1 541 232	1 600 187	1 659 776	1 747 111	1 961 294	2 146 569	2 350 772	2 284 623
科技论文总被引频次/次	304 106 036	41 988 435	40 913 255	39 647 279	37 137 436	35 481 951	32 863 444	29 816 345	25 434 956	15 832 627	4 990 308
医学科技论文总数/篇	6 693 637	562 544	572 185	589 830	606 177	619 783	636 259	700 253	778 120	838 196	790 290
中国医学科技论文占医学科技论文总量比例/%	16.65	9.91	11.57	13.21	14.17	15.14	16.05	17.78	19.23	20.11	24.09
医学科技论文总被引频次/次	122 596 858	18 559 037	17 600 057	16 611 105	15 268 329	14 192 107	12 622 307	11 011 213	9 690 792	5 448 870	1 593 041
中国医学科技论文被引占医学科技论文被引总量比例/%	13.93	8.62	10.07	11.53	12.71	14.43	16.42	18.75	22.59	20.17	23.33

2013～2022 年世界医学科技领域主要学科论文情况如表 4 所示。其中,临床医学领域的论文数量、总被引频次均最高,论文总量占世界医学领域论文总量的 48.54%;分子生物学与遗传学领域论文篇均被引频次最高,达 28.21 次。

表4 2013～2022 年世界医学科技领域主要学科论文情况

学科	论文数量/篇	占世界医学科技论文总量比例/%	被引频次/次	篇均被引频次/次
临床医学	3 249 329	48.54	51 480 100	15.84
生物学与生物化学	821 764	12.28	17 368 949	21.14
神经科学与行为学	563 234	8.41	11 889 914	21.11
分子生物学与遗传学	520 175	7.77	14 674 856	28.21
精神病与心理学	512 402	7.66	7 901 875	15.42
药理学与毒理学	483 898	7.23	7 762 332	16.04
免疫学	295 927	4.42	6 676 371	22.56
微生物学	246 908	3.69	4 842 461	19.61

3. 中国与全球主要国家医学科技论文比较分析

（1）医学科技论文数量与质量比较分析

2013～2022 年中国和全球主要国家医学科技论文的数量与质量情况如表 5 所示,近十年全球共发表医学科技论文 669.36 万篇，其中美国、中国、英国、德国和日本医学科技论文数排在前五位，占世界医学科技论文的 69.15%[①]。美国、中国、英国、德国和加拿大总被引频次居世界前五位。

表5　2013～2022 年世界部分国家医学科技论文比较

国家	论文数量/篇	所占比例/%	论文数量排名	总被引频次/次	总被引频次排名	篇均被引频次/次
美国	2 081 350	31.09	1	53 481 663	1	25.70
中国	1 114 790	16.65	2	17 072 568	2	15.31
英国	564 800	8.44	3	16 579 296	3	29.35
德国	492 917	7.36	4	12 638 415	4	25.64
日本	375 413	5.61	5	6 501 929	10	17.32
意大利	349 352	5.22	6	8 635 503	6	24.72
加拿大	333 492	4.98	7	9 073 504	5	27.21
法国	296 098	4.42	8	8 244 150	7	27.84
澳大利亚	290 267	4.34	9	7 792 609	8	26.85
西班牙	234 665	3.51	10	5 822 270	11	24.81
荷兰	233 450	3.49	11	7 192 108	9	30.81
韩国	228 441	3.41	12	3 922 150	14	17.17
印度	192 980	2.88	13	3 029 185	18	15.70
巴西	188 134	2.81	14	3 167 378	17	16.84
俄罗斯	63 110	0.94	24	1 156 776	31	18.33

中国医学科技论文数量 111.48 万篇，占世界医学科技论文的 16.65%。从被引频次上看，中国医学科技论文总被引频次排在世界第 2 位，相对较高，篇均被引频次 15.31 次，相对较低。

（2）医学科技重点领域比较

临床医学：中国论文数量居世界第 2 位，总被引频次居第 3 位。

2013～2022 年，临床医学科技论文数量排名前五位的分别为美国、中国、英国、德国和日本，5 个国家临床医学科技论文占世界同领域的 66.59%[②]，中国临床医学科技论文数量占世界的 14.60%，如表 6 所示。总被引频次排名前五位的分别为美国、英国、中国、德国和意大利，中国临床医学科技论文质量较发达国家落后，虽然总被引频次居第 3 位，但是篇均被引频次仅为 13.35 次。

生物学与生物化学：中国论文数量居世界第 2 位，总被引频次居第 2 位。

2013～2022 年，生物学与生物化学科技论文数量排名前三位的分别为美国、中国和德国。中国生物学与生物化学科技论文数量为 18.32 万篇，如表 7 所示，占世界同领域科技论文的 22.29%，篇均被引频次为 16.74 次，仅略高于印度、巴西和俄罗斯。

---

① 此处所占比例为 5 个国家所占比例加和，非论文加和后计算，由于 InCites 数据库中一篇文献可能同时归属不同国家，因此，存在文献被重复统计的情况。
② 同上。

表 6 2013～2022 年主要国家临床医学科技论文情况

国家	论文数量/篇	论文数量排名	所占比例/%	总被引频次/次	总被引频次排名	篇均被引频次/次
美国	994 603	1	30.61	22 576 109	1	22.70
中国	474 559	2	14.60	6 332 998	3	13.35
英国	271 600	3	8.36	7 664 294	2	28.22
德国	224 310	4	6.90	5 284 732	4	23.56
日本	198 823	5	6.12	3 126 835	10	15.73
意大利	185 116	6	5.70	4 637 692	5	25.05
加拿大	162 308	7	5.00	4 575 593	6	28.19
澳大利亚	148 564	8	4.57	3 880 829	8	26.12
法国	140 794	9	4.33	4 043 664	7	28.72
韩国	123 853	10	3.81	1 940 668	14	15.67
荷兰	119 403	11	3.67	3 656 162	9	30.62
西班牙	111 477	12	3.43	2 861 578	11	25.67
巴西	90 666	14	2.79	1 527 714	17	16.85
印度	69 089	17	2.13	1 058 142	19	15.32
俄罗斯	19 666	34	0.61	483 631	33	24.59

神经科学与行为学：中国论文数量居世界第 2 位，总被引频次居第 4 位。

2013～2022 年，神经科学与行为学科技论文数量排名前五位的分别为美国、中国、德国、英国和加拿大，5 个国家神经科学与行为学科技论文占世界同领域的 76.61%[①]，如表 8 所示，总被引频次居前五位的分别为美国、英国、德国、中国和加拿大。中国神经科学与行为学科技论文数量约为 7.40 万篇，占世界同领域科技论文的 13.13%，居世界第 2 位，总被引频次 117.18 万次，居世界第 4 位，篇均被引频次 15.84 次，仅比印度略高。

表 7 2013～2022 年主要国家生物学与生物化学科技论文情况

国家	论文数量/篇	论文数量排名	所占比例/%	总被引频次/次	总被引频次排名	篇均被引频次/次
美国	217 733	1	26.50	6 623 093	1	30.42
中国	183 168	2	22.29	3 065 800	2	16.74
德国	60 877	3	7.41	1 780 620	4	29.25
英国	57 281	4	6.97	1 853 832	3	32.36
日本	51 892	5	6.31	883 764	7	17.03
印度	44 794	6	5.45	748 106	10	16.70
意大利	36 039	7	4.39	811 025	8	22.50
法国	34 626	8	4.21	911 447	5	26.32
加拿大	32 871	9	4.00	908 033	6	27.62
韩国	30 080	10	3.66	614 743	11	20.44
西班牙	25 769	11	3.14	612 517	12	23.77
澳大利亚	24 688	12	3.00	756 522	9	30.64
巴西	23 613	13	2.87	392 340	17	16.62
荷兰	17 573	14	2.14	547 887	14	31.18
俄罗斯	15 649	16	1.90	211 310	22	13.50

① 此处所占比例为 5 个国家所占比例加和，非论文加和后计算，由于 InCites 数据库中一篇文献可能同时归属不同国家，因此，存在文献被重复统计的情况。

表 8　2013～2022 年主要国家神经科学与行为学科技论文情况

国家	论文数量/篇	论文数量排名	所占比例/%	总被引频次/次	总被引频次排名	篇均被引频次/次
美国	209 114	1	37.13	5 775 682	1	27.62
中国	73 967	2	13.13	1 171 848	4	15.84
德国	55 820	3	9.91	1 487 552	3	26.65
英国	52 943	4	9.40	1 701 223	2	32.13
加拿大	39 666	5	7.04	1 036 425	5	26.13
意大利	34 993	6	6.21	867 754	6	24.80
日本	31 611	7	5.61	571 810	10	18.09
法国	28 864	8	5.12	775 443	7	26.87
澳大利亚	26 671	9	4.74	732 339	9	27.46
荷兰	23 895	10	4.24	741 982	8	31.05
西班牙	21 467	11	3.81	540 458	11	25.18
韩国	15 165	13	2.69	283 032	15	18.66
巴西	14 546	14	2.58	272 529	16	18.74
印度	10 421	16	1.85	156 505	21	15.02
俄罗斯	4 871	26	0.86	80 310	31	16.49

分子生物学与遗传学：中国论文数量居世界第 2 位，总被引频次居第 2 位。

2013～2022 年，分子生物学与遗传学科技论文数量排名前五位的分别为美国、中国、英国、德国和日本，5 个国家分子生物学与遗传学科技论文占世界同领域科技论文的 83.33%[①]，如表 9 所示。中国分子生物学与遗传学科技论文数量占世界同领域的 27.45%，居世界第 2 位，总被引频次 296.46 万次，居世界第 2 位，篇均被引频次 20.76 次，与美国、英国等发达国家相比差距较大。

表 9　2013～2022 年主要国家分子生物学与遗传学科技论文情况

国家	论文数量/篇	论文数量排名	所占比例/%	总被引频次/次	总被引频次排名	篇均被引频次/次
美国	174 919	1	33.63	7 480 559	1	42.77
中国	142 792	2	27.45	2 964 610	2	20.76
英国	43 389	3	8.34	1 949 378	3	44.93
德国	42 850	4	8.24	1 736 856	4	40.53
日本	29 507	5	5.67	943 083	6	31.96
法国	25 990	6	5.00	1 057 303	5	40.68
加拿大	23 949	7	4.60	934 116	7	39.00
意大利	22 406	8	4.31	842 781	8	37.61
澳大利亚	18 050	9	3.47	774 452	9	42.91
西班牙	16 592	10	3.19	699 895	11	42.18
韩国	16 450	11	3.16	415 502	14	25.26
印度	15 378	12	2.96	252 908	20	16.45
荷兰	15 352	13	2.95	758 701	10	49.42
巴西	11 880	15	2.28	240 994	22	20.29
俄罗斯	8 928	17	1.72	196 852	25	22.05

① 此处所占比例为 5 个国家所占比例加和，非论文加和后计算，由于 InCites 数据库中一篇文献可能同时归属不同国家，因此，存在文献被重复统计的情况。

精神病与心理学：中国论文数量居世界第 6 位，总被引频次居第 7 位。

2013～2022 年，精神病与心理学科技论文数量排名前五位的分别为美国、英国、德国、加拿大和澳大利亚，5 个国家精神病与心理学科技论文占世界同领域科技论文的 77.16%[①]，如表 10 所示。中国精神病与心理学科技论文数量为 34 244 篇，仅占世界同领域科技论文的 6.68%，居世界第 6 位，总被引频次 37.68 万次，居世界第 7 位，篇均被引频次 11.00 次。

药理学与毒理学：中国论文数量居世界第 1 位，总被引频次居第 2 位。

2013～2022 年，药理学与毒理学科技论文数量排名前五位的分别为中国、美国、印度、日本和英国，5 个国家药理学与毒理学科技论文占世界同领域科技论文的 61.98%[②]，如表 11 所示，总被引频次排名前五位的国家分别为美国、中国、英国、意大利和德国。中国药理学与毒理学科技论文数量为 11.55 万篇，占世界同领域科技论文的 23.86%，居世界第 1 位，总被引频次 165.56 万次，居世界第 2 位，论文数量和总被引频次排名相对较高，但篇均被引频次相对略低。

表 10　2013～2022 年主要国家精神病与心理学科技论文情况

国家	论文数量/篇	论文数量排名	所占比例/%	总被引频次/次	总被引频次排名	篇均被引频次/次
美国	212 307	1	41.43	3 944 471	1	18.58
英国	63 607	2	12.41	1 326 451	2	20.85
德国	43 996	3	8.59	712 926	4	16.20
加拿大	38 990	4	7.61	715 688	3	18.36
澳大利亚	36 461	5	7.12	697 303	5	19.12
中国	34 244	6	6.68	376 849	7	11.00
荷兰	27 133	7	5.30	613 259	6	22.60
西班牙	21 878	8	4.27	305 741	9	13.97
意大利	19 868	9	3.88	346 369	8	17.43
法国	15 229	10	2.97	213 350	12	14.01
日本	9 925	15	1.94	121 998	18	12.29
韩国	8 149	17	1.59	104 139	19	12.78
巴西	7 826	18	1.53	125 786	17	16.07
印度	4 870	27	0.95	57 572	29	11.82
俄罗斯	2 991	32	0.58	22 445	40	7.50

微生物学：中国论文数量居世界第 2 位，总被引频次居第 2 位。

2013～2022 年，微生物学科技论文数量排名前五位的分别为美国、中国、德国、英国和法国，5 个国家微生物学科技论文占世界同领域科技论文的 67.79%[③]，如表 12 所示，总被引频次排名前五位的分别为美国、中国、英国、德国和法国。中国微生物学科技论文数量为 4.67 万篇，占世界同领域科技论文的 18.91%，居世界第 2 位，总被引频次 73.14 万次，居世界第 2 位，篇均被引频次 15.67 次。

---

① 此处所占比例为 5 个国家所占比例加和，非论文加和后计算，由于 InCites 数据库中一篇文献可能同时归属不同国家，因此，存在文献被重复统计的情况。
② 同上。
③ 同上。

表 11 2013～2022 年主要国家药理学与毒理学科技论文情况

国家	论文数量/篇	论文数量排名	所占比例/%	总被引频次/次	总被引频次排名	篇均被引频次/次
中国	115 452	1	23.86	1 655 596	2	14.34
美国	101 116	2	20.90	2 093 713	1	20.71
印度	28 618	3	5.91	434 564	6	15.18
日本	27 479	4	5.68	317 519	8	11.55
英国	27 242	5	5.63	609 504	3	22.37
意大利	26 392	6	5.45	496 752	4	18.82
德国	24 097	7	4.98	458 802	5	19.04
韩国	18 107	8	3.74	290 082	9	16.02
巴西	16 709	9	3.45	215 947	15	12.92
法国	16 583	10	3.43	321 986	7	19.42
西班牙	15 793	11	3.26	283 147	11	17.93
澳大利亚	13 098	13	2.71	289 018	10	22.07
加拿大	12 809	14	2.65	265 981	12	20.77
荷兰	10 762	15	2.22	235 617	13	21.89
俄罗斯	5 187	27	1.07	58 883	33	11.35

表 12 2013～2022 年主要国家微生物学科技论文情况

国家	论文数量/篇	论文数量排名	所占比例/%	总被引频次/次	总被引频次排名	篇均被引频次/次
美国	67 484	1	27.33	1 891 946	1	28.04
中国	46 681	2	18.91	731 363	2	15.67
德国	19 365	3	7.84	480 207	4	24.80
英国	18 728	4	7.59	519 620	3	27.75
法国	15 103	5	6.12	371 437	5	24.59
日本	12 399	6	5.02	198 352	10	16.00
巴西	12 238	7	4.96	182 232	12	14.89
印度	10 497	8	4.25	170 265	13	16.22
加拿大	9 835	9	3.98	269 580	6	27.41
西班牙	9 639	10	3.90	220 186	9	22.84
韩国	9 617	11	3.89	136 783	15	14.22
意大利	9 279	12	3.76	193 359	11	20.84
澳大利亚	9 146	13	3.70	252 404	7	27.60
荷兰	6 650	14	2.69	223 623	8	33.63
俄罗斯	3 973	19	1.61	55 853	24	14.06

免疫学：中国论文数量居世界第 2 位，总被引频次居第 3 位。

2013～2022 年，免疫学科技论文数量排名前五位的国家分别为美国、中国、英国、德国和法国,5 个国家免疫学科技论文占世界同领域科技论文的 73.84%[①]，如表 13 所示。中国免疫学科技论文数量为 43 927 篇，占世界同领域科技论文的 14.84%，居世界第 2 位，总被引频次 77.35 万次，居世界第 3 位，篇均被引频次 17.61 次。

---

① 此处所占比例为 5 个国家所占比例加和，非论文加和后计算，由于 InCites 数据库中一篇文献可能同时归属不同国家，因此，存在文献被重复统计的情况。

表 13 2013～2022 年主要国家免疫学科技论文情况

国家	论文数量/篇	论文数量排名	所占比例/%	总被引频次/次	总被引频次排名	篇均被引频次/次
美国	104 074	1	35.17	3 096 090	1	29.75
中国	43 927	2	14.84	773 504	3	17.61
英国	30 010	3	10.14	954 994	2	31.82
德国	21 602	4	7.30	696 720	4	32.25
法国	18 909	5	6.39	549 520	5	29.06
意大利	15 259	6	5.16	439 771	6	28.82
日本	13 777	7	4.66	338 568	11	24.57
澳大利亚	13 589	8	4.59	409 742	8	30.15
加拿大	13 064	9	4.41	368 088	10	28.18
荷兰	12 682	10	4.29	414 877	7	32.71
西班牙	12 050	11	4.07	298 748	12	24.79
巴西	10 656	13	3.60	209 836	15	19.69
印度	9 313	14	3.15	151 123	16	16.23
韩国	7 020	16	2.37	137 201	19	19.54
俄罗斯	1 845	38	0.62	47 492	36	25.74

在上述 8 个学科中，论文数量方面，中国居世界前三位的领域为临床医学（第 2 位）、生物学与生物化学（第 2 位）、神经科学与行为学（第 2 位）、分子生物学与遗传学（第 2 位）、药理学与毒理学（第 1 位）、微生物学（第 2 位）及免疫学（第 2 位）；居世界第 4～8 位的有精神病与心理学（第 6 位）。

8 个学科中，在论文引用方面，中国总被引频次位居世界前三位的学科领域为临床医学（第 3 位）、药理学与毒理学（第 2 位）、生物学与生物化学（第 2 位）、微生物学（第 2 位）、分子生物学与遗传学（第 2 位）、免疫学（第 3 位）。居世界排名第 4～8 位的学科有神经科学与行为学（第 4 位）及精神病与心理学（第 7 位）。

从总体看，中国医学科技论文数量继续呈上升态势，在世界范围内排位多为上升或持平；与上一年度统计结果相比，中国医学科技论文质量仍有缓慢提高趋势，各学科总被引频次排名有所提升，但篇均被引频次仍落后于世界平均水平。综上所述，中国医学科技论文总体水平与国际领先国家相比较仍存在差距，需继续大力支持医学科技创新，引导产出更多高质量医学科技研究成果。

（二）医学科技论文研究主题分析

为揭示国际医学科技领域研究现状与趋势，发现重要研究主题，明确中国医学科技发展现状与重点，本文选取临床医学、生物学与生物化学、分子生物学与遗传学、神经科学与行为学、免疫学、精神病与心理学、微生物学，以及药理学与毒理学 8 个医学相关学科领域[①]，对中国、美国与国际医学领域 2018～2022 年高被引文献进行研究主题分析，以期通过近五年研究主题分析与对比，进而了解我国医学科技研究重点与国际研究重点的差异与优势。

---

① 数据来源于 ESI 数据库收录的医学领域高被引论文数据，检索时间范围：2018～2022 年。领域划分依据参考 ESI 数据库的 22 个学科分类，检索时间：2023 年 8 月 28 日。

　　2018～2022 年医学相关领域的全球、中国与美国文献量分别为 37 253、6457、19 718 篇。中国在医学科技领域的高被引文献数量较少，约占国际高被引文献的 17.33%，美国占国际总量的比例达 52.93%。

　　2018～2022 年中国在医学科技领域重点关注：①新型冠状病毒肺炎的发病机制和临床特征研究；②肿瘤治疗方法研究；③衰老及相关疾病研究；④肿瘤蛋白质基因组学研究；⑤精神疾病诊疗研究。

　　通过图 1～图 3 及表 14 类团内的主要关键词可以看出，全球各国在医学科技领域重

表 14　2018～2022 年医学领域主要国家关键词聚类得到的主要研究内容表

中国类团名称	中国主要关键词	美国类团名称	美国主要关键词	国际类团名称	国际主要关键词
1. 新型冠状病毒肺炎的发病机制和临床特征研究	新型冠状病毒、冠状病毒、肺炎、感染、暴发、ACE2 受体蛋白、发病机制、抗体、疫苗、临床特征等	1. 新型冠状病毒肺炎的发病机理和临床特征研究	新型冠状病毒、冠状病毒、感染、抗体、疫苗、肺炎、免疫、发病机制、类风湿性关节炎、免疫反应、血栓形成、接种疫苗、败血症、急性肾损伤、急性肺损伤等	1. 新型冠状病毒肺炎的发病机制和临床特征研究	新型冠状病毒、ACE2 受体蛋白、冠状病毒、炎症、受体、肺炎、抗体、疫苗、发病机制、临床特征、败血症、急性肺损伤等
2. 肿瘤治疗方法研究	肝癌、乳腺癌、肺癌、前列腺癌、胰腺癌、免疫疗法、化学疗法、光热疗法、放射疗法、药物递送、抗体、T 细胞、干细胞、肿瘤微环境、疗效、抑制剂、耐药性、纳武利尤单抗、帕博利珠单抗等	2. 肿瘤治疗方法研究	肿瘤、乳腺癌、结直肠癌、肺癌、前列腺癌、肝癌、急性髓系白血病、黑色素瘤、胰腺癌、鳞状细胞癌、化学疗法、免疫疗法、放射疗法、抗体、纳武利尤单抗、帕博利珠单抗、伊匹木单抗、多西他赛、生存率、疗效、肿瘤微环境、安慰剂、预后、抗肿瘤活性、干细胞移植等	2. 肿瘤治疗方法研究	乳腺癌、结直肠癌、肝癌、肺癌、前列腺癌、胃癌、胰腺癌、黑色素瘤、鳞状细胞癌、急性髓系白血病、免疫疗法、化学疗法、放射疗法、靶向治疗、生物标志物、肿瘤微环境、纳武利尤单抗等
3. 衰老及相关疾病研究	阿尔茨海默病、脑死亡、帕金森病、神经炎症、动脉粥样硬化、氧化应激、炎症、细胞凋亡、肠道微生物群、抑制、铁死亡、细胞凋亡、新陈代谢、受体、内质网应激、中枢神经系统等	3. 衰老及相关疾病研究	心血管疾病、心力衰竭、肥胖、糖尿病、心肌梗死、冠心病、非酒精性脂肪性肝炎、中风、高血压、慢性肾脏疾病、动脉粥样硬化、2 型糖尿病、急性心肌梗死、脂肪肝、代谢综合征、并发症、肝硬化、死亡率、生存质量、风险因素、诊断、随机对照试验、健康、流行病学、预防、照护、老年人、全因死亡率、性别差异、恩格列净、睡眠等	3. 衰老及相关疾病研究	阿尔茨海默病、心血管疾病、肥胖、糖尿病、帕金森病、心肌梗死、冠心病、痴呆、非酒精性脂肪性肝炎、中风、2 型糖尿病、类风湿性关节炎、慢性肾脏疾病、动脉粥样硬化、神经退行性变、冠状动脉疾病、急性心肌梗死、多发性硬化症、急性肾损伤、衰老、肠道微生物群、铁死亡、血脑屏障等
4. 肿瘤蛋白质基因组学研究	肿瘤、蛋白质、生物标志物、基因表达、细胞增殖、转移、分化、突变、脱氧核糖核酸、转录因子等	4. 人工智能技术在医学领域的应用研究	基因表达、基因突变、蛋白质、全基因组关联、预测、基因组、深度学习、机器学习、人工智能等	4. 人工智能技术在医学领域的应用研究	蛋白质、基因表达、基因突变、DNA、药物研发、机器学习、人工智能等
5. 精神疾病诊疗研究	抑郁症、诊断、流行病学、焦虑、压力、心理健康、预防、生存质量、年龄等	5. 神经系统疾病诊疗研究	阿尔茨海默病、帕金森病、痴呆、肌萎缩-侧索硬化、多发性硬化症、神经退行性变、神经炎症、生物标志物、脑、干细胞、新陈代谢、中枢神经系统、药物递送、细胞凋亡、功能障碍、血脑屏障、病理学、老化、药代动力学等	5. 精神疾病诊疗研究	抑郁症、生存质量、心理健康、焦虑、预防、精神分裂症、创伤后应激障碍、死亡率等

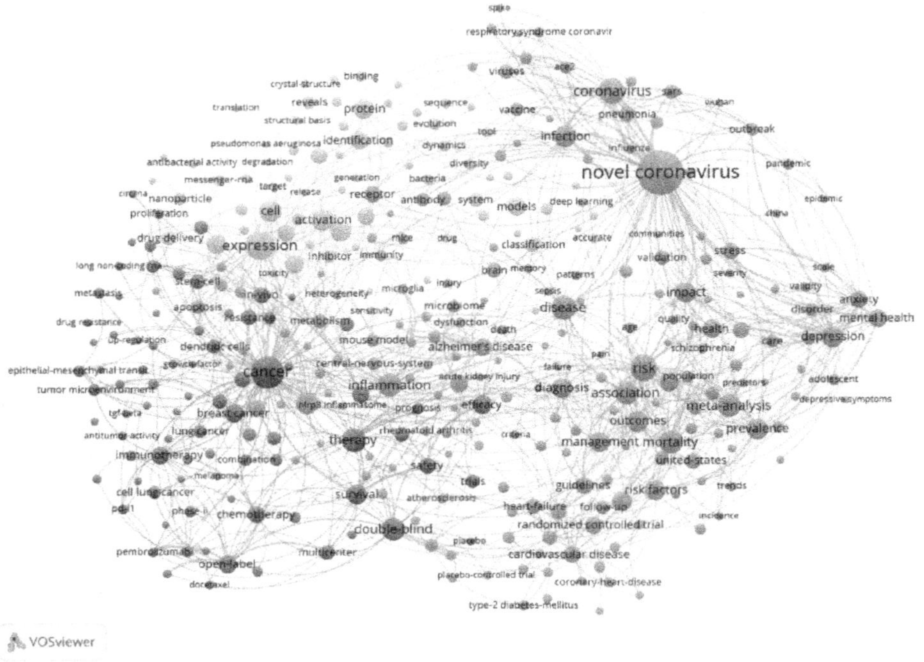

图 1 2018～2022 年医学领域国际 ESI 高被引文献关键词共现聚类分析图（彩图请扫封底二维码）

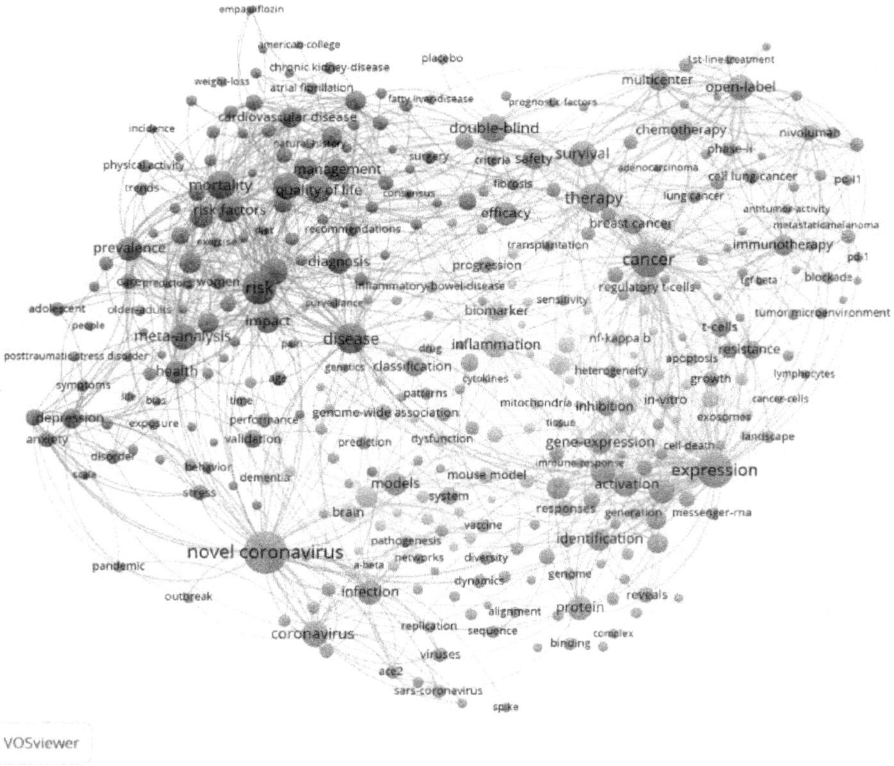

图 2 2018～2022 年医学领域美国 ESI 高被引文献关键词共现聚类分析图（彩图请扫封底二维码）

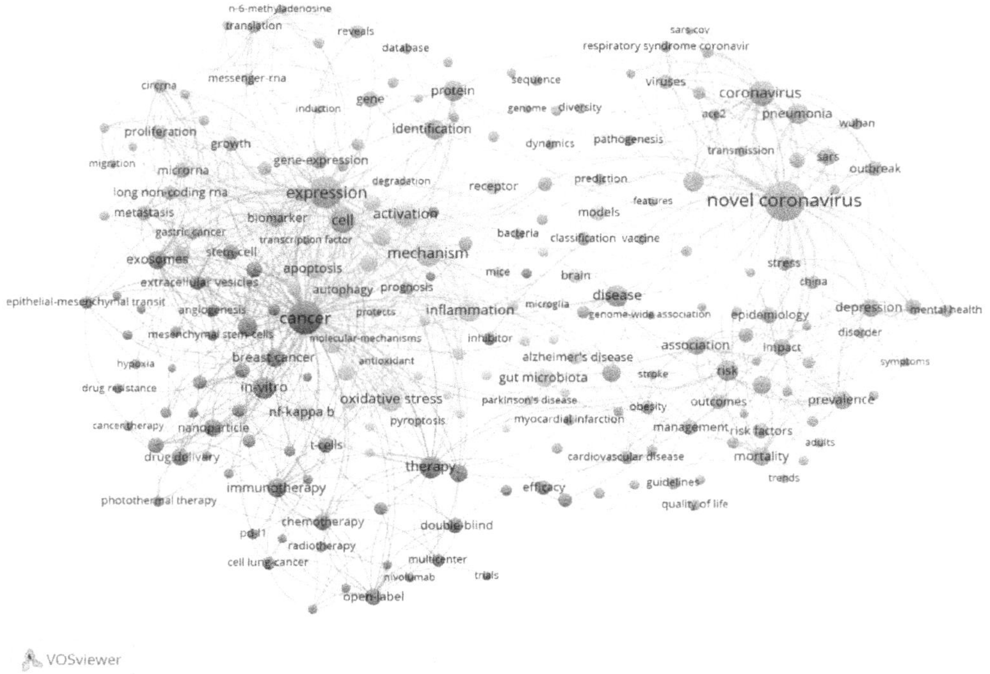

图3 2018～2022年医学领域中国ESI高被引文献关键词共现聚类分析图（彩图请扫封底二维码）

点关注新型冠状病毒肺炎的发病机制和临床特征研究、人工智能技术在医学领域的应用研究、肿瘤治疗方法研究，以及衰老相关疾病研究。今后我国应加强人工智能技术在医学领域的研究和应用。

二、医药专利分析

韩慧杰　钟　华

中国医学科学院医学信息研究所

　　我国医学科技取得系列重大突破、人民对健康生活的需求不断提升，基础研究能力和原始创新能力亟待加强，科技资源统筹机制和自主可控的医学科技创新生态体系有待完善。而医学科技产出是医学科技活动所产生结果的直接反映，其中专利是反映一个国家或地区研发实力及创新能力的重要衡量因素。本文从专利产出的视角对中国医药专利创新活动进行系统分析，并与美国、日本、英国、德国、法国及加拿大等主要发达国家，以及巴西、印度等发展中国家进行横向对比，进而探讨中国医药专利方面发展的优势与不足，同时对医药专利重点研究领域包括重大疾病药物及医疗器械领域专利进行分析，为科技管理人员和医药研发人员了解国内外医药科技发展动态及趋势提供参考和借鉴。

（一）中国医药专利创新活动概况

　　2021年，全球医药专利申请数量和授权数量分别为42.6万件和17.38万件，本年度申请量与上年度相比减少了 2.44%；中国专利申请数量和授权数量分别为 26.95 万件和 4.51 万件，占全球数量比值分别为 63.26% 和 25.97%。2012～2021 年，中国专利申请数量和授权数量总体呈稳定上升态势（图 1）。

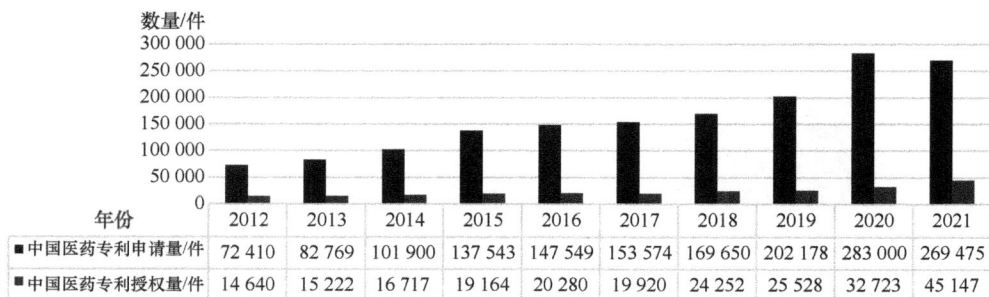

年份	2012	2013	2014	2015	2016	2017	2018	2019	2020	2021
■中国医药专利申请量/件	72 410	82 769	101 900	137 543	147 549	153 574	169 650	202 178	283 000	269 475
■中国医药专利授权量/件	14 640	15 222	16 717	19 164	20 280	19 920	24 252	25 528	32 723	45 147

图 1　2012～2021 年中国医药领域专利申请与授权情况

数据来源：Derwent Innovation，检索日期：2023 年 9 月 1 日，按 DWPI 同族归并，由于专利从申请到公开至少需要 18 个月，此检索结果仅为数据库中收录数据

专利合作条约（Patent Cooperation Treaty，PCT）国际专利申请量是全球公认能够衡量一个国家、地区或企业创新活动活跃程度的指标。PCT 方便申请人在国际上寻求对其发明的国际专利保护。申请人通过 PCT 仅提交一件国际专利申请，即可在全世界大多数国家受到保护，被认为是进行国际合作最具意义的进步标志。数据显示，2012～2021 年，中国 PCT 专利申请数量逐年攀升，平均增长速度达 21.16%。2021 年中国医药 PCT 专利申请数量达 5065 件，同比增长 19.06%（图 2）。这表明近年来我国专利申请呈现出较为活跃的发展态势，正积极运用国际知识产权制度，不断加强海外知识产权保护力度。

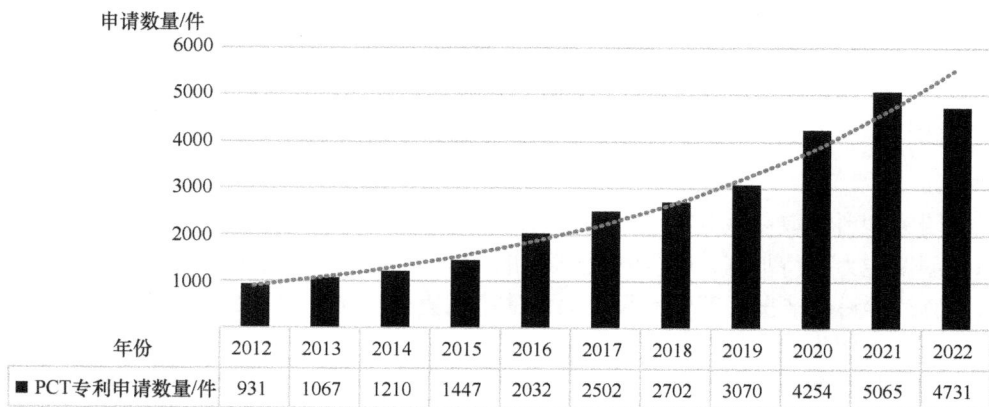

年份	2012	2013	2014	2015	2016	2017	2018	2019	2020	2021	2022
■PCT专利申请数量/件	931	1067	1210	1447	2032	2502	2702	3070	4254	5065	4731

图 2　2012～2022 年中国医药领域 PCT 专利申请数量年度趋势

数据来源：Derwent Innovation，检索日期：2023 年 9 月 1 日

专利申请量和授权量能够反映专利申请的活跃程度和质量水平，集中展现主体的技术创新能力。中国医药专利申请数量和授权数量在全球占比分别从 2012 年的 37.64% 和 12.21% 逐步攀升至 2021 年的 63.26% 和 25.97%（图 3 和图 4）。可见，我国医药专利申请持续高度活跃，专利创新水平也有所提升。

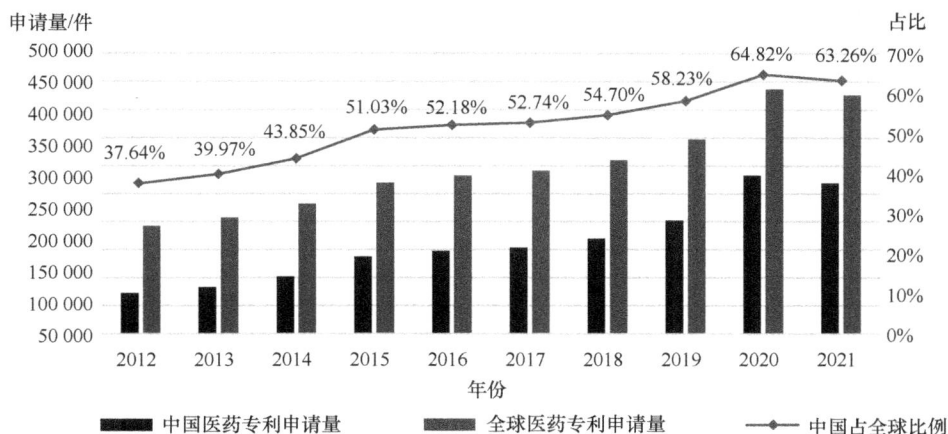

图 3 2012～2021 年中国医药领域申请专利全球占比情况

数据来源：Derwent Innovation，检索日期：2023 年 9 月 1 日

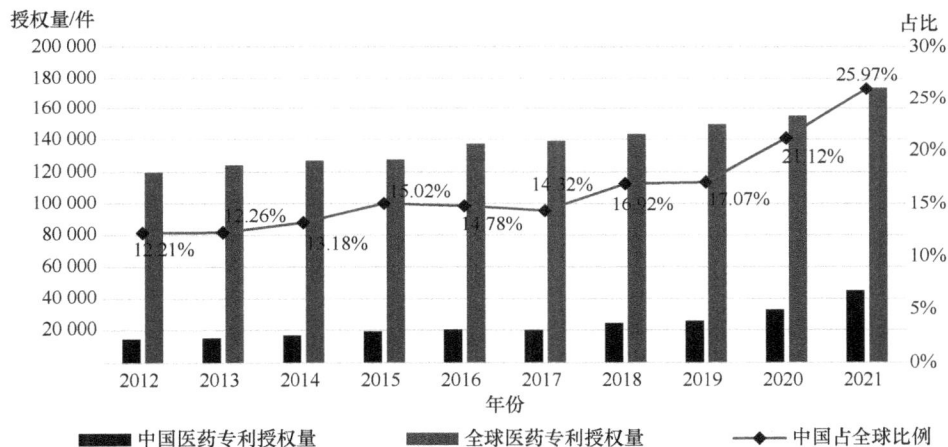

图 4 2012～2021 年中国医药领域授权专利全球占比情况

数据来源：Derwent Innovation，检索日期：2023 年 9 月 1 日

（二）中国在全球医药专利创新中的国家表现

对 2012～2021 年主要国家申请医药领域专利进行对比分析（表 1），中国医药专利申请量 157 万余件，申请量在对标国家中位列第一位，为美国医药专利申请量的 4.03 倍。但相比之下，中国医药专利授权量低于美国，为美国专利授权数量的 57.57%。药品事关国计民生，由于新药开发具有低成功率、高投入、长周期、高风险等特点，因此新药开发很大程度上依赖知识产权的保护。中国在研制创新药物方面正在经历从仿制到开始全面创新的转变，多层次的药物研发格局正在形成过程中，这一历程对药物研发的前瞻性和自主性具有非常大的挑战和要求。近年来，我国不断推出鼓励药品研发创新、新药注册审评审批制度、医保改革等系列措施，政策环境的支持和改善为中国药品研发提供了平台与契机，但同时也为进一步提升医药专利创新能力及水平提供了新的机遇和挑战。

表 1　2012~2021 年医药领域专利申请/授权数量国家表现

国家	国家代码	2012~2021 年专利申请数量/件	2012~2021 年专利授权数量/件	2017~2021 年专利申请数量/件	2017~2021 年专利授权数量/件	2021 年专利申请数量/件	2021 年专利授权数量/件
美国	US	391 624	360 187	317 865	219 209	70 575	67 857
中国	CN	1 577 024	207 373	1 054 043	128 997	269 475	45 147
日本	JP	147 292	117 301	78 410	62 583	20 189	18 961
英国	GB	19 857	20 820	12 288	12 879	4 243	4 713
德国	DE	35 366	27 065	18 180	14 780	5 286	4 039
法国	FR	16 380	20 288	8 746	10 776	2 997	3 264
加拿大	CA	2 878	5 486	1 770	3 261	496	959
巴西	BR	9 630	3 669	5 519	3 137	1 118	1 675
印度	IN	29 516	9 068	21 243	6 686	7 496	2 405
澳大利亚	AU	27 033	25 029	19 205	18 907	8 102	9 959

数据来源：Derwent Innovation，检索日期：2023 年 9 月 1 日

PCT 国际专利申请量是衡量创新活动的重要指标。PCT 途径同时是当前最主要的专利国际申请渠道，因此这一指标能够较为客观地反映一个国家的科技创新能力与科技发展水平。从 PCT 国际专利申请数量来看，2021 年中国医药 PCT 专利申请数量约 5065 件（表 2），仅次于美国。2012~2021 年 PCT 专利申请量 24 253 件，分别为美国和日本 PCT 申请数量的 16.24% 和 66.07%。而 2017~2021 年中国 PCT 专利的申请量明显提高，虽然数量仍未超过美国和日本，但增速明显，占近十年中国 PCT 专利申请量的 72.48%，说明中国正加快使用国际专利体系，进一步完善和优化专利的国际布局，也在一定程度上反映出我国医药科技创新水平及知识产权整体实力的快速提升。

表 2　2012~2021 年医药领域 PCT 专利申请数量国家表现

国家	国家代码	2012~2021 年 PCT 专利申请数量/件	2017~2021 年 PCT 专利申请数量/件	2021 年 PCT 专利申请数量/件
美国	US	149 315	81 039	18 497
中国	CN	24 253	17 578	5 065
日本	JP	36 706	19 591	3 817
英国	GB	10 321	5 720	1 269
德国	DE	9 218	4 530	896
法国	FR	6 896	3 333	761
加拿大	CA	279	174	49
巴西	BR	877	475	97
印度	IN	5 256	2 779	659
澳大利亚	AU	3 107	1 834	415

数据来源：Derwent Innovation，检索日期：2023 年 9 月 1 日

（三）中国医药专利创新活动的主要研发机构及国际对比

本文对中国及全球医药专利创新活动中主要研发机构的整体情况及活跃程度进行

了分析，发现高校及研究院所是我国医药专利发明创新的中坚力量（表 3），授权专利排名前 10 位的机构分别为浙江大学、四川大学、清华大学等国内高校。而全球授权发明专利数量较多的机构为大型制药企业、医疗器械厂商和高校（表 4），药企柯惠医疗等通过层层相连的专利族群编织成专利保护网，另外奥林巴斯株式会社等公司在医疗器械转型期也通过大量专利巩固其研发价值。我国医药技术的研发主体仍然是高校和科研机构，在产学研医药科技创新发展模式中处于主导地位。国内医药企业依然存在持续创新能力不足的问题，整体国际化水平普遍较弱，绝大多数药企仍依赖于集中生产较为成熟、技术要求较低的仿制药品，新药创制能力亟待提升。可见，在我国医药科技创新的进程中，需要持续激发企业、医院、高校及科研机构等创新主体的活力，实现资源优化配置、信息共享和优势互补，形成良性发展的医药创新生态系统。

表 3 2012～2021 年中国医药领域授权专利排名前 10 位机构

序号	机构名称	类型	授权量/件
1	浙江大学	高校	1736
2	四川大学	高校	1339
3	清华大学	高校	1107
4	上海交通大学	高校	928
5	吉林大学	高校	907
6	中山大学	高校	874
7	山东大学	高校	846
8	中国药科大学	高校	839
9	华南理工大学	高校	833
10	西安交通大学	高校	801

数据来源：Derwent Innovation，检索日期：2023 年 9 月 14 日

表 4 2012～2021 年全球医药领域授权专利排名前 10 位机构

序号	机构名称	类型	授权量/件
1	柯惠医疗	企业	5664
2	飞利浦医疗科技	企业	3534
3	波士顿科学医学有限公司	企业	2518
4	诺华公司	企业	2362
5	皇家飞利浦有限公司	企业	2106
6	美敦力公司	企业	2102
7	奥林巴斯株式会社	企业	2101
8	富士胶片株式会社	企业	2030
9	加利福尼亚大学	高校	1998
10	佳能株式会社	企业	1682

数据来源：Derwent Innovation，检索日期：2023 年 9 月 1 日

（四）重点医药领域技术布局和发展路径分析

本文选取若干重大药物领域（消化系统疾病药物、代谢疾病药物、血液或细胞外液

疾病药物、心血管系统疾病药物、呼吸系统疾病药物、皮肤疾病药物、骨骼疾病药物、神经肌肉系统疾病药物、神经系统疾病药物等）和医疗器械领域进行专利情况分析。

1. 重大疾病药物领域专利

对 2012～2021 年各国专利领域布局情况进行分析（表 5），抗肿瘤药物是全球重大疾病药物领域的技术热点，占重大疾病药物专利申请数量的 40.76%。此外，非中枢性止痛剂、皮肤疾病药物和神经系统疾病药物受关注程度较高，分别占重大疾病药物专利申请数量的 25.62%、14.11% 和 12.94%。总体而言，各国在重大疾病药物领域的专利布局结构较为一致。中国在消化系统疾病药物、心血管系统疾病药物、呼吸系统疾病药物、泌尿系统疾病药物、生殖或性疾病药物、皮肤疾病药物、神经系统疾病药物、非中枢性止痛剂和抗肿瘤药物领域的专利申请数量超过了美国，药物领域专利申请数量普遍高于除美国以外的其他国家和地区，体现了中国的药物领域发展态势积极，医药创新能力显著提高。而在代谢疾病药物、内分泌系统疾病药物、血液或细胞外液疾病药物、骨骼疾病药物、神经肌肉系统疾病药物、感觉疾病药物、抗感染药物、抗寄生虫药、免疫或过敏性疾病药物领域的专利数量则低于美国，说明中国在一些药物研发领域仍存在较为薄弱的环节和成长的空间，今后可有针对性地向这些领域提供更多定向支持。

表 5　2012～2021 年各国重大疾病药物专利领域分布情况　　（单位：件）

名称	美国	中国	日本	英国	德国	法国	加拿大	巴西	印度	澳大利亚
消化系统疾病药物	5 829	14 711	1 228	460	123	201	35	57	157	1 290
代谢疾病药物	5 459	3 269	1 250	366	88	201	40	42	153	1 109
内分泌系统疾病药物	1 204	1 065	232	105	38	28	7	20	43	351
血液或细胞外液疾病药物	4 106	2 941	703	253	74	99	21	28	85	1 033
心血管系统疾病药物	9 828	10 798	2 002	738	213	293	75	91	280	2 135
呼吸系统疾病药物	8 758	18 552	1 419	815	158	164	68	67	239	1 814
泌尿系统疾病药物	1 013	2 055	313	69	56	46	7	17	29	250
生殖或性疾病药物	3 666	14 737	631	270	102	88	25	45	64	931
皮肤疾病药物	8 234	23 517	3 830	659	301	929	90	148	201	1 774
骨骼疾病药物	2 745	2 164	649	191	72	108	26	38	74	747
神经肌肉系统疾病药物	4 891	3 536	1 150	328	61	108	49	33	93	1 093
神经系统疾病药物	14 775	15 324	2 614	1 119	244	358	119	149	357	2 872
感觉疾病药物	795	134	174	73	12	36	6	10	10	194
非中枢性止痛剂	15 413	48 484	3 681	1 342	324	418	119	407	459	3 173
抗感染药物	5 928	4 461	753	587	180	214	58	135	197	1 370
抗寄生虫药	1 405	1 012	282	131	50	79		72	57	387
抗肿瘤药物	35 804	63 603	5 466	2 607	608	658	199	482	862	5 374
免疫或过敏性疾病药物	5 479	1 964	586	503	121	173	47	58	143	1 246

数据来源：Derwent Innovation，检索日期：2023 年 9 月 1 日

2. 医疗器械领域专利

医疗器械研发水平是推进健康中国建设的重要动力与支撑。近年来，我国医疗器械

行业在国家政策支持和市场需求急速增长的状况下迅速发展，行业内为抢占技术制高点、取得国际专利竞争优势也迅速开展国际专利布局。2012～2021 年，全球医疗器械专利申请量年均增长率为 11.96%，表明全球医疗器械专利增长态势稳定，产业持续健康发展（表 6）。十年间中国共申请医疗器械专利超 48 万件，从 2012 年的 1.83 万件（占当年全球总量的 33.5%）增长到 2021 年的 9.09 万件（占当年全球总量的 61.34%），年均增长率高达 20.33%，高于全球水平（表 7）。2012～2021 年全球的医疗器械专利申请数量布局说明美国、日本、欧洲等国的医疗器械产业发展时间早，医疗器械产品的技术水平和质量较高，近年来其相应专利数据量增长变缓，以产品的升级换代为主。中国作为全球医疗器械的重要生产基地，只有市场规模逐渐扩大、相应专利技术不断发展，才能更好地满足人民群众的健康需求。

表 6　2012～2021 年全球及中国医疗器械专利申请数量年度趋势　（单位：件）

范围	2012	2013	2014	2015	2016	2017	2018	2019	2020	2021
全球	54 497	59 692	64 795	76 585	83 751	90 037	101 646	117 107	147 065	148 211
中国	18 255	20 965	24 428	36 440	42 009	46 507	55 640	67 390	92 889	90 910

数据来源：Derwent Innovation，检索日期：2023 年 9 月 1 日

表 7　2012～2021 年医疗器械专利申请数量国家表现　（单位：件）

国家	国家代码	2012～2021 年专利申请数量	2017～2021 年专利申请数量	2021 年专利申请数量
美国	US	145 847	86 831	24 377
中国	CN	483 628	345 722	90 910
日本	JP	53 025	27 566	7 191
英国	GB	5 224	3 270	1 118
德国	DE	13 553	6 906	2 098
法国	FR	3 644	2 088	755
加拿大	CA	850	524	131
巴西	BR	2 057	1 199	270
印度	IN	10 017	8 488	3 491
澳大利亚	AU	6 093	4 451	1 818

数据来源：Derwent Innovation，检索日期：2023 年 9 月 1 日

三、药品及临床试验分析

倪　萍

中国医学科学院医学信息研究所

药品和临床试验信息是反映医药科技产出与应用的重要表现形式之一，也是医药创新的重要体现。近年来，中国药品注册审评制度逐步与国际接轨，各界对临床试验的关

注也不断提高。本文从项目状态、时间趋势、疾病分布、机构分布等方面对中国药品及临床试验项目进行分析，以期全面了解国内医药研发状况，同时通过国内外对比，知晓中国在全球医药研发中的地位，为国内医药产业发展提供建议。

（一）药物研发情况

1. 国内药物研发概况及国际对比

药物研发是医药创新的重要组成部分，是推动医学科技发展的动力，通过分析中国药物研发情况，对比国内外药物布局，有助于发现国内药物研发中的优势及短板，从而推进医药产业健康发展。截至 2022 年 12 月 31 日，在中国开展的研发药物数量为 11 709 项，全球范围内研发药品数量为 87 845 项，在中国开展的研发药物占全球数量的 13.33%。图 1 为在中国开展的研发药物研究阶段分布，临床前研究阶段所占比重最大，为 39.10%，该阶段主要指药物的安全或毒理性试验以及动物体内试验阶段，上市药所占比重为 12.43%。

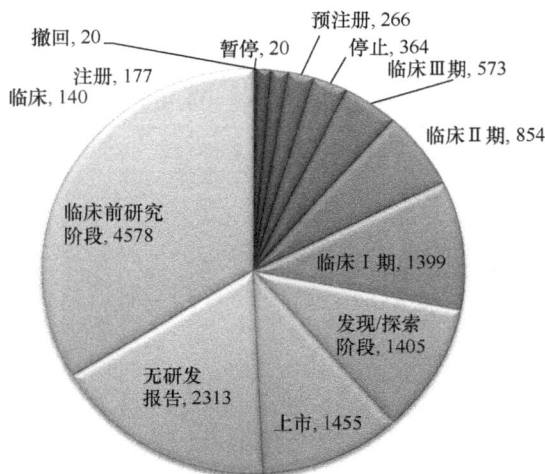

图 1　在中国研发药物主要阶段分布（单位：项）

数据来源：Thomson Reuters Cortellis 数据库；检索时间范围限定至 2022 年 12 月 31 日；检索日期：2023 年 8 月 29 日；暂未纳入中国港、澳、台地区数据；由于同一个药物可能同时处于多个阶段，因此各个阶段药品数量之和大于药品总数

为更好地了解中国药物研发在国际中的位置，本文对在国内开展的药物研发与在美国、英国与日本开展的药物研发进行比较，重点对比了临床、上市、发现/探索，以及停止等阶段（图 2）。分析各国不同研发阶段的数据发现，中国处于临床试验阶段[临床（未分期）、临床 I 期、临床 II 期、临床III期]的药物数量略高于英国和日本，但与美国相比还存在一定的差距。上市阶段指该药物已经进入市面上销售，在中国上市的药物仅次于美国，高于英国及日本，这在一定程度上反映国内需求较大，我国医药市场具备一定的发展潜力。停止阶段是指药物在申请上市前（申请上市获批前），针对某个适应证的研发被终止，造成终止的原因主要包括药品的有效性、安全性及经济因素，在我国开展的药物试验终止数量远低于其余三个国家。

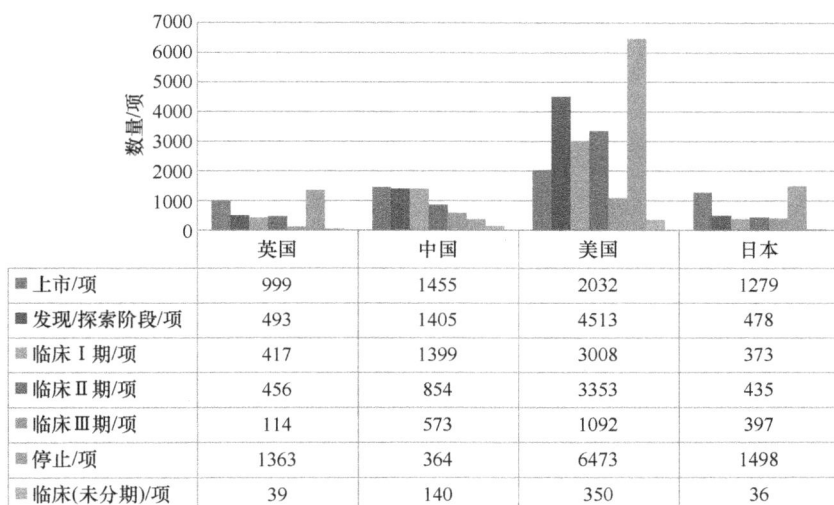

	英国	中国	美国	日本
■上市/项	999	1455	2032	1279
■发现/探索阶段/项	493	1405	4513	478
■临床Ⅰ期/项	417	1399	3008	373
■临床Ⅱ期/项	456	854	3353	435
■临床Ⅲ期/项	114	573	1092	397
■停止/项	1363	364	6473	1498
■临床(未分期)/项	39	140	350	36

图 2　在中国研发药物主要阶段分布及国际对比（彩图请扫封底二维码）
由于同一个药物可能同时处于多个阶段，因此各个阶段药品数量之和大于该国家药品总数

2. 2013～2022 年中国各阶段药物研发情况及国际对比

为进一步了解我国药物研发情况，本文分别对比了 2013～2022 年各国在临床前、临床及上市三个阶段的药物研发情况，具体包括研发机构分布及研究领域分布。

1）中国临床前研究阶段药物研发情况及国际对比

临床前研究阶段指动物体内的试验，分析、对比该阶段的主要研究机构及领域，对了解我国医药市场及医药研发能力具有一定参考价值。表 1 为 2013～2022 年在中国开展药物临床前研究的前 10 位研发机构，其中国内机构为 8 家，中国科学院居首位（219项），说明国内药物研发机构是在中国开展临床前药物研究的主力。

表 1　2013～2022 年在中国开展药物临床前研究的主要机构分布（前 10 位）

序号	机构名称	类型	国家	数量/项
1	中国科学院	科研院所	中国	219
2	正大天晴药业集团股份有限公司	公司	中国	80
3	江苏恒瑞医药股份有限公司	公司	中国	61
4	中国药科大学	高等院校	中国	48
5	无锡药明康德新药开发股份有限公司	公司	中国	46
6	四川大学	高等院校	中国	42
7	上海君实生物医药科技股份有限公司	公司	中国	35
8	诺华制药有限公司	公司	瑞士	35
9	阿斯利康制药有限公司	公司	英国	34
10	辉瑞制药有限公司	公司	美国	32
10	先声药业集团有限公司	公司	中国	32

对比各国临床前研究阶段前 10 位研究机构分布（图 3），该阶段在中国开展药物研发的机构主要为公司、高等院校、科研院所，其中公司所占比重最大，为 72.73%，美

国、英国、日本在该阶段主要研究机构也为公司，美国、日本前 10 位研发机构中，公司占比 70.00%，英国占 60.00%。

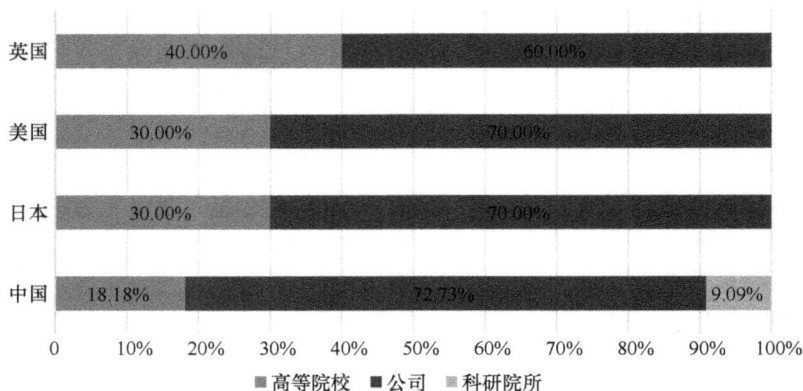

图 3　2013～2022 年在中国药物临床前研究的机构及国际对比（前 10 位）

表 2 为 2013～2022 年中国、美国、英国、日本临床前药物研发的主要疾病领域分布，各国均在肿瘤疾病、感染性疾病、神经/精神系统疾病、免疫系统疾病、内分泌与代谢系统疾病领域进行了重点布局。此外，中国还重点布局了消化系统疾病、皮肤疾病、炎性疾病等领域，日本则在心血管系统疾病领域进行了重点布局，美国在消化系统疾病、心血管系统疾病、炎性疾病等领域进行了重点布局，英国还重点在消化系统疾病、呼吸系统疾病领域进行重点布局。

表 2　2013～2022 年中国临床前药物研发的主要疾病领域及国际对比

疾病领域	中国/项	日本/项	美国/项	英国/项
肿瘤疾病	2 316	240	3 584	311
感染性疾病	563	82	1 492	167
神经/精神系统疾病	397	157	1531	123
免疫系统疾病	330	65	707	52
内分泌与代谢系统疾病	312	77	642	51
消化系统疾病	275	52	569	52
皮肤疾病	202	35	319	20
炎性疾病	192	49	445	45
心血管系统疾病	188	55	456	35
血液疾病	186	32	276	28
呼吸系统疾病	184	29	446	51
泌尿生殖与性疾病	165	45	317	26
眼科疾病	155	42	409	34
肌肉骨骼疾病	102	42	294	23
其他疾病	87	27	285	23
中毒性疾病	23	6	180	9

2）中国临床试验阶段药物研发情况及国际对比

为了解临床试验阶段药物研发情况,对临床试验阶段数据进行分析,具体包括临床(未分期)、临床Ⅰ期、临床Ⅱ期、临床Ⅲ期等阶段数据。表3为2013~2022年在中国开展的且处于临床试验阶段的主要研发机构分布,从机构类型上看,主要为公司、科研院所,其中,江苏恒瑞医药股份有限公司开展药物研发数量最多,为78项,科研院所主要为中国科学院、深圳免疫基因治疗研究院。在中国开展药物临床研究的前10位机构中,国内机构为5家,且前3位均来自中国本土,我国药物研发机构在国内临床试验阶段药物研发中发挥了重要作用。通过对比中国、美国、英国、日本在该阶段前10位研发机构分布发现,除中国外,其余国家2013~2022年开展药物临床研究的前10位机构均为公司。

对比各国该阶段药物研发的主要疾病领域分布发现,在我国开展的临床药物研发主要聚焦在肿瘤及感染性疾病领域,同时肿瘤疾病、感染性疾病、神经/精神系统疾病也是各国共同重点关注的领域(表4)。

表3　2013~2022年在中国开展临床药物研发的主要机构分布(前10位)

序号	机构名称	类型	国家	数量/项
1	江苏恒瑞医药股份有限公司	公司	中国	78
2	中国科学院	科研院所	中国	77
3	正大天晴药业集团股份有限公司	公司	中国	56
4	辉瑞制药有限公司	公司	美国	35
5	阿斯利康制药有限公司	公司	英国	33
6	诺华制药有限公司	公司	瑞士	32
7	礼来公司	公司	美国	31
8	信达生物制药有限公司	公司	中国	29
9	深圳免疫基因治疗研究院	科研院所	中国	29
10	罗氏集团	公司	瑞士	25

表4　2013~2022年在中国开展临床药物研发的主要疾病领域分布及国际对比

疾病领域	中国/项	日本/项	美国/项	英国/项
肿瘤疾病	1 436	461	2 715	318
感染性疾病	394	143	1 137	212
神经/精神系统疾病	236	207	1 123	176
免疫系统疾病	220	151	697	124
内分泌与代谢系统疾病	193	103	531	90
消化系统疾病	165	127	571	95
皮肤疾病	155	104	465	73
血液疾病	147	84	349	66
心血管系统疾病	145	113	446	67
呼吸系统疾病	128	81	483	119
炎性疾病	111	81	413	89
泌尿生殖与性疾病	109	90	375	64
眼科疾病	94	79	363	40
肌肉骨骼疾病	81	61	297	44
其他疾病	60	40	249	41
中毒性疾病	16	11	137	26

3）中国上市药物分布及国际对比

上市指药物已经进入市场销售，是研究向应用的转换，能在一定程度上体现研究的社会价值及商业价值。国内机构在临床前及临床阶段药物研发中均发挥了重要作用，但在我国上市药物的前 10 位研发机构均来自其他国家，一方面体现了中国医药市场的潜力，另一方面说明中国在加强药物研发与转化的同时也要加强对本国市场的重视。表 5 为 2013～2022 年在中国上市药物的前 10 位研发机构，排名前三位的分别为默克公司、辉瑞制药有限公司、诺华制药有限公司。

近年来，为满足临床诊疗的迫切需求，我国在优化药品审评审批流程方面采取了一系列措施，如 2018 年出台的《临床急需境外新药审评审批工作程序》及 2020 年的《突破性治疗药物审评工作程序（试行）》《药品上市许可优先审评审批工作程序（试行）》等政策，为临床急需的中国原创新药、中国改剂型药物和境外已上市药品进入中国提供了加速上市流程，鼓励药物研发及创新。尽管如此，从上市阶段主要机构分布上看，在中国的上市药物前 10 位机构分布均来自国外，我国的创新药物研发及转化能力与国外相比仍存在一定差距，国内药物研发机构科技研发及转化能力有待进一步提高。

分析各国上市阶段药物研发的主要疾病领域分布，各国上市阶段药物主要分布在肿瘤疾病、感染性疾病、神经/精神系统疾病领域（表 6）。

表 5　2013～2022 年中国上市药物的主要机构分布（前 10 位）

序号	名称	国家	数量/项
1	默克公司	美国	47
2	辉瑞制药有限公司	美国	41
3	诺华制药有限公司	瑞士	39
4	葛兰素史克公司	英国	32
5	武田药品工业株式会社	日本	29
6	阿斯利康制药有限公司	英国	28
7	艾伯维公司	美国	25
8	罗氏集团	瑞士	25
9	安斯泰来制药有限公司	日本	24
10	欧加农制药公司	荷兰	22

表 6　2013～2022 年中国上市药物的主要疾病领域分布及国际对比

疾病领域	中国/项	日本/项	美国/项	英国/项
肿瘤疾病	158	205	306	135
感染性疾病	144	149	256	112
神经/精神系统疾病	108	166	327	117
内分泌与代谢系统疾病	90	129	186	90
心血管系统疾病	84	125	193	66
泌尿生殖与性疾病	81	99	157	73
免疫系统疾病	80	136	170	86
消化系统疾病	67	102	141	69
血液疾病	58	99	143	70

续表

疾病领域	中国/项	日本/项	美国/项	英国/项
皮肤疾病	54	105	125	63
肌肉骨骼疾病	51	83	107	60
眼科疾病	50	61	96	38
呼吸系统疾病	47	79	115	52
炎性疾病	41	73	94	50
其他疾病	26	39	66	26
中毒性疾病	8	23	53	21

（二）临床试验注册情况

截至 2022 年 12 月 31 日，ClinicalTrials 数据库收录了在中国开展的临床试验项目 28 610 项，在美国开展的临床试验项目 159 724 项，在英国开展的临床试验项目 23 196 项，在日本开展的临床试验项目 7401 项。在中国开展的临床试验项目多于英国、日本，但对比美国还有一定的差距。从时间趋势分布上看，中国临床试验整体呈增长趋势，由 2013 年的 1101 项增长至 2022 年的 4567 项，增加了 3.15 倍（图 4）。

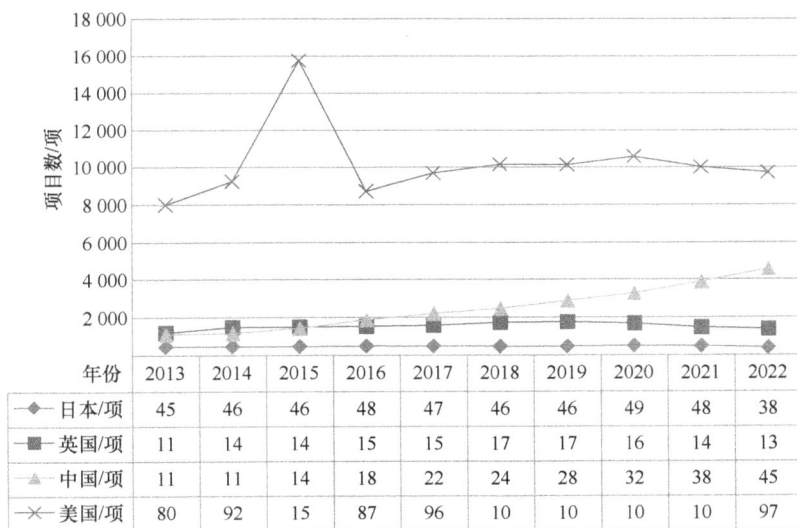

年份	2013	2014	2015	2016	2017	2018	2019	2020	2021	2022
日本/项	45	46	46	48	47	46	46	49	48	38
英国/项	11	14	14	15	15	17	17	16	14	13
中国/项	11	11	14	18	22	24	28	32	38	45
美国/项	80	92	15	87	96	10	10	10	10	97

图 4 各国临床试验项目数随时间变化趋势（2013～2022 年）

中国数据暂未纳入港、澳、台地区数据

分析开展临床试验的主要机构对于了解国内研发主力以及医药合理布局具有重要意义，表 7 显示了在中国开展临床试验的前 10 位机构，可见医院、高等院校是我国开展临床试验的主力，中山大学、复旦大学开展临床试验项目数最多，分别为 1856 项、969 项。

图 5 分析了中国、美国、英国、日本前 10 位研发机构类型分布，区别于英国和日本，我国前 10 位研发机构以医院为主，所占比重达到 50%，美国则主要为高等院校，

所占比重为 60%，英国前 10 位机构中高等院校、公司各占 50%，日本前 10 位研发机构均为公司。

表 7　2013～2022 年在中国开展临床试验主要机构分布（前 10 位）

序号	机构名称	机构类型	数量/项
1	中山大学	高等院校	1856
2	复旦大学	高等院校	969
3	中国医学科学院北京协和医院	医院	749
4	北京大学	高等院校	705
5	浙江大学医学院附属第二医院	医院	645
6	山东大学	高等院校	577
7	北京大学人民医院	医院	564
8	北京大学第三医院	医院	561
9	中国人民解放军总医院	医院	533
10	江苏恒瑞医药股份有限公司	公司	495

注：高等院校或科研院所的统计数据不含其附属医院数据

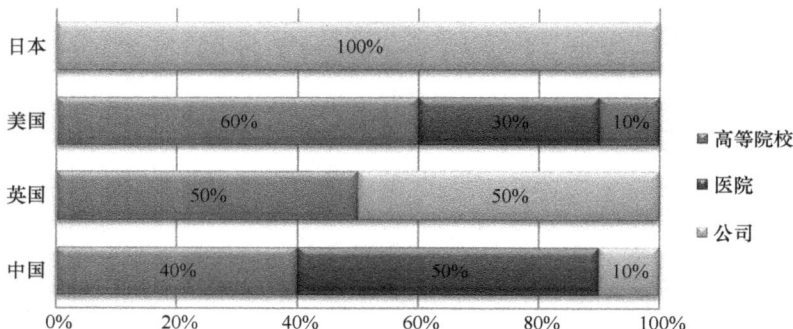

图 5　2013～2022 年各国前 10 位研发机构分布及对比

分析国内外临床试验疾病领域分布，对于了解中国医药研发布局、调整医药研发结构具有一定的参考价值。表 8 为在中国开展临床试验主要疾病领域分布及国际对比情况，在中国开展的临床试验主要针对乳腺癌、肝细胞癌、非小细胞肺癌等疾病，乳腺癌也是日本、美国、英国共同重点布局的疾病领域。相对于其他国家，中国还重点布局了肝细胞癌、结直肠癌、胃癌、乙型肝炎、鼻咽癌等领域。

表 8　2013～2022 年在中国开展临床试验的主要疾病领域分布及国际对比（前 10 位）

疾病领域	中国/项	日本/项	美国/项	英国/项
乳腺癌	814	111	1 831	315
非小细胞肺癌	728	218	—	189
肝细胞癌	609	—	—	—
结直肠癌	548	—	—	—
胃癌	490	—	—	—
中风	472	—	730	223

续表

疾病领域	中国/项	日本/项	美国/项	英国/项
2 型糖尿病	394	164	611	—
高血压	342	—	871	—
乙型肝炎	265	—	—	—
鼻咽癌	252	—	—	—
COVID 19	—	—	—	238
HIV	—	—	1020	—
阿尔茨海默病	—	62	—	—
多发性骨髓瘤	—	90	—	—
肥胖	—	—	1751	—
冠状动脉疾病	—	61	—	—
溃疡性结肠炎	—	64	—	—
类风湿性关节炎	—	66	—	—
慢性阻塞性肺疾病	—	—	—	239
囊性纤维化	—	—	—	306
帕金森氏病	—	—	583	—
前列腺癌	—	—	992	216
特应性皮炎	—	76	—	—

注："—"为非前 10 位疾病领域，未展示数据。

第三章　中国重点医学领域研究进展

一、肿瘤领域研究进展

赫　捷　高禹舜　毕　楠　王志杰　杜　君

中国医学科学院肿瘤医院

随着我国人口老龄化，肿瘤发病率也呈逐年递增的趋势，癌症已经成为威胁我国居民生命健康最为严重的公共卫生问题之一。党和国家高度重视我国癌症防治研究工作，先后发布系列重要指导性文件，2016 年发布的《"健康中国 2030"规划纲要》明确要求，到 2030 年总体癌症 5 年生存率提高 15%。2019 年，国家卫生健康委等 10 部门联合印发《健康中国行动——癌症防治实施方案（2019—2022 年）》，明确了我国癌症防治研究的行动方针与实施路径，对我国癌症防治工作提出了更加明确的目标要求。

目前，我国癌症防控网络体系已经基本建立，通过不断健全肿瘤登记制度、强化癌症早筛长效机制、加强规范化诊疗、实施重大科技攻关行动和加快创新成果转化等具体措施，取得了阶段性成果。目前公认的治疗实体瘤最常用的方法为：外科治疗、内科治疗和放射治疗（简称"放疗"），本文将从这三个方面，对 2022 年度我国实体肿瘤治疗方法的研究进展进行综述，从而对中国癌症防控领域科技发展的趋势和前景加以展望。

（一）肿瘤外科治疗

1. 肿瘤外科相关临床研究

目前，肺癌仍是危害人类健康的第一大癌种，并且随着时代的发展，肺癌呈现出了不同的发病特点。例如在我国，超过 40% 的肺癌病例发生在从不吸烟者身上。中国医学科学院肿瘤医院赫捷院士团队通过大样本（425 626 非吸烟者和 128 952 既往吸烟者）研究，开发并验证非吸烟者和既往吸烟者的 3 年肺癌风险预测模型。研究结果显示，该模型的构建能够准确反映个人肺癌风险，与吸烟状况无关。模型为肺癌高危人群的界定提供了合理的阈值，为适应不同的医疗资源配置提供了阈值选择，因此可以大大提高开展肺癌集中筛查项目的可行性[1]。

目前，手术切除仍然是肝细胞癌根治性治疗的主要手段，但肝细胞癌患者手术切除后的复发率可达 70%～80%，对预后有极大的不利影响。中山大学肿瘤防治中心肝脏外科郭荣平教授、韦玮教授团队牵头，联合国内 5 家中心共同完成了一项针对存在微血管侵犯的肝细胞癌患者术后给予辅助性 FOLFOX 方案肝动脉灌注化疗（FOLFOX-HAIC），对比常规随访的 III 期临床研究。结果显示，术后辅助性 FOLFOX-HAIC 治疗，可显著延长合并微血管侵犯的肝细胞癌患者的无病生存期（20.3 个月 vs. 10.0 个月，$p=0.001$），且安全性良好，为存在微血管侵犯的肝细胞癌患者带来了希望[2]。中山大学附属第一医院匡铭教授团队发表一项多中心III期 LAUNCH 研究，该研究比较了仑伐替尼联合肝动脉化疗栓塞术与仑伐替尼单药治疗晚期肝细胞癌的效果，结果显示，在本研究中仑伐替尼联合肝动脉化疗栓塞术组中有 26 例（15.3%）患者因降期而实现了治愈性手术切除，可以预期这些患者在长期生存上更有优势，仑伐替尼联合肝动脉化疗栓塞术也可以作为一种有效的降期/转归治疗方法应用于常规临床实践[3]。

在乳腺癌的外科治疗中，新辅助化疗后腋窝手术范围的选择一直是困扰医生的难题。西安交通大学附属第一医院团队通过分析 2010～2020 年间中国 20 家医院接受新辅助化疗和随后手术治疗的 1892 名 cT1-3N0 期乳腺癌患者的数据，开发和验证了一个准确预测腋窝分期的模型。该模型可以有效预测新辅助化疗后乳腺癌患者腋窝淋巴结分期，从而为乳腺外科医生手术方式的选择以及为乳腺癌患者的个体化腋窝淋巴结管理提供更好的建议[4]。

2. 外科技术和方法研究新进展

目前在全球范围内，早期肺癌广泛采用的是有限解剖切除术，然而，大多数研究都集中在标准肺段切除术或亚肺段切除术上，在中国还缺乏解剖性亚肺段切除术后的短期疗效数据。中国医学科学院肿瘤医院赫捷院士团队通过研究发现，尽管使用解剖性亚肺段切除治疗的复杂病例比例不断增加，但随着手术经验的积累，术后并发症的发生率在下降。在专业中心进行解剖性亚肺段切除手术是安全可行的[5]。在肺癌研究领域，外科手术中闭合器切割血管等结构时容易导致出血和并发症，四川省人民医院胸外科团队探索了新型动力钉合系统在肺切除术中的实际效果。该研究回顾性分析了接受视频辅助胸腔镜手术单孔肺叶切除术或多孔肺段切除术的患者，分析了术中出血率、失血量、钉线处干预率（包括术中加压、缝合和电凝）等指标，最终的研究结果显示，在中国的临床实践中，新型动力钉合系统能带来更好的术中效果[6]。中国医学科学院肿瘤医院高树庚教授团队在评估放疗与可切除肺癌患者发生二次原发恶性肿瘤的相关性方面进行了深入的研究。非转移性肺癌最常见的治疗方式是以手术为基础的综合治疗，其中也可能包括辅助放疗或化疗。二次原发恶性肿瘤在可切除肺癌患者中并不常见，但却具有显著的放疗副作用，而且二次原发恶性肿瘤尚未得到充分研究。通过研究发现，可切除肺癌患者在接受放疗后，罹患第二原发性实体癌和胃肠癌的风险增加。因此，需要进一步关注如何预防与放疗相关的二次原发恶性肿瘤[7]。

中国医学科学院肿瘤医院王锡山教授团队通过研究发现，将至少 12 个淋巴结的切除率作为结直肠癌患者癌症治疗的指导性质量指标在临床可行性上是必要的，而对有远处转移的结直肠癌患者进行肿瘤学上充分的淋巴结切除仍是高质量手术标准的关键组成部分[8]。2022 年 11 月，复旦大学附属中山医院许剑民教授领衔全国 11 家中心开展的"机器人对比腹腔镜中低位直肠癌根治术的多中心随机对照临床研究（REAL 研究）"，引起国际直肠癌领域研究学者的广泛关注。该研究是全球首个探索机器人直肠癌手术长期肿瘤学结局的多中心随机对照研究，本次发表数据证实在中低位直肠癌根治术中，机器人较腹腔镜手术有更好的肿瘤切除质量、手术创伤更小、术后恢复更好[9]。中山大学附属第六医院康亮教授牵头、CTESC 协作组开展了一项多中心临床随机对照试验，该研究对腹膜返折以下的Ⅰ～Ⅲ期直肠癌，经肛全直肠系膜切除组和腹腔镜全直肠系膜切除组之间的术后并发症和病理结果均无显著差异，结果证明经肛全直肠系膜切除安全可行。结果证实了经肛全直肠系膜切除作为一项新兴微创术式，对结直肠外科的手术发展具有重要的促进作用[10]。

在泌尿外科领域，中国医学科学院肿瘤医院邢念增教授团队开发了一种具有前列腺癌膜双重亲和力的高效自淬近红外荧光探针技术，能够在体外和体内检测到前列腺癌细胞，并能在前列腺癌小鼠模型的荧光引导腹腔镜手术中清晰显示肿瘤边界。该研究的成果是连接前列腺癌荧光引导手术的临床前研究与临床研究的桥梁，为进一步的精准前列腺癌手术切除相关临床研究奠定了坚实的基础[11]。

近年来，随着人工智能技术的不断发展，人工智能在医学上的应用也越来越广泛，我国学者就涉及医学知识辅助的机器学习技术在个体化医疗中的应用，特别是在肿瘤外科领域中进行了详细的阐述。中国医学科学院肿瘤医院王锡山教授团队开发了基于隐私保护计算平台的机器学习模型来预测术前淋巴结转移状态，并创建了一个网络工具来帮助临床医生对直肠癌患者进行基于治疗的决策。该研究提出的易于使用的模型在淋巴结转移预测方面表现良好，可帮助临床医生为直肠癌患者做出基于治疗的决策。尽管本地数据可用性有限，基于隐私保护计算平台仍能实现最先进的模型开发[12]。厦门大学团队开发了一个基于深度学习方法的肺癌诊断模型，该模型可以辅助支气管镜检查进行肺癌的诊断和病理类型的分类。研究结果表明诊断模型在支气管镜检查中区分良性和恶性病变的性能与经验丰富的临床医生大致相同，效率远远高于人工诊断。该研究也验证了在白光支气管镜检查中应用该模型诊断肺癌的可能性[13]。孙逸仙纪念医院团队通过研究构建了一个非侵入性模型，用于预测新辅助治疗后乳腺癌分子亚型的改变。研究结果显示，基于基线磁共振成像的机器学习模型有助于预测新辅助治疗后乳腺癌的分子亚型改变[14]。复旦大学研究团队开发了一种新的放射学模型，结合肿瘤和肿瘤周围区域的特征来预测胃癌的淋巴结转移和预后。该模型在预测淋巴结转移方面表现出较高的AUC（area under the curve），比仅基于肿瘤区域的放射学模型和 CT 定义的淋巴结状态更好。研究结果表明，结合肿瘤和肿瘤周围区域特征的放射组学模型可有效预测胃癌中的转移淋巴结，基于 RS 的风险分层能够区分预后不良的患者[15]。

（二）肿瘤内科治疗

1. 免疫治疗

肺癌是威胁我国居民生命健康的头号恶性肿瘤。2022 年由我国学者牵头完成的多项临床研究，为临床实践提供了新的指导，指引了新的方向。尤其是免疫治疗的应用在非小细胞和小细胞肺癌中都取得了进展和突破。在过去的十余年中，免疫检查点抑制剂逐步走向临床，从最初的机制探索到临床试验，从后线治疗到一线治疗，至今已成为晚期驱动基因阴性非小细胞肺癌的标准一线治疗。同济大学附属上海市肺科医院的GEMSTONE-302 研究的发表，公布了国产 PD-L1 抑制剂一线治疗非小细胞肺癌的数据。

GEMSTONE-302 研究纳入驱动基因阴性的晚期非小细胞肺癌患者，结果提示舒格利单抗联合含铂化疗，对比安慰剂联合含铂化疗可显著延长 PFS（9.0 个月 vs 4.9 个月，HR=0.48）。这项研究为驱动基因阴性的转移性非小细胞肺癌患者一线治疗提供了新的选择[16]。同年发表的 GEMSTONE-301 研究，由广东省人民医院的吴一龙及其团队完成，是一项多中心、随机、安慰剂对照双盲Ⅲ期临床研究。其研究对象为Ⅲ期不可切除非小细胞肺癌（驱动基因阴性）患者，比较了同步或序贯放化疗后未发生进展的患者接受舒格利单抗或安慰剂巩固治疗的效果，为此类群患者探索了新的治疗模式[17]。该研究结果显示，相对于对照组，实验组的患者接受舒格利单抗治疗，显著延长了 PFS（9.0 个月 vs 5.8 个月，HR=0.64，p=0.0026）。信迪利单抗已在肺癌患者中得到广泛应用，2022 年上海交通大学医学院附属胸科医院研究团队证明，信迪利单抗在化疗+免疫+抗血管药物治疗 EGFR-TKI 耐药人群中可以发挥出较好的抗肿瘤作用。该研究名为 ORIENT-31，以多中心随机安慰剂对照、双盲Ⅲ期研究的形式，为"化疗+抗血管药物+免疫检查点抑制剂"模式的疗效提供了宝贵的证据，相较于含铂双药化疗，该方案显著延长了 PFS（6.9 个月 vs 4.3 个月，HR=0.46），为该组类患者带来了新的希望[18]。

小细胞肺癌因其恶性程度高、易耐药的生物学特点，其标准治疗已有数十年未曾发生改变。既往已经获批的两种 PD-L1 抑制剂，成为 21 世纪以来小细胞肺癌患者一线治疗的唯一重大改变，但患者的 OS 数据上仍并不令人满意[19]吉林省肿瘤医院研究团队进行了名为 ASTRUM-005 的多中心、随机、安慰剂对照、双盲的Ⅲ期研究，探索了我国自主研发的 PD-1 抑制剂斯鲁利单抗在小细胞肺癌患者中的应用效果。这项具有标志意义的研究，为我们展示了化疗联合斯鲁利单抗对比化疗联合安慰剂显著延长的 PFS（5.7 个月 vs 4.3 个月，HR=0.48）和 OS（15.4 个月 vs 10.9 个月，HR=0.63，p＜0.001）的结果，打破了广泛期小细胞肺癌的生存纪录。该研究发表于 *JAMA*，斯鲁利单抗也当之无愧成为首个在一线小细胞肺癌研究中取得阳性结果的 PD-1 抑制剂[20]。吉林省肿瘤医院与中国医学科学院肿瘤医院联合进行的 CAPSTONE-1 研究，结果显示对于广泛期小细胞肺癌患者，一线化疗联合阿得贝利单抗对比化疗联合安慰剂显著延长 PFS（5.6 个月 vs 3.8 个月，HR=0.67）和 OS（15.3 个月 vs 12.8 个月，HR=0.72），开拓了更多的选择，具有巨大的临床价值[21]。

在过去的一年里，乳腺癌方面的免疫治疗研究也取得了世界瞩目的成果，逐步突破现有研究的瓶颈。由中山大学孙逸仙纪念医院宋尔卫院士、刘洁琼教授领导的团队，在晚期三阴性乳腺癌的联合用药方法上大胆创新，使用 PD-1 抑制剂卡瑞利珠单抗、VEGFR2 抑制剂阿帕替尼、细胞微管蛋白聚合抑制剂艾立布林联合进行一项多中心单臂Ⅱ期研究，取得了较好的疗效，且不良反应相对可控[22]。为晚期三阴性乳腺癌患者提供了宝贵的后续治疗思路，为患者们带来了生的希望。

食管癌是世界常见的恶性肿瘤之一，2022 年国内学者在食管癌免疫治疗领域进行了多项探索，为食管癌的诊断和治疗提供了新的循证医学证据。北京大学肿瘤医院沈琳团队牵头了 ORIENT-1 研究，比较了信迪利单抗联合化疗与化疗一线治疗局部复发或转移性食管鳞癌的生存指标和安全性指标。相比于对照组，实验组显示出较好的 OS（16.7 个月 vs 12.5 个月，HR=0.63，p＜0.001）和 PFS（7.2 个月 vs 5.7 个月，HR=0.56，p＜0.001），且安全性均在可控范围内[23]。该研究为晚期食管鳞癌一线治疗提供了新选择：信迪利单抗联合顺铂和紫杉醇或 5-FU 方案。免疫治疗在新辅助治疗中的应用，也正在逐渐被业界熟知。多项研究证实，免疫检查点抑制剂与传统新辅助治疗相结合，显示出较好的临床治疗效果。NICE 研究由上海交通大学医学院附属胸科医院李志刚和刘俊带领，具体为：卡瑞利珠单抗联合白蛋白紫杉醇和卡铂，用于可切除胸段食管鳞癌的新辅助治疗，取得了较好的病理缓解率。在 2022 年，食管鳞癌免疫新辅助治疗呈现蓬勃发展的趋势，例如，广州医科大学附属第一医院胸外科何建行团队牵头开展的 NIC-ESCC2019 研究[24]、中山大学附属第一医院程超团队开展的 GASTO1056 研究，均评估了卡瑞利珠单抗联合化疗作为新辅助可切除食管鳞癌患者展现了优异的生存结果[25]。免疫治疗联合化疗的方案，在越来越完善全面的临床数据推动下，在更多创新的组合研究中，显著改善了食管鳞癌患者的预后，具有了不可动摇的地位。

我国是胃癌高发国家，对于晚期转移性胃癌，免疫治疗发挥了重要作用。除了免疫检查点抑制剂之外，新型免疫治疗也已崭露头角。北京大学肿瘤医院沈琳、齐长松团队首次披露了 CAR-T 治疗实体瘤的疗效。该数据展现了 CAR-T 治疗在实体瘤中的潜力[26]。南京鼓楼医院的刘芹、刘宝瑞、魏嘉团队聚焦免疫原性个体化肿瘤新抗原的临床应用，在胃/胃食管部癌症的辅助治疗中收获了刷新历史的无病生存率[27]。

在头颈部肿瘤中，免疫治疗相关研究也取得了进展。华中科技大学同济医学院附属协和医院团队，着力探索新辅助免疫化疗，开展了以局部晚期头颈部鳞癌患者为研究对象的单臂 II 期临床研究，探索该方案的安全性和有效性[28]。该研究纳入 30 例患者，研究结果显示，局部晚期头颈部鳞癌患者新辅助治疗中，PD-1 抑制剂的联用使患者收获了更好的 ORR、pCR 和 MPR，并且安全性可控。该研究为局部晚期头颈部鳞癌患者带来了安全可靠的希望。

在肝细胞癌的免疫治疗方面，2022 年我国学者也取得了新的成果。Checkmate459 研究对比了纳武利尤单抗和索拉非尼一线治疗晚期肝细胞癌患者的安全性和有效性[29]。该研究在纳武利尤单抗的 OS 生存数据上，并没有显著超越索拉非尼的疗效，但该药对晚期肝细胞癌患者的临床获益依旧被广泛关注，其良好的安全性，使纳武利尤单抗成为潜在的治疗选择。

在血液系统肿瘤中，霍奇金淋巴瘤是免疫治疗探索的重点。来自北京大学肿瘤医院的朱军教授团队更新了一项多中心 II 期临床研究的长期随访结果，该结果显示相较于传统标准后线治疗方案，替雷利珠单抗在复发/难治性经典型霍奇金淋巴瘤中疗效更好，安全性更高。而朱军教授团队牵头的另一项 II 期临床研究，则显示赛帕利单抗在中国复发/难治性经典型霍奇金淋巴瘤患者中的良好生存指标和安全性[30]。

2. 化学疗法

三阴性乳腺癌是乳腺癌中相对预后较差的类型，具有特殊的生物学行为和临床病理特征，是乳腺癌临床治疗的难点和热点。目前，化疗仍是三阴性乳腺癌治疗的基础方式。在 2022 年，复旦大学附属肿瘤医院研究团队牵头的 III 期临床研究——GAP 研究使用白蛋白紫杉醇联合铂类药物对比吉西他滨+顺铂方案，结果显示实验组有效率高，且安全性良好，具有显著的生存获益。而且该实验组方案在目前已知的转移性三阴性乳腺癌一线治疗III期临床试验中，展示出了最为良好的生存数据，使疾病迅速控制、缓解，并有助于提高生活质量，其中位 PFS 刷新了纪录。

对于晚期胃癌，目前的标准治疗仍是以化疗为核心基础的综合治疗。2022 年度有关胃癌化疗的研究，取得了一定成果。由复旦大学肿瘤医院郭伟剑教授团队牵头的一项全国多中心前瞻性随机对照III期临床研究（EXELOX 研究）[31]，对比了 XELOX 方案和 EOX 方案一线治疗晚期胃癌的疗效。结果显示 XELOX 双药化疗与 EOX 三药化疗疗效相当。该项研究被推荐为 2022 年度值得关注的胃癌进展研究之一。不论从安全性、疗效还是生活质量角度，该研究为临床工作提供了极具说服力的证据，为晚期胃癌患者无法耐受三药方案的情况下提供了另一种选择。

头颈部肿瘤方面，更注重于患者风险分层与分阶梯治疗相结合的工作。中山大学肿瘤防治中心李晓韵、麦海强团队的一项研究，通过对患者进行分层，为低危的患者降低化疗强度[32]。苗箐箐、赵充团队开展了一项研究，证实了足剂量的卡培他滨在 CRRT 后辅助治疗具有的良好生存数据，使无失败生存率被大大提高[33]。李望忠及夏伟雄等则着眼于晚期高危鼻咽癌患者化疗方案的选择，结果展现：2 周期的紫杉醇+顺铂+卡培他滨相对于顺铂+氟尿嘧啶方案，表现出了更好的生存指标，且毒性没有明显增加。为晚期鼻咽癌患者提供了新的治疗希望[34]。

在血液系统肿瘤中，化疗是最重要的治疗方法。结外 NK/T 细胞淋巴瘤是一种起源于 NK 细胞或 T 细胞的淋巴瘤，化疗是其重要治疗手段，2022 年该领域也取得了新成果。郑州大学第一附属医院张明智教授团队，选取晚期结外 NK/T 细胞淋巴瘤患者作为研究对象，开展了多中心、随机临床试验，目的是对比地塞米松+顺铂+吉西他滨+培门冬酶（DDGP）与地塞米松+甲氨蝶呤+异环磷酰胺+左旋门冬酰胺酶+依托泊苷（SMILE）两种方案的疗效及安全性，证实了 DDGP 方案更优的安全性和疗效[35]。

3. 靶向治疗

2022 年中，肺癌的靶向治疗相关的新研究拓展了治疗维度。既往 FLAURA 研究结果证实三代奥希替尼一线治疗晚期 EGFR 突变的非小细胞肺癌[36]，相对于一代 EGFR-TKI 具有更好的生存疗效。但研究对象中，亚裔人群纳入较少，因抽样偏倚等误差存在的可能，我国开展了 AENEAS 研究，对比阿美替尼与吉非替尼一线治疗晚期 EGFR 突变患者，实验组的 PFS 显著长于对照组（19.3 个月 vs 9.9 个月，HR=0.46，$p<0.0001$）。该研究发表使晚期 EGFR 突变患者拥有更多的治疗选择。

除外阿美替尼，多项关于靶向治疗肺癌的研究于 2022 年公布。中国医学科学院北京协和医院王孟昭团队开展的 I 期研究 WU-KONG1 和 WU-KONG2，评估了舒沃替尼的初步疗效和安全性。天津医科大学附属肿瘤医院开展的多中心、随机、开放标签的 II 期研究——EVAN 研究，证实了 EGFR-TKI 辅助治疗 EGFR 突变晚期术后非小细胞肺癌患者可带来获益，取得显著 OS 改善。该研究结果报道，辅助治疗厄洛替尼组，中位 OS 较辅助化疗对照组明显延长（84.2 个月 vs 61.1 个月，HR=0.318），并达到了超过 30% 的 5 年生存率。

2022 年，中国学者在乳腺癌靶向治疗领域发表的研究在数量和质量上有了进一步提高，不少具有创新性的关键研究反响较大。在 HER2 阳性乳腺癌中，PHEDRA 研究及 PHILA 研究使得国产原创药物吡咯替尼获批于新辅助治疗及晚期一线治疗。复旦大学附属肿瘤医院研究团队开展的III期研究 PHEDRA，相关成果发表于 *BMC Medicine*，研究结果显示："吡咯替尼+曲妥珠单抗"新辅助方案能够为 HER2 阳性早期乳腺癌患者带来明确的获益[37]。PHILA 研究则显示，曲妥珠单抗联合吡咯替尼可作为曲妥珠、帕妥珠单抗双靶向之外的可选方案。建立在该实验阳性结果基础，吡咯替尼被中国临床肿瘤学会乳腺癌指南纳入晚期一线治疗 I 级推荐。

此外，由河南省肿瘤医院开展的 PERMEAT 研究，以 HER2 阳性脑转移患者为研究对象，探索吡咯替尼联合卡培他滨方案的疗效。这项多中心、单臂、前瞻性、开放性II期临床研究，用阳性结果证实了该药在 HER2 阳性乳腺癌脑转移患者中的优异疗效，为脑转移的 HER2 阳性乳腺癌患者带来了福音[38]。此外，ARX788、KN026 等新型药物的不断涌现使药物选择扩大了范围。复旦大学附属肿瘤医院团队带领了一项单中心 I 期临床研究，探索了 ARX788 在 HER2 阳性乳腺癌患者治疗中的有效性和安全性。同时该院发起的一项多中心单臂非盲剂量递增扩展 I 期临床研究，证实 KN026 的有效性，即使既往患者已经使用了多线治疗。

在三阴性乳腺癌中，由复旦大学附属肿瘤医院邵志敏、王中华、杨文涛教授团队牵头的 FUTURE-C-PLUS 研究，探索了三阴性乳腺癌中靶向药物的应用。法米替尼是一种口服多靶点受体酪氨酸激酶抑制剂，既往已经被证实具有抗增殖和抑制血管生成的双重抗肿瘤作用。FUTURE-C-PLUS 研究评估了法米替尼联合 PD-1 抑制剂卡瑞利珠单抗联合白蛋白紫杉醇一线治疗晚期三阴性乳腺癌的疗效和安全性。

本年度肾癌的靶向药物研究集中在国产原研药物。北京大学肿瘤医院郭军教授团队牵头的一项研究，以三臂、随机、双盲、多中心III期的研究形式，选取转移性肾癌患者为对象，评估伏罗尼布联合依维莫司二线治疗的有效性及安全性。该研究是我国第一项晚期肾癌III期多中心临床研究，证实了伏罗尼布对晚期患者的明确获益和良好安全耐受。

套细胞淋巴瘤是 B 细胞非霍奇金淋巴瘤相对常见的亚型，靶向药物可作为其重要治疗方式，2022 年该领域不同研究相继取得了一定成果。中山大学肿瘤防治中心蔡清清教授团队牵头的国内多中心回顾性分析，结果显示：伊布替尼单药或伊布替尼联合治疗在国内复发/难治套细胞淋巴瘤中具有较优疗效和可以耐受的安全性。北京大学肿瘤医院朱军教授团队探索了泽布替尼的疗效和安全性证实了泽布替尼单药治疗复发/难治套细胞淋巴瘤缓解持续时间较久，具有较好疗效，且安全性较高[39]，为套细胞淋巴瘤的患者提供了更多治疗选择。

4. 转化研究进展

在目前转化研究中，肿瘤异质性强、患者个体差异大等特点，使得肿瘤标志物个体化精准预测成为经久不衰的热点。肿瘤个体化精准分层，不仅体现在预后的预测，还表现在对治疗的响应、疗效的检测、耐药的机制等。肿瘤危险度分层，为肿瘤个体化治疗提供了理论基础。北京大学肿瘤医院季加孚教授、李子禹教授与邢晓芳教授团队开发了预测进展期胃癌以氟尿嘧啶为基础的新辅助化疗的疗效的模型[40]，取得了良好预测效能。南京医科大学研究团队探索了幽门螺杆菌在感染过程中与宿主免疫系统的相互作用机制。作为致胃癌的风险因素，幽门螺杆菌在感染机体过程中，通过多种细胞因子和炎性介质诱导 DNA 损伤和细胞死亡。该研究探索出了关键分子——成纤维细胞生长因子受体 4（FGFR4），可与幽门螺杆菌诱导的 DNA 损伤密切相关，可作为潜在的治疗靶点。

肿瘤免疫微环境中的成分的潜在的抗肿瘤或促肿瘤作用一直是肿瘤免疫学研究的热点。中山大学孙逸仙纪念医院苏士成教授团队，探索了乳腺癌中 CD16（FcγRⅢ）阳性成纤维细胞亚群作为 HER2 阳性乳腺癌的预后预测因子的潜能。该群细胞的聚集提示着不良预后和曲妥珠单抗耐药风险。该研究也阐述了曲妥珠单抗耐药机制，如何逆转 CD16 成纤维细胞，规避基质硬化所致的曲妥珠耐药成为新的探索入口，为临床提供了潜在靶点和思路。

广东省人民医院的一项前瞻性、非干预性、观察性研究阐明微小残留病灶（MRD）检测在非小细胞肺癌术后患者中的作用。该研究的发表提出，当我们通过微小残留病灶的检测确定非小细胞肺癌术后潜在治愈人群，就有望免术后辅助治疗带来的不良反应。

单细胞测序类研究在近几年呈指数上升，可通过检测单个细胞的基因，获取信息、归类差异、寻找规律以及鉴定关键通路。时间上，可以探索目标细胞的发生发展过程轨迹，空间上，可以探索不同标记细胞的聚集分布，为宏观的现象提供微观的解释，从而更好地了解肿瘤生物学行为，指导抗肿瘤临床治疗。复旦大学附属中山医院研究团队利用单细胞转录组测序、空间转录组测序等技术进行了研究分析，不仅发现了结肠癌肝转移中聚集的主要类型巨噬细胞，还探索了该巨噬细胞的起源和髓系细胞的代谢活性。该研究还通过体外动物实验进行了验证，揭示了结肠癌的肝转移的内在机制[41]。

（三）肿瘤放射治疗

1. 胸部肿瘤

在不可切除局晚期非小细胞肺癌方面，PACIFIC 研究建立的同步放化疗+免疫巩固治疗模式已被广泛推荐和认可。但因各种因素制约，我国有 50%～60% 的患者是接受序贯放化疗方案，由广东省人民医院牵头的 GEMSTONE-301 研究目的即为评估同步或序贯放化疗后免疫巩固治疗的疗效[42]。该研究由广东省人民医院吴一龙教授牵头研究结果显示，从两组患者现有生存数据 HR 值来看，可观察到无论是同步放化疗还是序贯化放疗，舒格利单抗组患者均有获益趋势，但是序贯化放疗组患者的预后明显差于同步放化疗组。中国医学科学院肿瘤医院毕楠教授团队开展了真实世界免疫巩固治疗疗效研究。研究结果不仅再次确认 PACIFIC 模式的临床获益，同时明确了目前中国面临的大部分接受序贯放化疗的患者，也能从免疫巩固治疗获益。有望给局部晚期 NSCLC 患者带来更多的治疗选择。

PACIFIC 治疗模式已成为Ⅲ期不可切除 NSCLC 患者新的标准治疗，该研究从 2017 年首次发布结果至今已应用 4 年，在真实世界中效果如何？来自中国医学科学院肿瘤医院王绿化教授、毕楠教授团队的真实世界 Meta 分析结果，全面研究 PACIFIC 治疗模式在真实世界中的疗效与安全性，并调查了真实世界与临床试验间的差异。研究显示，在真实世界中，根治性放化疗后巩固度伐利尤单抗治疗的良好安全性与近期疗效与 PACIFIC 研究一致。鉴于真实世界研究相较于临床试验纳入的患者人群更广泛，可能更有助于揭示度伐利尤单抗真实的疗效与毒性反应。在真实世界中观察到更多的老年或一般情况较差的患者，从放疗结束到度伐利尤单抗开始的时间间隔延长超过 42 天，中位度伐利尤单抗巩固治疗小于 10 个月，以及非同步放化疗的临床应用。汇总 13 项研究后发现，1 年（OS 为 90%，1 年 PFS 为 62%）。亚组分析表明，放疗结束后延迟使用（对于 42 天）度伐利尤单抗 1 年期预后，全级别肺炎发生率为（35%）和 ≥3 级肺炎发生率为（6%）均与 PACIFIC 研究结果类似。在中位年龄大于 65 岁以及亚裔患者更易患治疗相关性肺炎[43]。

对于不可手术的局部晚期食管癌患者，同步放化疗是标准治疗方案。但对于根治放疗剂量目前仍有争议：国内医生普遍采取 60Gy 的放疗剂量治疗食管鳞癌，而国外多采用 50Gy 的放疗剂量。本年度我国学者发表了两项对比 60Gy 和 50Gy 剂量的同步放化疗治疗不可手术食管鳞癌的疗效与安全性的Ⅲ期多中心随机试验[44,45]。陈明教授团队[44]牵头的一项研究纳入 319 名经病理证实的ⅡA-ⅣA 期食管鳞癌患者，放疗期间每周给予同步化疗（多西他赛联合顺铂）并加以 2 周期巩固化疗。结果发现 60Gy 组和 50Gy 剂量组之间的 1 年和 3 年 OS、PFS 等无差异；在毒性方面，60Gy 组 3 级及以上放射性肺炎发生率高于 50Gy 组（$p=0.03$）。另一项来自北京大学肿瘤医院牵头的全国多中心Ⅲ期随机对照试验纳入国内 9 家放疗中心 167 例不可手术的胸段食管鳞癌患者[45]，放疗同步紫杉醇+卡铂周方案化疗，高剂量组和标准剂量组的中位 OS、3 年 OS 和 PFS 均无差异。不良反应方面，高剂量组和低剂量组 3 级及以上的不良反应发生率也无差异。上述两项研究证明，同步化疗时，根治剂量 50Gy 是可行的。

2. 腹部肿瘤、乳腺癌、淋巴瘤

中国医学科学院肿瘤医院放疗科金晶、李晔雄、唐源教授团队发表的多中心Ⅲ期随机对照临床试验 STELLAR 研究，探索局部晚期直肠癌术前短程放疗后化疗是否不劣于标准方案长程放化疗。入组患者为中下段直肠癌，cT3-4 和/或区域淋巴结阳性；1:1 随机接受短期放疗（25Gy/5F，1 周内）随后进行四个周期的化疗（全程新辅助治疗[TNT]组）或长程同期放化疗[50Gy/25F，5 周内，同时使用卡培他滨（长程放化疗；CRT）]组]。新辅助治疗完成 6~8 周后行全直肠系膜切除术，术后 TNT 组加用 CAPOX 方案 2 周期，CRT 组加用 CAPOX 方案化疗 6 周期。首要研究终点为 3 年 DFS。该研究共纳入 599 名患者。在中位随访 35.0 个月时，TNT 和 CRT 组的 3 年 DFS、区域失败率和远转发生率均无差异，但 TNT 组的 3 年总生存率优于 CRT 组（86.5% vs 75.1%；$p=0.033$）。TNT 组术前治疗期间急性Ⅲ~Ⅴ级毒性事件发生率显著高于 CRT 组。该研究表明：局部晚期直肠癌短程放疗序贯化疗然后手术的治疗方式疗效确切，毒副反应可接受，可作为长程同步放化疗的替代方案[46]。

"观察和等待"（W&W）方法已成为新辅助放化疗（nCRT）后局部晚期癌症（LARC）

手术的替代方法，精确预测病理完全反应（pCR）将改善 W&W 的患者选择。上海复旦大学肿瘤医院章真教授团队聚焦直肠癌综合治疗的基础与临床转化性研究，发现 ctDNA 末端基序（motif）信息联合影像学（MRI）特征，可以获得相比于单用 MRI 更好的术后 pCR 预测价值，有望指导放化疗后 cCR 评估和等待观察决策机制[47]。

中央型肝癌是肝癌领域治疗的难点，它指位于肝门区、与大血管距离小于 1cm 的肝癌，这一类肝癌的手术难度大，单纯手术时常难以达到肿瘤完全切除，手术切缘不足增加了局部复发或转移的防线，预后不良。中国医学科学院肿瘤医院肝胆外科吴健雄教授牵头的前瞻性 II 期临床试验研究了术前新辅助放疗在中央型肝癌中的作用，结果发布于 *JAMA Surg*。该研究共纳入 38 例"中央型"肝癌患者，在术前接受新辅助放疗（50-60Gy/25-30f），4～12 周后接受手术治疗。中位随访 45.8 个月，5 年 OS 达到 69.1%（单纯手术组历史对照为 37.2%）。不良反应方面，新辅助放疗没有明显增加手术难度或手术并发症。这是国际上首个针对中央型肝癌新辅助放疗的前瞻性 II 期研究，其结果为初诊不可行根治手术的患者带来新的治疗选择，并取得根治疗效[49]。

中国医学科学院肿瘤医院放疗科李晔雄、王淑莲教授团队牵头针对既往该中心的乳腺癌改良根治术后常规分割放疗（CFRT）对比大分割放疗（HFRT）III 期随机对照研究数据进行了深入分析。该研究共纳入 584 例接受"改良根治术→辅助化疗→放疗"治疗的高危乳腺癌患者，结果表明术后辅助放疗改良根治术后超过 210 天（7 个月）或辅助化疗后超过 42 天（6 周）开始放疗具有较低的 OS 和 DFS，且具有较高的远处转移率，但未显著影响局部区域复发率。基于本项研究，推荐高危乳腺癌放疗应在改良根治术后 7 个月内和辅助化疗后 6 周之内开始。值得思考的是，随着乳腺癌淋巴引流区的广泛照射，亦有研究表明，放疗可以单纯通过降低远处转移风险来改善生存，这意味着关于放疗的研究也应该关注除局部区域控制以外的研究终点[48]。

中国医学科学院肿瘤医院李晔雄、亓姝楠教授团队牵头，研究了当代治疗模式真实世界中结外鼻型 NK/T 细胞淋巴瘤（ENKTCL）的治疗效果，结果在 *Haematologica* 发表。该研究收集了中国淋巴瘤协作组（CLCG）治疗队列中接受非蒽环化疗联合或不联合放疗的 1955 例患者，总体治愈的比例达 71.9%。治愈时间为 4.5 年，即在该时间点后，患者的死亡率在统计学上与普通人群类似。而在未治愈的患者中，中位生存时间仅 1.1 年。治愈性与 B 症状、分期、一般情况、乳酸脱氢酶水平、原发灶是否外侵、位置是否位于上呼吸消化道有关。大于 60 岁的中老年患者的治愈比例同年轻患者类似。5 年生存率与治愈比例在各风险组患者中均一致。该研究表明，ENKTCL 患者在当代治疗模式下有良好的治愈可能[50]。

3. 头颈部肿瘤

鼻咽癌的颈部淋巴转移发生率较高，但遵循着一定的规律，极少发生跳跃转移，中山大学肿瘤防治中心马骏教授团队牵头的一项 III 期多中心随机对照研究比较了鼻咽癌颈淋巴结阴性侧给予选择性上颈部照射对比全颈照射的区域控制率。这项研究纳入了 446 例 N0-1 期、无远处转移的鼻咽癌患者，按 1 : 1 随机分配到上颈照射组和全颈部照射组。中位随访时间 53 个月。结果显示，上颈部照射组和全颈部照射组的 3 年无区域复发生存率、总生存率、无远处转移生存率、无局部复发生存率在两组间均无差异。上颈部照射组晚期毒性的发生率比全颈部照射组低，因此对于颈淋巴结阴性侧可能不需要行全颈照射，仅行选择性上颈部照射即可[51]。

随着精准放疗技术的发展，Ⅱ期鼻咽癌患者仅接受单纯调强放疗（IMRT）即可获得 90% 以上的无局部区域失败生存率和无远转生存率，因此低风险的鼻咽癌患者是否需要同步化疗成为热点问题。中山大学肿瘤防治中心马骏教授牵头的另一项Ⅲ期多中心随机对照研究纳入了 341 例Ⅱ期（T3N0）无不良预后因素的鼻咽癌患者（所有淋巴结＜3cm，无Ⅳ/Ⅴb 区淋巴结转移，无淋巴结包膜外侵，EBVDNA＜4000 拷贝/mL），中位随访时间 46 个月。结果显示单纯放疗组和同步放化疗组的 3 年无失败生存率无差异，但前者的 3-4 级不良事件发生率较同步放化疗组显著降低，生活质量明显优于同期放化疗组[52]。因此对于Ⅱ期低风险鼻咽癌，同步化疗可以考虑豁免。

目前局部晚期鼻咽癌的同步化疗标准为 3 个周期，但对于低危患者，能否降低化疗强度。中山大学肿瘤防治中心的一项单中心Ⅱ期随机对照研究探究了基于血浆 EBVDNA（＜4000 拷贝/mL）筛选相对低危的局部晚期鼻咽癌患者，尝试降低顺铂剂量强度。共纳入 332 名患者，随机（1∶1）接受 2 周期或 3 周期的顺铂的同步化疗。中位随访 37.7 个月后，2 周期组和 3 周期组的 3 年无进展生存率无差异，但治疗毒性和生活质量显著高于 3 周期组。该研究结果提示可以基于血浆 EBVDNA 水平筛选相对低危的病人，降低同步化疗的剂量治疗强度，为进一步开展大规模Ⅲ期临床试验提供了基础[53]。

由于解剖位置的特殊，局部晚期下咽癌的治疗通常更需要考虑患者的器官保留和生存治疗。中国医学科学院肿瘤医院易俊林教授团队回顾性分析了基于诱导治疗疗效的适应性治疗策略在局部晚期下咽癌中的临床疗效和器官功能保留效果。该研究纳入了 423 名Ⅲ、ⅣB 期的病变可切除的局部晚期下咽癌患者，根据头颈部多学科团队综合评估及患者意愿分为首选手术组（144 例）、首选放疗组（67 例）和适应性治疗组（212）例，其中适应性治疗组根据 50Gy 放疗（同步或不同步化疗）疗效决定接受手术治疗（消退不足 80%）或根治性剂量放疗（消退超过 80%）。结果显示适应性治疗组和首选手术组的 5 年生存率显著高于首选放疗组，且适应性治疗组的 5 年喉功能保留率显著高于手术组。故该研究认为，与手术组和放疗组相比，基于早期诱导放疗疗效的适应性治疗策略有助于发现最佳个体化治疗策略，以实现最大程度的肿瘤控制和喉功能保留[54]。

参 考 文 献

[1] Wang F, Tan F, Shen S, et al. Risk-stratified approach for never- and ever-smokers in lung cancer screening: a prospective cohort study in China. Am J Respir Crit Care Med. 2023, 207(1): 77-88.

[2] Li SH, Mei J, Cheng Y, et al. Postoperative adjuvant hepatic arterial infusion chemotherapy with FOLFOX in hepatocellular carcinoma with microvascular invasion: a multicenter, phase III, randomized study. J Clin Oncol. 2023, 41(10): 1898-1908.

[3] Peng Z, Fan W, Zhu B, et al. Lenvatinib combined with transarterial chemoembolization as first-line treatment for advanced hepatocellular carcinoma: a phase III, randomized clinical trial (LAUNCH). J Clin Oncol. 2023, 41(1): 117-127.

[4] Maimaitiaili A, Chen H, Xie P, et al. Nomogram for predicting axillary upstaging in clinical node-negative breast cancer patients receiving neoadjuvant chemotherapy. J Cancer Res Clin Oncol. 2023, 149(11): 8769-8778.

[5] Qiu B, Ji Y, Zhang F, et al. Outcomes and experience of anatomical partiall obectomy.J Thorac Cardiovasc Surg.2022,

164(3): 637-647.e1.

[6] Gan C, Zeng F, Cong W, et al. Powered stapling system with gripping surface technology for pulmonary resection of lung cancer: real-world clinical effectiveness. Cost Eff Resour Alloc. 2022, 20(1): 72.

[7] Zhou B, Zang R, Song P, et al. Association between radiotherapy and risk of second primary malignancies in patients with resectable lung cancer: a population-based study.J Transl Med. 2023, 21(1): 10.

[8] Jiao S, Guan X, Zhang W, et al. Prognostic impact of increased lymph node yield in colorectal cancer patients with synchronous liver metastasis: a population-based retrospective study of the US database and a Chinese registry.Int J Surg. 2023, 109(7): 1932-1940.

[9] Feng Q, Yuan W, Li T, et al. Robotic versus laparoscopic surgery for middle and low rectal cancer (REAL): short-term outcomes of a multicentre randomised controlled trial. Lancet Gastroenterol Hepatol. 2022, 7(11): 991-1004.

[10] Liu H, Zeng Z, Zhang H, et al. Chinese Transanal Endoscopic Surgery Collaborative (CTESC) Group.Morbidity, mortality, and pathologic outcomes of transanal versus laparoscopic total mesorectal excision for rectal cancer short-term outcomes froma multicenter randomized controlled trial.Ann Surg. 2023, 277(1): 1-6.

[11] Wang F, Wu L, Yin L, et al. Combined treatment with anti-PSMA CAR NK-92 cell and anti-PD-L1 monoclonal antibody enhances the antitumour efficacy against castration-resistant prostate cancer. Clin Transl Med. 2022, 12(6): e901.

[12] Guan X, Yu G, Zhang W, et al.An easy-to-use artificial intelligence preoperative lymph node metastasis predictor (LN-MASTER) in rectal cancer based on a privacy-preserving computing platform: multicenter retrospective cohort study.Int J Surg.2023, 109(3): 255-265.

[13] Deng Y, Chen Y, Xie L, et al.The investigation of construction and clinical application of image recognition technology assisted bronchoscopy diagnostic model of lung cancer. Front Oncol. 2022, 12: 1001840.

[14] Liu HQ, Lin SY, Song YD, et al. Machine learning on MRI radiomic features: identification of molecular subtype alteration in breast cancer after neoadjuvant therapy. Eur Radiol. 2023, 33(4): 2965-2974.

[15] Yang Y, Chen H, Ji M, et al. A new radiomics approach combining the tumor and peri-tumor regions to predict lymphnode metastasis and prognosis in gastric cancer.Gastroenterol Rep (Oxf). 2023, 7: goac080.

[16] Zhou C, Wang Z, Sun Y, et al. Sugemalimab versus placebo, in combination with platinum-based chemotherapy, as first-line treatment of metastatic non-small-cell lung cancer (GEMSTONE-302): interim and final analyses of a double-blind, randomised, phase 3 clinical trial. Lancet Oncol. 2022, 23(2): 220-233.

[17] Zhou Q, Chen M, Jiang O, et al. Sugemalimab versus placebo after concurrent or sequential chemoradiotherapy in patients with locally advanced, unresectable, stage III non-small-cell lung cancer in China (GEMSTONE-301): interim results of a randomised, double-blind, multicentre, phase 3 trial.Lancet Oncol. 2022, 23(2): 209-219.

[18] Shi Y, Wu L, Yu X, et al. Sintilimab versus docetaxel as second-line treatment in advanced or metastatics quamous non-small-cell lung cancer: an open-label, randomized controlled phase 3 trial (ORIENT-3). Cancer Commun (Lond). 2022, 42(12): 1314-1330.

[19] Rudin CM, Awad MM, Navarro A, et al. Pembrolizumab or placebo plus etoposideand platinumas first-line therapy for extensive-stage small-cell lung cancer: randomized, double-blind, phase III KEYNOTE-604 Study. J Clin Oncol. 2020, 38(21): 2369-2379.

[20] Cheng Y, Han L, Wu L, et al. Effect of first-line serplulimabvs placebo added to chemotherapyon survival in patients with extensive-stage small cell lung cancer: the ASTRUM-005 randomized clinical trial. JAMA. 2022, 328(12): 1223-1232.

[21] Wang J, Zhou C, Yao W, et al. Adebrelimab or placebo plus carboplatin and etoposide as first-linetreatmentforextensive-stagesmall-cell lung cancer (CAPSTONE-1): a multicentre, randomised, double-blind, placebo-controlled, phase 3 trial.Lancet Oncol . 2022, 23(6): 739-747.

[22] Liu J, Wang Y, Tian Z, et al. Multicenter phase II trial of Camrelizumab combined with Apatiniband Eribulinin heavily pretreated patients with advanced triple-negative breast cancer. Nat Commun. 2022, 13(1): 3011.

[23] Lu Z, Wang J, Shu Y, et al. Sintilimab versus placebo in combination with chemotherapy as first line treatment for locally advanced or metastaticoeso phageal squamouscell carcinoma (ORIENT-15): multicentre, randomised, double blind, phase 3 trial.BMJ. 2022, 377: e068714.

[24] Liu J, Li J, Lin W, et al. Neoadjuvant camrelizumab plus chemotherapy for resectable, locally advanced esophageal squamous cell carcinoma(NIC-ESCC2019): A multicenter, phase 2 study. Int J Cancer . 2022, 151(1): 128-137.

[25] Yang W, Xing X, Yeung SJ, et al. Neoadjuvant programmed cell death 1 block adecombined with chemotherapy for resectable esophageal squamous cell carcinoma. J Immunother Cancer. 2022, 10(1): e003497.

[26] Qi C, Gong J, Li J, et al. Claudin18.2-specific CAR T cells in gastrointestinal cancers: phase 1 trial interim results. Nat Med. 2022, 28(6): 1189-1198.

[27] Liu Q, Chu Y, Shao J, et al. Benefits of an immunogenic personalized neoantigen nanovaccinein patients with

high-risk gastric/gastroesophageal junction cancer. Adv Sci (Weinh). 2022, 10(1): e2203298.

[28] Yau T, Park JW, Finn RS, et al. Nivolumab versus sorafenib in advanced hepatocellular carcinoma (CheckMate 459): a randomised, multicentre, open-label, phase 3 trial. Lancet Oncol. 2022, 23(1): 77-90.

[29] Shao G, Bai Y, Yuan X, et al. Ramucirumab as second-line treatment in Chinese patients with advanced hepatocellular carcinoma and elevated alpha-fetoprotein after sorafenib (REACH-2 China): A randomised, multicentre, double-blind study. E Clinical Medicine. 2022, 54: 101679.

[30] Lin N, Zhang M, Bai H, et al. Efficacy and safety of GLS-010 (zimberelimab) in patients with relapsed or refractory classical Hodgkinlymphoma: A multicenter, single-arm, phase II study. Eur J Cancer. 2022, 164: 117-126.

[31] Zhu XD, Huang MZ, Wang YS, et al. XELOX doublet regimen versus EOX triplet regimen as first-line treatment for advanced gastric cancer: An open-labeled, multicenter, randomized, prospective phase III trial (EXELOX). Cancer Commun (Lond). 2022, 42(4): 314-326.

[32] Li XY, Luo DH, Guo L, et al. Deintensified chemoradiotherapy for pretreatment epstein-barr virus DNA-selected low-risk locoregionally advanced nasopharyngeal carcinoma: a phase II randomized noninferiority trial. J Clin Oncol. 2022, 40(11): 1163-1173.

[33] Miao J, Wang L, Tan SH, et al. Adjuvant capecitabine following concurrent chemoradiotherapy in locoregionally advanced nasopharyngeal carcinoma: a randomized clinical trial. JAMA Oncol . 2022, 8(12): 1776-1785.

[34] Li WZ, Lv X, Hu D, et al. Effect of induction chemotherapy with paclitaxel, cisplatin, and capecitabine vs cisplatin and fluorouracilon failure-free survival for patients with stage IVA to IVB nasopharyngeal carcinoma: a multicenter phase 3 randomized clinical trial. JAMA Oncol . 2022, 8(5): 706-714.

[35] Wang X, Zhang L, Liu X, et al. Efficacy and safety of a pegasparaginase-based chemotherapy regimen vs an L-asparaginase-based chemotherapy regimen for newly diagnosed advanced extranodal natural killer/T-Cell lymphoma: a randomized clinical trial. JAMA Oncol. 2022, 8(7): 1035-1041.

[36] Cheng Y, He Y, Li W, et al. Osimertinib versus comparator EGFRTKI as first-line treatment for EGFR-mutated advanced NSCLC: FLAURA China, a randomized study.Target Oncol. 2021 , 16(2): 165-176.

[37] Wu J, Jiang Z, Liu Z, et al. Neoadjuvant pyrotinib, trastuzumab, and docetaxel for HER2-positive breast cancer (PHEDRA): adouble-blind, randomized phase 3 trial. BMC Med. 2022, 20(1): 498.

[38] Yan M, Ouyang Q, Sun T, et al. Pyrotinib plus capecitabine for patients with human epidermal growth factor receptor 2-positive breast cancer and brain metastases (PERMEATE): a multicentre, single-arm, two-cohort, phase 2 trial. Lancet Oncol. 2022, 23(3): 353-361.

[39] Song Y, Zhou K, Zou D, et al. Zanubrutinib in relapsed/refractory mantle cell lymphoma: long-term efficacy and safety results from a phase 2 study. Blood. 2022, 139(21): 3148-3158.

[40] Guo T, Tang XH, Gao XY, et al. Aliquid biopsy signature of circulating exosome-derived mRNAs, miRNAs and lncRNAs predict therapeutic efficacy to neoadjuvant chemotherapy in patients with advanced gastric cancer. Mol Cancer . 2022, 21(1): 216.

[41] Wu Y, Yang S, Ma J, et al. Spatiotemporal immune landscape of colorectal cancer liver metastasisat single-cell level. Cancer Discov. 2022, 12(1): 134-153.

[42] Zhou Q, Chen M, Jiang O, et al. Sugemalimab versus placebo after concurrent or sequential chemoradiotherapy in patients with locally advanced, unresectable, stage III non-small-cell lung cancer in China (GEMSTONE-301): interim results of arandomised, double-blind, multicentre, phase 3 trial. Lancet Oncol.2022, 23(2): 209-219.

[43] Wang Y, Yang L, Wang J, et al. Real-world safety and efficacy of consolidation immune check point inhibitor safter chemoradiotherapy in stage III non-small-cell lung cancer: a systematic review and meta-analysis. Int J Radiat Oncol Biol Phys.2022, 112(5): 1154-1164.

[44] Xu Y, Dong B, Zhu W, et al. A phase III multicenter randomized clinical trial of 60 Gy versus 50 Gy radiation dose in concurrent chemoradiotherapy for inoperable esophageal squamous cell carcinoma.Clin Cancer Res. 2022, 28(9): 1792-1799.

[45] You J, Zhu S, Li J, et al. High-dose versus standard-dose intensity-modulated radiotherapy with concurrent paclitaxel plus carboplatin for patients with thoracic esophageal squamous cell carcinoma: a randomized, multicenter, open-label, phase 3 superiority trial. Int J Radiat Oncol Biol Phys. 2023, 115: 1129-1137.

[46] Jin J, Tang Y, Hu C, et al. Multicenter, randomized, phase III trial of short-term radiotherapy plus chemotherapy versus long-term chemoradiotherapy in locally advanced rectal cancer (STELLAR). J Clin Oncol.2022, 40(15): 1681-1692.

[47] Wang Y Q, Fan X S, Bao H, et al. Utility of circulating free DNA fragmentomicsin the prediction of pathological response after neoadjuvant chemoradiotherapy in locally advanced rectal cancer. Clin Chem. 2023, 69(1): 88-99.

[48] Chen SY, Sun GY, Tang Y, et al. Timing of postmastectomy radiotherapy following adjuvant chemotherapy for high-risk breast cancer: A posthoc analysis of a randomised controlled clinical trial. Eur J Cancer. 2022, 174: 153-164.

[49] Wu F, Chen B, Dong D, et al. Phase 2 evaluation of neoadjuvant intensity-modulated radiotherapy in centrally located

hepatocellular carcinoma: A nonrandomized controlled trial.JAMA Surg.2022, 157(12): 1089-1096.

[50] Liu X, Zhang LL, Qu BL, et al. Evidence of cure for extranodal nasal-type natural killer/T-cell lymphoa with current treatment: An analysis of the CLCG database. Haematologica. 2023, 108(9): 2467-2475.

[51] Tang LL, Huang CL, Zhang N, et al. Elective upper-neck versus whole-neck irradiation of the uninvolved neck in patients with nasopharyngeal carcinoma: an open-label, non-inferiority, multicentre, randomised phase 3 trial. Lancet Oncol. 2022, 23(4): 479-490.

[52] Tang LL, Guo R, Zhang N, et al. Effect of radiotherapy alone vs radio therapy with concurrent chemoradiotherapy on survival without disease relapse in patients with low-risk nasopharyngeal carcinoma: A randomized clinical trial. JAMA. 2022, 328(8): 728-736.

[53] Li XY, Luo DH, Guo L, et al. Deintensified chemoradiotherapy for pretreatment epstein-barr virus DNA-selected low-risk locoregionally advanced nasopharyngeal carcinoma: a phase II randomized noninferiority trial. J Clin Oncol. 2022, 40(11): 1163-1173.

[54] Luo X, Huang X, Liu S, et al. Response-adapted treatment following radiotherapy in patients with resectable locally advanced hypopharyngeal carcinoma. JAMA Netw Open. 2022, 5(2): e220165.

二、心血管领域研究进展

王　利　李　希　胡盛寿

国家心血管病中心　中国医学科学院阜外医院

2022 年，我国医疗机构和科研院所针对心血管病领域的重大问题开展了众多高质量的研究，产出了大量有影响的成果。我们基于 PubMed 文献数据库，系统检索了当年由我国研究者牵头并立足于国人开展的心血管病防治原创研究，进而在其中筛选了有较高科研学术水平和实践指导价值的高水平论文，以反映我国在本领域的典型研究进展。我们将这些研究分为人群风险认识、危险因素探索、社区防控策略、创新技术应用、药物综合评价、基础研究共 6 个方面，介绍如下。

（一）全面认识国人中行为、代谢、遗传相关心血管病风险

1. 对比心血管病可改变危险因素及其相关疾病负担

由于人口老龄化、城市化以及许多风险因素的日益严重，我国的心血管疾病负担显著增加，众多可改变的危险因素应被视为防控重点。中国医学科学院阜外医院研究团队在 *European Heart Journal*（《欧洲心脏杂志》）发表了 "Modifiable Risk Factors Associated with Cardiovascular Disease and Mortality in China：A PURE Substudy" [1]。研究推断基于 PURE 研究队列，纳入了来自中国 12 个省份 115 个城乡社区的 47 262 名参与者，采用随机截距的 Cox 脆弱模型评估了 12 个可改变的危险因素（高血压、糖尿病、腹部肥胖、血脂、吸烟、饮酒、饮食、体力活动、教育、抑郁、握力和家庭空气污染）与结局的关联，并评估了与上述风险因素相关的心血管病和死亡的人群归因分数（population attributable fraction，PAF）。结果表明，心血管疾病造成的死亡是我国首要的死亡原因。无论是心血管疾病的发病率还是死亡率，男性均高于女性，农村地区均高于城市地区。代谢危险因素对心血管发病的 PAF 最大，为 41.7%，高血压是最重要的危险因素（PAF 25.0%），其次是教育程度低（PAF 10.2%）、非高密度脂蛋白胆固醇水平高（PAF 7.8%）和腹型肥胖（PAF 6.9%）。心血管死亡的归因危险因素有高血压（PAF 10.8%）、教育程

度低（PAF 10.5%）、不健康饮食（PAF 8.3%）、吸烟（PAF 7.5%）和家庭空气污染（PAF 6.1%）。该研究强调了控制代谢风险因素和改善低教育水平对于降低心血管疾病发病率和死亡风险的重要性。

2. 描述收缩压升高相关疾病负担的时间趋势和地区分布

不论在全球还是我国，收缩压（systolic blood pressure，SBP）升高都是导致心血管疾病的首要危险因素。然而，全国及各省归因于高 SBP 的心血管疾病负担的时间趋势和地区差异尚未完全阐明。基于此，中国医学科学院阜外医院和中国疾病预防控制中心慢病中心研究团队在 *Lancet Public Health*（《柳叶刀公共卫生》）发表了 "The Burden of Cardiovascular Disease Attributable to High Systolic Blood Pressure Across China，2005-18：A Population-based Study" [2]。研究汇总了中国慢性病及其危险因素监测、中国高血压调查资料和中国居民营养与健康状况监测三大全国代表性横断面调查，共获得 130 万人群的数据。研究发现，我国由收缩压升高导致的心血管病死亡人数呈持续上升趋势，而在年龄标化后，2005 年收缩压升高相关心血管病标化死亡率达 268.99/10 万人，2018 年则为 220.84/10 万人，下降了 17%，平均年变化率下降了 1.50%。与收缩压升高相关的缺血性心脏病和出血性中风的年龄标化死亡率也一直在稳步下降。2005 年和 2018 年由心血管疾病造成的早死损失寿命中，分别有 4014 万人·年和 4816 万人·年归因于收缩压升高。研究还发现，收缩压升高导致的心血管病负担在不同省份之间的差距较大。2018 年，收缩压升高导致的心血管病早死损失寿命最低的是北京市（3037.33/10万人·年），最高的是黑龙江省（7189.98/10 万人·年）。本研究结论可为国家层面和省级层面制定与实施因地制宜的血压防控措施提供依据。

3. 建立冠心病多基因风险评分并开展人群遗传风险分层

冠心病受到个体遗传、代谢以及不健康生活方式等因素的影响。近十年来，基因组学研究发现大量心血管疾病相关易感基因，然而这些遗传信息预测个体发病风险进而指导临床实践的价值尚未阐明。中国医学科学院阜外医院研究团队牵头国际合作，在 *European Heart Journal*（《欧洲心脏杂志》）发表 "A Polygenic Risk Score Improves Risk Stratification of Coronary Artery Disease：A Large-scale Prospective Chinese Cohort Study" [3]。研究整合了中国、日本、韩国、新加坡等 26 万东亚人群冠心病基因组数据，鉴定了影响中国和东亚人群冠心病及主要危险因素的 540 个遗传变异及其作用强度，构建了适合我国和东亚人群的冠心病多基因风险评分。研究者进一步利用我国前瞻性随访 20 年的 4 万多人群队列评价和验证该评分对冠心病的预测价值，结果表明，该评分系统能够有效预测冠心病发病风险，并描绘个体随年龄增长的发病轨迹。高遗传风险者发生冠心病的风险近 3 倍于低遗传风险者，两组人群冠心病终生发病风险分别达 15.9%和 5.8%。为了便于指导防治实践，研究还制定了不同性别和年龄组人群的可视化风险评估量表图。该研究建立了我国居民冠心病高危人群早期筛查的实用性评估工具，并提出不同遗传和临床风险人群的心血管健康管理路径及方案，有助于提升我国心血管疾病危险因素管理能力及提升精准防治水平。

（二）深入挖掘心血管病发病与预后相关的未知危险因素

1. 评价小时水平空气污染物暴露对急性冠脉综合征发病的影响

既往研究发现日均空气污染水平与急性冠脉综合征发病风险有关，但尚缺乏小时水平暴露的研究证据。复旦大学附属中山医院、北京大学第一医院与复旦大学公共卫生学院研究团队基于心血管健康联盟-胸痛中心数据库，开展了一项个体水平的时间分层病例交叉研究，在 Circulation（《循环》）发表 "Hourly Air Pollutants and Acute Coronary Syndrome Onset in 1.29 Million Patients"[4]。研究覆盖全国 318 座城市 2239 家医院，共纳入 129 万名急性冠脉综合征患者。该研究发现，$PM_{2.5}$、NO_2、SO_2 和 CO 的短期暴露可显著升高急性冠脉综合征及其所有亚型急性发作的风险，相关效应出现于暴露当小时，随后关联逐渐减弱，直至约 24 小时后不具有统计学显著性。研究还发现 $PM_{2.5}$、NO_2、SO_2 和 CO 对急性冠脉综合征（acute coronary syndrome，ACS）及其亚型发病的影响几乎呈现线性关系，且没有明显的阈值。这表明，在研究期间的任何浓度下这 4 种污染物均有可能升高 ACS 的发作风险。因此，将空气污染暴露尽可能降至最低水平有助于预防 ACS 等急性心血管事件的发作。研究首次系统评估了多种空气污染物小时水平暴露对 ACS 及其全部亚型发病的影响和时间滞后特征。这些发现为确证空气污染危害心血管健康提供了流行病学证据，也为未来修订环境空气质量标准和优化敏感人群的防护策略提供了新的理论依据。

2. 分析低气温和气温骤降与急性主动脉夹层发病的关系

急性主动脉夹层是目前已知的最危险的心血管急症之一，识别潜在的急性主动脉夹层危险因素对于预防急性主动脉夹层发生尤为关键。既往气象因素与急性主动脉夹层关联性证据大多来自单一城市的病例描述性研究或生态学时间序列研究，因果推断效力较弱。为解决这一科学问题，复旦大学研究团队基于我国主动脉夹层登记数据库，在 European Heart Journal（《欧洲心脏杂志》）发表了 "Low Ambient Temperature and Temperature Drop Between Neighboring Days and Acute Aortic Dissection: A Case-crossover Study"[5]。研究纳入了来自 14 家大型三甲医院的 8182 名主动脉夹层患者，采用个体水平的时间分层病例交叉设计，应用条件 Logistic 回归模型和分布滞后非线性模型，分析了我国环境温度与相邻两天温度变化对急性主动脉夹层发病的影响及其时间滞后特征。较低的日平均温度和急性主动脉夹层风险呈现几乎线性的暴露反应关系。相邻两天温度变化和急性主动脉夹层发生风险之间呈现反向的暴露反应关系。此外，低气温能显著增加当日的急性主动脉夹层发病风险，该效应在第 2 天明显降低，在第 3 天则进一步衰减到不具有统计学显著性。该研究结果有助于医生和潜在易感个体更好地管理急性主动脉夹层发病风险。

3. 深化对 STEMI 患者院内发生心脏骤停的危险因素的认识

院内心脏骤停是 ST 段抬高型心肌梗死（STEMI）最严重的并发症，发生率约 2%～3%，而死亡率极高。既往的多数临床研究和现行指南主要关注 STEMI 合并院外心脏骤停患者的临床特征与预后，而院内心脏骤停的研究证据十分有限。基于此，首都医科大学附属北京安贞医院研究团队利用 CCC-ACS 项目数据，在 *Journal of the American College of Cardiology*（《美国心脏病学会杂志》）发表了 "Risk Factors for In-Hospital Cardiac Arrest in Patients With ST-Segment Elevation Myocardial Infarction" [6]。研究纳入 40 670 例发病 24 小时内住院的 STEMI 患者，利用倾向评分方法调整混杂因素以及 Cox 回归方法来探讨院内心脏骤停的潜在危险因素。研究发现，2.2% 的 STEMI 患者发生了院内心脏骤停，而一旦发生院内心脏骤停其院内死亡率高达 53.0%。55.0% 的院内死亡患者发生了院内心脏骤停。年龄 ≥ 75 岁，糖尿病、肾衰、院外心脏骤停、心率 > 100 次/min，收缩压 < 90mmHg、休克等是院内心脏骤停发生的预测因素。进一步排除入院当天死亡或院内心脏骤停及存在相关治疗禁忌证的患者后，利用多重校正的 Cox 模型发现，直接 PCI、早期使用 β 受体阻滞剂和替格瑞洛能降低 STEMI 患者发生院内心脏骤停的风险。该研究加强了对院内心脏骤停的可预防性的认识，可通过危险因素识别高危患者以及早期的机械和药物干预来预防。

4. 探索昼夜节律紊乱对急性心肌梗死患者预后的影响

经济需求和向普通人群延伸的基础服务需要持续的人力劳动，导致 20%～30% 的劳动力从事轮班工作。轮班工作导致的生物节律紊乱与包括急性心肌梗死（acute myocardial infarction，AMI）、癌症和代谢功能障碍在内的慢性疾病的风险增加有关。但是，轮班工作与 AMI 预后恶化的机制尚不明确。因此，上海交通大学研究团队通过一项前瞻性、多中心注册登记研究，在 *Journal of the American College of Cardiology*（《美国心脏病学会杂志》）发表 "Disruption of Circadian Rhythms by Shift Work Exacerbates Reperfusion Injury in Myocardial Infarction" [7]。研究纳入 412 名急性 STEMI 发病后 12 小时内接受了急诊再灌注手术治疗的患者，使用 Cox 比例风险回归模型分析轮班工作与主要心脏不良事件之间的关系。研究发现，夜班轮班工作显著增加急性心肌梗死患者心肌再灌注损伤和微循环障碍风险。在 5 年的中位随访期间内，夜班轮班工作者心血管不良事件发生风险升高至原来的 1.92 倍。在此基础上，研究团队利用临床前大动物模型验证了上述临床现象，并且在机制研究中发现，心脏中一种新的核受体亚家族 1D 组成员 1/心肌营养素样细胞因子 1 轴从中发挥关键的调节作用。本研究提示维持节律稳态是一个潜在的心肌保护策略，为改善心肌梗死患者预后提供了新思路。

5. 揭示心衰患者的神经代谢与心室失同步之间的相互作用

大脑通过自主神经系统调控心脏，在心力衰竭过程中，脑-心轴的众多介导信号与神经代谢系统具有相互作用。心-神经相互作用障碍会影响心衰患者的病情进展。首都医科大学附属北京安贞医院核医学科张晓丽教授团队在 *Journal of the American College of Cardiology*（《美国心脏病学会杂志》）发表 "Neurometabolism and Ventricular Dyssynchrony in Patients With Heart Failure and Reduced Ejection Fraction" [8]，该研究在射血分数降低的心力衰竭患者中探讨与 ANS 相关的神经代谢与心室不同步运动之间的相互作用。此外，还研究了神经代谢与主要心律失常事件的相关性。研究纳入了 197 位接受门控单光子发射计算机断层扫描心肌灌注成像和脑 18F-氟脱氧葡萄糖正电子发射断层扫描/计算机断层扫描检查的 HFrEF 患者，在中位随访 3.1 年的时间里，共有 35 位（17.8%）患者发生了主要心律失常事件。对于 HFrEF 患者，脑岛、海马、杏仁核、扣带回和尾状核的葡萄糖低代谢都是主要心律失常事件的独立预测因子。脑低代谢与心室运动不同步有关，是主要心律失常事件的主要危险因素。此外，与未发生主要心律失常事件的患者相比，发生主要心律失常事件的患者的代谢中枢自主神经网络的连通性较低。该研究发现了心衰患者的神经元代谢-心室失同步轴之间的相互作用，可能与主要心律失常事件的发生有关。这个新的脑-心轴有助于扩展我们对 HFrEF 独特病理机制的理解。

（三）积极推进立足社区的人群心血管风险管理和疾病防控

1. 证实围孕期补充叶酸对于降低先天性心脏病风险的效果

先天性心脏病是 5 岁以下儿童重要死因之一，其发病涉及遗传、环境及二者之间的互作关系。围孕期叶酸摄入不足可能导致子代先心病风险增加，但相关研究多采用围孕期或妊娠期母亲血清叶酸水平进行评价，受到的影响因素较多，常常得出不一致的结论。为了解决这一问题，复旦大学附属儿童医院团队基于建立的从孕前开始的上海孕前亲子队列 SPCC，在 *Annals of Internal Medicine*（《内科学年鉴》）上发表 "Periconception Red Blood Cell Folate and Offspring Congenital Heart Disease：Nested Case-Control and Mendelian Randomization Studies" [9]。研究选择 197 例先心病患儿的母亲与 788 例对照构成了巢式病例-对照研究样本，联合孟德尔随机化设计，系统地分析了围孕期母亲红细胞叶酸浓度与子代先心病的关系。研究发现，围孕期母体红细胞叶酸、水平较高与后代先心病风险较低显著相关。相比于世界卫生组织推荐的 906nmol/L，红细胞叶酸水平高于该阈值时，子代先心病风险显著减少了 39%。研究者还发现，当红细胞叶酸水平在 906~1132nmol/L 时，先心病风险降低了 51.3%，而红细胞叶酸水平在 1360nmol/L 或更高时，风险的降低似乎趋于平缓。孟德尔随机化支持叶酸在降低后代先心病风险中的因果作用——母亲红细胞叶酸浓度每增加 100nmol，子代患先心病风险显著降低 25%。该研究首次阐明了母亲围孕期红细胞叶酸对子代先心病的保护作用，为通过叶酸增补实现先心病的有效预防提供了高质量的证据。

2. 基于手机应用程序的教育计划减少学龄儿童及其家庭的盐摄入量

减少盐摄入量有助于降低血压、减少心血管疾病的患病风险。但是结合手机应用程序的学校健康教育是否可以降低学龄儿童及其家庭的盐摄入量尚不明确。北京大学医学部研究团队设计开展了一项针对代盐制品的整群随机对照试验，在 *British Medical Journal*（《英国医学杂志》）上发表了 "App Based Education Programme to Reduce Salt Intake（AppSalt）in Schoolchildren and Their Families in China：Parallel，Cluster Randomised Controlled Trial" [10]。研究在河北、四川和湖南的三个城市进行，纳入 54 所小学近 600 名儿童和 1200 名家长，历时 12 个月。所有参与者被随机分配到干预组（在应用程序学习健康教育课程，完成后续问答与实践活动）和对照组（不接受任何干预）。研究发现基于手机应用程序开展的学校健康教育课程有效降低了成年人的盐摄入量和收缩压（相比对照组，干预组成年人每天盐摄入量平均减少 0.82g；收缩压平均减少 1.64mmHg[*]），但在儿童中效果不显著。该研究将减盐融入创新的健康教育课程，通过手机应用程序让学校学生助力全家参与，具有大规模推广的可行性，从而减少盐摄入量，并降低心血管疾病的发病率和死亡率；但是研究还需要进一步加强，以减少包括学龄儿童在内的整体人群的盐摄入量。

3. 围绕多种中式菜系开发心脏健康饮食显著降低成人血压

由于中西方饮食的差异性，DASH（dietary approaches to stop hypertension）膳食、地中海膳食等西式的心脏健康膳食在我国推广困难。因此需要开发符合中国饮食文化特点的心脏健康膳食，并评估其健康功效、适口性和可负担性。北京大学公共卫生学院等多家机构研究团队合作在 Circulation（《循环》）发表了 "Effects of Cuisine-Based Chinese Heart-Healthy Diet in Lowering Blood Pressure Among Adults in China：Multicenter，Single-Blind，Randomized，Parallel Controlled Feeding Trial" [11]。研究纳入了来自北京、上海、广州、成都 4 个城市的 265 名参与者，随机分配到干预组（每日三餐接受"心脏健康膳食"）和对照组（每日三餐接受导入期的当地普通膳食）。经历 4 周的试验期，与对照组相比，干预组收缩压平均净下降 10mmHg，舒张压平均净下降 3.8mmHg，不同菜系的效果大小没有差异（交互作用的 $p=0.173$）；干预组每降低 1mmHg 收缩压所增加的成本效益比为每天 0.4 元人民币。同时，干预组对"中国心脏健康膳食"的喜好度为 9.7 分（满分 10 分），与对照组相比没有差异（$p=0.558$）。研究支持了"药食同源"的营养学观点，开发了符合中国饮食文化的循证健康饮食，为高血压患者通过健康饮食控制血压提供了方案和信心。

4. 建立乡村医生主导的高血压管理模式以提高血压控制率

我国人群中，特别是在农村地区受医疗资源的影响，血压控制率极不理想。中国医科大学附属第一医院研究团队设计实施了一项大型整群随机对照试验，在 The Lancet（《柳叶刀》）发表了 "A Village Doctor-led Multifaceted Intervention for Blood Pressure Control in Rural China：An Open，Cluster Randomised Trial" [12]。研究入选来自 326 个村的 33 995 名 40 岁及以上血压控制不达标的农村居民，所在村按 1∶1 随机分配到由村医主导的综合干预模式（干预）或强化常规照护（对照）的组中，对比的主要结局是 18 个月时血压低于 130/80mmHg 的患者比例。结果显示，18 个月时，干预组和对照组患者血压低于 130/80mmHg 的比例分别是 57.0% 和 19.9%，组间差异为 37.0%（95%CI：34.9%～39.1%，$p<0.0001$）。从基线到 18 个月，干预组的收缩压平均下降了 26.3mmHg，对照组的收缩压平均下降了 11.8mmHg，组间差异为 14.5mmHg（13.3～15.7，$p<0.0001$）。两组均未报告与治疗相关的严重不良事件。该项研究为我国农村高血压防治找到了确切的模式及具体可实施的方法与适宜技术，也为其他低收入和中等收入国家在农村社区扩大社区卫生工作者主导项目提供了有力的证据支持。

---

* 1mmHg≈1.333×10² Pa

5. 基于城镇化背景揭示新市民心血管健康风险和疾病防控的特征

作为全球最大的发展中国家，我国正经历着史无前例的城镇化进程。从 1980 年到 2020 年，全国城镇人口占比从 19.4% 上升到 63.9%，新增城镇居民约 5 亿人。为全面评价城镇化过程中城市不同亚人群的心血管疾病防治的异质性，中国医学科学院阜外医院研究团队基于心血管病高危人群早期筛查与综合干预项目（ChinaHEART）覆盖我国 31 省 96 个地级市超过 106 万名城市居民的数据，在 *Lancet Public Health*（《柳叶刀公共卫生》）发表了 "Cardiovascular Disease Prevention and Mortality Across 1 Million Urban Populations in China：Data from A Nationwide Population-based Study" [13]。研究对比了 4 类城市亚人群（老城区本地居民、新城区本地居民、其他城市外来人口、农村外来人口）在心血管疾病防治方面相关的 12 项核心指标情况。不仅证实了农村外来人口在心血管病一二级预防用药方面的差距，也揭示了新城镇化地区居民在健康生活方式遵循（尤其是健康饮食）、一二级预防用药、高血压知晓和控制等方面的不足，以及超额的死亡风险。研究的结果为落实 "健康中国 2030" 规划，促进社会可持续发展提供了重要支持。

（四）创新技术方案指导心血管病患者临床精准诊断分型和治疗

1. 血流储备分数与血管内超声指导冠脉介入治疗效果无差异

已有研究证明，对于血管造影显示中度狭窄的患者，血流储备分数（fractional flow reserve，FFR）和血管内超声（intravascular ultrasound，IVUS）均可指导 PCI 决策，但迄今尚未对两种方法的临床结局进行比较。浙江大学研究团队联合首尔大学研究团队设计实施前瞻性、随机对照、开放标签的全球多中心 FLAVOUR 研究，在 *New England Journal of Medicine*（《新英格兰医学杂志》）上发表 "Fractional Flow Reserve or Intravascular Ultrasonography to Guide PCI" [14]。研究共入组 1682 例冠脉中度狭窄患者，随机分为 FFR 治疗策略组（介入治疗指征为 FFR≤0.80）和 IVUS 治疗策略组[介入治疗指征为最小管腔面积（MLA）≤3mm^2 或 3mm^2<（MLA）≤4mm^2 且斑块负荷>70%]。结果显示，主要终点事件上 FFR 组不劣于 IVUS 组（8.1% vs 8.5%，非劣效性 p=0.01），且总体人群（8.1% vs 8.5%）和糖尿病患者亚组皆如此。在次要终点（包括支架内血栓形成和卒中）方面，两组的结局也相似。相比 FFR 明确的介入治疗指征，IVUS 的介入治疗决策能力被认为是其 "短板"。而本研究所用的 IVUS 的介入治疗指征既考虑到管腔狭窄，又兼顾斑块负荷，结果获得了与 FFR≤0.80 接近的指导价值，此结果将有望成为改变 IVUS 现状的重要一步。在当下对于只有 FFR 或 IVUS 两种设备之一的心内科医生和心导管室，对临界病变患者是否适合选择血运重建，具有直接的现实意义。

2. 采用氨甲环酸高剂量给药方案减少围术期异体红细胞输血

围术期大量出血和异体输血是体外循环心血管手术常见的临床问题，纤溶系统的过度激活是其中的重要因素。以氨甲环酸为代表的抗纤溶治疗可竞争性结合纤溶酶原上的赖氨酸位点，抑制纤维蛋白降解，从而发挥止血作用。虽然近年来氨甲环酸已经得到指南的广泛推荐，但其癫痫、血栓性事件等并发症也越来越引起人们的重视，对于其最佳剂量的争论从来没有停止，循证医学证据的缺乏甚至给临床实践带来极大的风险。中国医学科学院阜外医院研究团队等在 *Journal of the American Medical Association*（《美国医学会杂志》）发表 "Effect of High- vs Low-Dose Tranexamic Acid Infusion on Need for Red Blood Cell Transfusion and Adverse Events in Patients Undergoing Cardiac Surgery The OPTIMAL Randomized Clinical"[15]。研究发现氨甲环酸高剂量给药方案与低剂量给药方案相比，在有效性方面异体红细胞输注率明显较低，在安全性方面没有明显差异。研究指出，对于接受体外循环心血管手术的患者，以高剂量氨甲环酸持续输注时，不良事件发生率与低剂量氨甲环酸持续输注时相近，但在减少异体红细胞输注需求方面，高剂量给药方案是更优的选择。

3. 伴随除颤器植入开展导管消融显著减少器质性室速患者复发

尽管得到欧美研究支持和现有指南推荐，姑息性永久性植入性器械无法预防或减少室速发作，且费用昂贵，难以在发展中国家推广。导管消融的有效性及安全性已逐渐成为器质性室速的上游治疗手段，但在 ICD 植入同期进行导管消融的获益尚不明确。基于此，中国医学科学院阜外医院研究团队建立 PAUSE-SCD 研究，是首个在东亚地区进行的器质性室速导管消融的随机对照研究，他们在 *Circulation*（《循环》）发表 "First-Line Catheter Ablation of Monomorphic Ventricular Tachycardia in Cardiomyopathy Concurrent With Defibrillator Implantation：The PAUSE-SCD Randomized Trial" [16]。研究纳入了 180 例有植入 ICD 指征的器质性心脏病伴单形性室速患者，其中 121 例随机分为消融组（消融+ICD 植入）与对照组（常规药物+ICD 植入），研究的主要终点为室速复发、心血管相关住院或全因死亡的复合终点，发现消融组的主要终点发生率较对照组显著降低，这一显著差异主要与消融组室速复发的减少有关，同时，消融组与对照组相比，ICD 放电和抗心动过速起搏均显著减少，两组患者的心血管相关住院及死亡率无显著差异，消融组中有 8.3%的患者出现消融相关并发症。以上结果提示，对于器质性室速患者，导管消融可以显著减少室速复发，并显著减少 ICD 的治疗需求，证实导管消融减少室速复发对于患者预后的影响。

4. 血管造影定量流量比引导改善冠状动脉介入治疗两年效果

在冠心病患者中，血管造影评估仍然是指导经皮冠状动脉介入治疗（percutaneous coronary intervention，PCI）的最广泛使用的方法。定量血流比（quantitative flow ratio，QFR）等基于压力线的生理测量可更准确地识别冠状动脉疾病患者的血流限制性病变。在 FAVOR Ⅲ China 试验中，基于 QFR 的病变选择相比于传统方法改善了 1 年的临床结局。但是这些早期获益是否会随着时间的推移而保持、增加或减少是不确定的，因此，中国医学科学院阜外医院与上海交通大学研究团队设计报告了一项多中心、随机、双盲、假对照试验的 2 年随访结果，在 *Journal of the American College of Cardiology*（《美国心脏病学会杂志》）上发表 "2-Year Outcomes of Angiographic

Quantitative Flow Ratio-Guided Coronary Interventions" [17]，研究在全国 26 家医院将 3825 名患者随机分配到接受 QFR 指导策略组（仅在 QFR≤0.80 时进行冠状动脉介入治疗）或血管造影指导策略组（基于标准视觉血管造影评估的冠状动脉介入治疗）。研究采用治疗意向分析，研究结果发现基于 QFR 的病变选择相对于标准血管造影指导改善了 2 年内的临床结果，并且随着时间的推移，益处逐渐增加。特别是对于 QFR 评估改变了血运重建策略的患者，主要心脏不良事件的相对降低幅度更大（P_{int} = 0.009）。该研究强调了使用 QFR 指导 PCI 决策的潜在益处，以及根据全面的诊断信息制定个体化治疗策略的重要性。

5. 定量血流比证实糖尿病和非糖尿病患者介入治疗中的效果

糖尿病是冠状动脉疾病和不良结局的独立危险因素，糖尿病患者的冠脉结构更复杂。因此糖尿病患者 PCI 的预后较差，需要新的方法来改善这一人群的预后。中国医学科学院阜外医院研究团队在 *Journal of the American College of Cardiology*（《美国心脏病学会杂志》）发表"Coronary Intervention Guided by Quantitative Flow Ratio vs Angiography in Patients With or Without Diabetes" [18]。研究作为 FAVOR III China 试验的亚研究，旨在确定 QFR 指导 PCI 中病变选择的有益结果是否会受到糖尿病的影响。该研究在糖尿病和非糖尿病患者中比较定量血流分数和血管造影指导冠状动脉介入治疗一年内的主要不良心脏事件（包括全因死亡、心肌梗死或缺血驱动的血运重建）风险。研究纳入 3825 名患者，1295 名（33.9%）患有糖尿病，其中 347 名（26.8%）患者接受胰岛素治疗。糖尿病组和非糖尿病组基线特征均衡。与血管造影相比，QRF 指导策略在糖尿病和非糖尿病人群中均降低了主要心脏不良事件风险。在 QFR 后延迟 PCI 的患者中，有糖尿病和无糖尿病患者发生 1 年主要心脏不良事件的风险相似。该研究发现 QFR 指导的病变选择策略可改善糖尿病患者和非糖尿病患者的 PCI 结局。

6. 左束支起搏为有效改善慢性心衰患者治疗效果和生活质量

慢性心力衰竭是目前最为常见、预后严重不良的心血管疾病之一。对于心衰伴完全性左束支传导阻滞患者而言，植入双心室起搏的心脏再同步治疗能够有效地提高生活质量，降低死亡率，但手术技术要求高、难度大，并发症也较多，而且临床应用显示双心室起搏仍有 30%患者治疗无效。近几年由国人首创的左束支起搏技术为心脏再同步化治疗提供了新的策略，但尚无这两种疗法的随机对照研究。因此，南京医科大学第一附属医院与中国医学科学院阜外医院研究团队合作设计，实施了一项前瞻性、头对头比较的随机对照研究，在 *Journal of the American College of Cardiology*（《美国心脏病学会杂志》）发表了"Randomized Trial of Left Bundle Branch vs Biventricular Pacing for Cardiac Resynchronization Therapy" [19]，研究纳入了 40 例患者，随机分组后采用治疗意向分析，发现左束支起搏较双心室起搏能够更有效地提高心衰患者的左心室射血分数，同时左束支起搏能够明显缩窄心衰伴完全性左束支传导阻滞患者的 QRS 波宽度，降低左心室收缩末容积以及脑利钠肽（NT-proBNP），改善心衰患者的生活质量。研究结果预期将改写指南对左束支起搏心脏再同步治疗的推荐等级。

（五）严格临床试验评价新药物治疗心血管疾病的疗效与安全性

1. 高剂量比伐芦定改善 ST 段抬高型心肌梗死患者介入治疗预后

PCI 是 STEMI 患者的标准治疗方法，肝素和比伐芦定是 PCI 中最广泛使用的两种程序性抗凝剂，已成为 STEMI 患者进行 PCI 的首选抗凝方案。但既往在进行 PCI 的 STEMI 患者中对比普通肝素和比伐芦定疗效的随机对照试验结果相互矛盾。中国人民解放军北部战区总医院研究团队设计了一项大规模随机对照试验，在 *The Lancet*（《柳叶刀》）发表 "Bivalirudin Plus A High-dose Infusion Versus Heparin Monotherapy in Patients with ST-segment Elevation Myocardial Infarction Undergoing Primary Percutaneous Coronary Intervention: A Randomised Trial" [20]。研究在中国 63 个城市的 87 个临床中心，共纳入 6016 例症状发作 48h 内进行直接 PCI 的 STEMI 患者，并以 1∶1 比例随机分入比伐芦定组或普通肝素组。5593 例患者使用了桡动脉途径。与肝素单药治疗相比，比伐芦定降低了 30 天时的主要终点事件发生率。30 天内，肝素组和比伐芦定组分别有 118 例（3.92%）和 89 例（2.96%）患者发生了全因死亡；分别有 24 例（0.8%）和 5 例（0.17%）患者发生了 BARC 3～5 级出血。研究发现，与肝素单药治疗相比，比伐芦定抗凝加 PCI 后高剂量输注 2～4h 有助于降低主要通过桡动脉途径进行直接 PCI 的 STEMI 患者的 30 天全因死亡率或 BARC 3～5 级主要出血的综合事件发生率。

2. 缓释伊伐布雷定可改善慢性心力衰竭患者心功能和生活质量

大量研究表明心率增加与心力衰竭的恶化、住院和心血管死亡密切相关。β 受体阻滞剂由于在控制心率方面的优势已成为慢性心力衰竭的主要治疗药物之一。然而，在真实世界中，相当比例的心衰患者因无法耐受 β 受体阻滞剂的副作用或存在禁忌证而妨碍了目标心率的实现。伊伐布雷定由于其特殊的作用机制，并不产生负性肌力、气道痉挛及低血压等副作用，为心室率的控制提供另一选择。为探索伊伐布雷定缓释剂型在射血分数降低的心力衰竭患者中的治疗作用，浙江大学医学院研究团队在 *Journal of the American College of Cardiology*（《美国心脏病学会杂志》）发表 "Sustained-Release Ivabradine Hemisulfate in Patients With Systolic Heart Failure" [21]。在该研究中，181 名患者随机分配到安慰剂组，179 名患者分配到伊伐布雷定组，每天给药一次。32 周后，伊伐布雷定组对比安慰剂组在心功能左心室收缩末期容积指数（–19.5 ml/m^2 vs –7.1ml/m^2）、左室舒张末期容积指数（–16.1 ml/m^2 vs –7.7 ml/m^2）及左室射血分数（10% vs 3.6%）较基线变化上均有明显改善，且降低心衰加重住院率、心血管住院率、心电图心率及 24 小时动态心电图心率，同时提升生活质量评分。该结果表明，伊伐布雷定的使用可改善慢性心衰患者的心脏功能，它简化了心衰用药，治疗效果并未打折扣。

3. 多西环素联合 CyBorD 未能改善心脏轻链型淀粉样变治疗效果

心脏轻链型淀粉样变患者的早期死亡率高、生存期短，一直是治疗的难点。既往部分研究提示，抗生素多西环素可促进组织内淀粉样沉积物的降解，并改善患者的远期生存。因此，多个指南共识都将其推荐用于心脏轻链型淀粉样变的治疗，但是多西环素的疗效并未通过随机对照研究的验证。中国医学科学院北京协和医院研究团队在 *Circulation*（《循环》）发表 "Doxycycline Combined With Bortezomib-Cyclophosphamide-Dexamethasone Chemotherapy for Newly Diagnosed Cardiac Light-Chain Amyloidosis: A Multicenter Randomized Controlled Trial" [22]。研究是一项多中心、开放标签的随机对照试验，纳入 140 例患者，随机分成干预组（每日两次多西环素 100mg 联合 9 个疗程 CyBorD）和对照组（9 个疗程 CyBorD）。研究的主要终点为 PFS（随机至血液学进展、器官进展或死亡），次要终点事件包括心脏 PFS（随机至心脏进展或死亡）、总生存期、血液学缓解、器官缓解和不良反应。研究发现实验组与对照组的 PFS、心脏 PFS，以及早期死亡率无显著性差异。研究结果表明在 CyBorD 化疗基础上联合多西环素并不能改善新诊断的心脏 AL 型淀粉样变患者的无进展生存期及心脏缓解率。

（六）心血管基础研究与器械研发

1. 心肌保护

医学的发展一定程度上改善了心血管疾病（cardiovascular disease，CVD）的预后，但心力衰竭、心肌梗死、动脉粥样硬化（atherosclerosis，AS）等重大心血管疾病仍缺少有效的治疗药物或治疗手段。其主要原因是心血管疾病病因复杂，发病机理仍未完全阐明，基础研究缺少重大理论突破，缺少药物靶点，药物研发滞后。因而，当前的疾病形势亟须从人类心脏疾病的基本特征出发，对疾病发病机制进行高精度生物学解析，加快新药物靶点的探索和药物研发，开展心脏疾病精准治疗的转化研究。

心脏保护的关键在于减少细胞损伤，激发内源性细胞再生。科学家们正致力于寻找新的治疗方法来对抗心脏损伤。炎症与包括 ASCVD 及冠心病在内的多种 CVD 的发生密切相关。炎症反应在心脏损伤和重塑中的作用是近年国内心血管研究的热点，取得重要成果最多，发现了一些重要发病机制、干预靶点和生物标志物。例如，通过调节心脏常驻炎症细胞，包括巨噬细胞和调节性 T 细胞等有助于心血管功能的改善。心血管中具调控作用的非编码 RNA，包括小分子 RNA、长链非编码 RNA（如 NPPA-AS1、CPhar），以及环状 RNA（CircOGDH、CircMap3k5、CircSamd4[23]）等在心血管中的保护作用也被大家关注。此外，干细胞及其衍生细胞在心血管损伤保护中也表现出一定的潜力。一方面，干细胞来源的心肌细胞可用于移植治疗；另一方面细胞来源的外泌体，可促进血管新生、保护受损心肌及改善心肌功能。

缺血性心脏病是世界范围内引起人类死亡的最主要原因。及时恢复冠状动脉血流，即再灌，是减轻缺血性心脏损伤的最好方法。然而心肌再灌会导致心脏进一步损害，称为缺血/再灌（I/R）损伤，目前临床对其缺乏有效的防治手段。最近的系列工作证实了 CaMKII 介导多种因素引起的心肌细胞损伤和心脏疾病；通过一种新型 CaMKII-δ 抑制剂（Hespadin），在保护心肌活性的同时还具有抗肿瘤效应。减少细胞损伤，激发内源性细胞再生相关机制的探究，为更好促进相关疾病的临床治疗提供了基础；但目前大多数研究仍侧重于解释机理，缺乏应用方面的探究，因此，为促进相关疾病的治疗，应针对相关机制积极开发特异性的治疗手段。

2. 基因治疗

近年来，广泛用于治疗其他病因驱动的心肌病和心脏病的疗法，如口服心肌肌球蛋白抑制剂（Mavacamten、Aficamten）正趋于成熟。基因治疗包括基因回复、基因修正，以及基因抑制等方法预示着心脏疾病精准治疗的新时代的到来，这些方法可能用于治疗某些至今难以治愈的心脏病患者。最近利用基因编辑技术来治疗遗传性心脏病或者心衰的技术概念在小鼠中得到了验证。这些技术可被用于治疗由 MYH7 和 RBM20 突变引起的心肌病，以及 CaMKII-δ 慢性过度激活导致的心力衰竭。国内相关研究也显示基因编辑在治疗进行性假肥大性营养不良（duchenne muscular dystrophy，DMD）等疾病中的潜力。研究者在一位患者的 DMD 基因中发现了一个无义点突变（c.4174C>T，p.Gln1392*），并在人源化小鼠中通过单个腺相关病毒（adeno-associated virus，AAV）包装的 mxABE 编辑工具，成功恢复了 50% 以上的肌营养不良蛋白的表达[24]。

此领域的研究推进了心血管遗传性疾病以及心衰基因治疗的进展，填补了相关领域的空白，为心血管疾病的治疗提供了新思路。与其他药物相比，基因治疗可以修复或者抑制基因的功能，从而实现"一劳永逸"，这是基因治疗的优势。但在实现临床应用之前仍需要大量的工作，需要在非灵长类动物模型中进行进一步的评估。

3. 血管保护

动脉粥样硬化、高血压、血管炎、动脉瘤/夹层等是常见的影响血管结构和功能的疾病。每个疾病的发病机制都是复杂的，涉及诸多因素。因此，具体的发病机制可能因疾病类型和个体差异而有所不同。总的来说，高血压、脂类代谢紊乱及遗传因素等会增加血管病变的风险。改变生活方式，如控制饮食、适量运动、戒烟限酒，控制血脂，血压等，可以有效地控制动脉粥样硬化、高血压，以及动脉瘤等的发生。

运动可防止心血管老化，但其机制仍不清楚。在最近的一项研究中，作者探究了运动相关激素——纤连蛋白Ⅲ型结构域含蛋白 5（FNDC5）/鸢尾素在血管老化中的作用[25]。研究发现 FNDC5/irisin 在自然老化、衰老和血管紧张素Ⅱ（Ang Ⅱ）处理条件下减少。在 24 个月大的自然衰老和 Ang Ⅱ 处理的小鼠中，FNDC5 缺乏会加重血管僵化、衰老、氧化应激、炎症和内皮功能障碍。作者发现 FNDC5 由运动触发，并促进了 FNDC5/鸢尾素富集的 EVs 释放到循环中，从而改善了血管僵化、衰老和炎症。总的来说，运动防止心血管老化可能部分通过促进富含 FNDC5/鸢尾素的 EVs 的释放，激活 DnaJb3/Hsp40伴侣系统，以 Hsp70 依赖的方式稳定 SIRT6 蛋白。这项研究结果表明，FNDC5/鸢尾素可能是治疗与衰老相关的血管疾病的潜在靶点。

研究揭示了血管作为寿命和健康"守门人"的关键作用——血管年轻化具有老年保护作用。循环蛋白质组特征与衰老和衰老引起的血管疾病密切相关，但目前还没有针对循环蛋白质的药物。循环细胞因子和趋化因子是重要的免疫成分，调节心血管稳态和衰老。在最近的一项研究中，研究者证实了树突状细胞趋化因子 17（CCL17）参与了冠状动脉疾病和心脏老化[26]。CCL17 是血管衰老的关键调节因子，可通过调控 T 细胞促进心脏和血管衰老。作者显示 CCL17 抗体在年轻小鼠 Ang Ⅱ诱导的血管功能障碍和重塑中显示出治疗价值，为干预人体血管老化及相关心血管疾病提供了新靶点。

  动脉粥样硬化是一种复杂的疾病，其发病机制涉及多种因素。胆固醇在动脉粥样硬化的形成中起着关键作用。目前，还没有药物可通过直接促进胆固醇排泄来降低胆固醇。人类基因研究发现，功能缺失的非糖基化蛋白质受体 1（ASGR1）变体与低胆固醇和心血管疾病风险降低有关。ASGR1 只在肝脏中表达，介导血液中异糖蛋白的内化和溶酶体降解。但 ASGR1 如何影响胆固醇代谢尚不清楚。在一项研究中，研究者发现 ASGR1 的缺乏会通过稳定 LXRα 降低血清和肝脏中的脂质水平[27]。LXRα 上调 ABCA1 和 ABCG5/G8，分别促进胆固醇向高密度脂蛋白的转运以及向胆汁和粪便的排泄。ASGR1 缺乏会阻碍糖蛋白的内吞和溶酶体降解，降低溶酶体中的氨基酸水平，从而抑制 mTORC1 并激活 AMPK。一方面，AMPK 通过减少 LXRα 的泛素连接酶 BRCA1/BARD1 来增加 LXRα；另一方面，AMPK 抑制控制脂肪生成的 SREBP1。总之，该研究表明，靶向 ASGR1 可上调 LXRα、ABCA1 和 ABCG5/G8，抑制 SREBP1 和脂肪生成，从而促进胆固醇排泄并降低血脂水平。

  虽然上述研究进展显示了治疗血管相关疾病的潜力，但仍需进一步的研究来开发新的治疗靶点或者治疗手段。

参 考 文 献

[1] Li S, Liu Z, Joseph P, et al. Modifiable risk factors associated with cardiovascular disease and mortality in China: a PURE substudy. European Heart Journal, 2022, 43(30): 2852-2863.

[2] Cao X, Zhao Z, Kang Y, et al. The burden of cardiovascular disease attributable to high systolic blood pressure across China, 2005-18: a population-based study. Lancet Public Health, 2022, 7(12): e1027-e1040.

[3] Lu X, Liu Z, Cui Q, et al. A polygenic risk score improves risk stratification of coronary artery disease: a large-scale prospective Chinese cohort study. European Heart Journal, 2022, 43(18): 1702-1711.

[4] Chen R, Jiang Y, Hu J, et al. Hourly air pollutants and acute coronary syndrome onset in 1.29 million patients. Circulation, 2022, 145(24): 1749-1760.

[5] Chen J, Gao Y, Jiang Y, et al. Low ambient temperature and temperature drop between neighbouring days and acute aortic dissection: a case-crossover study. European Heart Journal, 2022, 43(3): 228-235.

[6] Gong W, Yan Y, Wang X, et al. Risk factors for in-hospital cardiac arrest in patients with ST-segment elevation myocardial infarction. Journal of the American College of Cardiology, 2022, 80(19): 1788-1798.

[7] Zhao Y, Lu X, Wan F, et al. Disruption of circadian rhythms by shift work exacerbates reperfusion injury in myocardial infarction. Journal of the American College of Cardiology, 2022, 79(21): 2097-2115.

[8] Bai Y, Yun M, Nie B, et al. Neurometabolism and ventricular dyssynchrony in patients with heart failure and reduced ejection fraction. Journal of the American College of Cardiology, 2022, 80(20): 1884-1896.

[9] Chen H, Zhang Y, Wang D, et al. Periconception red blood cell folate and offspring congenital heart disease : Nested case-control and mendelian randomization studies. Ann Intern Med, 2022, 175(9): 1212-1220.

[10] He FJ, Zhang P, Luo R, et al. App based education programme to reduce salt intake (AppSalt) in schoolchildren and their families in China: parallel, cluster randomised controlled trial. BMJ(Clinical research ed), 2022, 376: e066982.

[11] Wang Y, Feng L, Zeng G, et al. Effects of cuisine-based Chinese heart-healthy diet in lowering blood pressure among adults in China: Multicenter, single-blind, randomized, parallel controlled feeding trial. Circulation, 2022, 146(4): 303-315.

[12]Sun Y, Mu J, Wang DW, et al. A village doctor-led multifaceted intervention for blood pressure control in rural China: an open, cluster randomised trial. Lancet (London, England), 2022, 399(10339): 1964-1975.

[13] Zhang X, Lu J, Yang Y, et al. Cardiovascular disease prevention and mortality across 1 million urban populations in China: data from a nationwide population-based study. Lancet Public Health, 2022, 7(12): e1041-e1050.

[14] Koo BK, Hu X, Kang J, et al. Fractional flow reserve or intravascular ultrasonography to guide PCI. N Engl J Med, 2022, 387(9): 779-789.

[15] Shi J, Zhou C, Pan W, et al. Effect of high- vs low-dose tranexamic acid infusion on need for red blood cell transfusion and adverse events in patients undergoing cardiac surgery: The OPTIMAL randomized clinical trial. Jama, 2022, 328(4): 336-347.

[16] Tung R, Xue Y, Chen M, et al. First-line catheter ablation of monomorphic ventricular tachycardia in cardiomyopathy concurrent with defibrillator implantation: The PAUSE-SCD randomized trial. Circulation, 2022, 145(25): 1839-1849.

[17] Song L, Xu B, Tu S, et al. 2-year outcomes of angiographic quantitative flow ratio-guided coronary interventions. Journal of the American College of Cardiology, 2022, 80(22): 2089-2101.

[18] Jin Z, Xu B, Yang X, et al. Coronary intervention guided by quantitative flow ratio vs angiography in patients with or without diabetes. Journal of the American College of Cardiology, 2022, 80(13): 1254-1264.

[19] Wang Y, Zhu H, Hou X, et al. Randomized trial of left bundle branch vs biventricular pacing for cardiac resynchronization therapy. Journal of the American College of Cardiology, 2022, 80(13): 1205-1216.

[20] Li Y, Liang Z, Qin L, et al. Bivalirudin plus a high-dose infusion versus heparin monotherapy in patients with ST-segment elevation myocardial infarction undergoing primary percutaneous coronary intervention: a randomised trial. Lancet (London, England), 2022, 400 (10366): 1847-1857.

[21] Ye F, Wang X, Wu S, et al. Sustained-release ivabradine hemisulfate in patients with systolic heart failure. Journal of the American College of Cardiology, 2022, 80(6): 584-594.

[22] Shen KN, Fu WJ, Wu Y, et al. Doxycycline combined with bortezomib-cyclophosphamide-dexamethasone chemotherapy for newly diagnosed cardiac light-Chain amyloidosis: A multicenter randomized controlled trial. Circulation, 2022, 145(1): 8-17.

[23] Zheng H, Huang S, Wei G, et al. CircRNA Samd4 induces cardiac repair after myocardial infarction by blocking mitochondria-derived ROS output. Molecular Therapy: The Journal of the American Society of Gene Therapy, 2022, 30: 3477-3498.

[24] Li G, Jin M, Li Z, et al. Mini-dCas13X-mediated RNA editing restores dystrophin expression in a humanized mouse model of Duchenne muscular dystrophy. The Journal of Clinical Investigation, 2023, 133(3): e162809

[25] Weng L, Ye J, Yang F, et al. TGF-beta1/SMAD3 regulates programmed cell death 5 that suppresses cardiac fibrosis post-myocardial infarction by inhibiting HDAC3. Circ Res, 2023, 133(3): 237-251.

[26] Zhang Y, Tang X, Wang Z, et al. The chemokine CCL17 is a novel therapeutic target for cardiovascular aging. Signal Transduction and Targeted Therapy, 2023, 8: 157.

[27] Wang JQ, Li LL, Hu A, et al. Inhibition of ASGR1 decreases lipid levels by promoting cholesterol excretion. Nature, 2022, 608: 413-420.

三、呼吸系统疾病研究进展

王　辰[1,2,3,4]　曹　彬[1,2,3]　代华平[1,2,3]　詹庆元[1,2,3]　杨　汀[1,2,3]　瞿振国[1,2,3]

肖　丹[1,2,3,4]　张晓雷[1,2,3]　侯　刚[1,2,3]　苏　楠[1,2,3]　杨　萌[1,2,3]

1. 国家呼吸医学中心

2. 国家呼吸系统疾病临床医学研究中心

3. 中国医学科学院呼吸病学研究院

4. 世界卫生组织戒烟与呼吸疾病预防合作中心

（一）呼吸系统感染领域

1. 最新研究进展

在新冠肺炎研究领域，对于特殊人群，研究发现 SARS-CoV-2 感染与孕产妇死亡、与妊娠期高血压疾病、产后出血相关的严重发病率相关，但与剖宫产无显著相关性。与住院流感患者相比，COVID-19 住院患者 90 天内出现静脉血栓的风险明显升高，而动脉血栓风险无差异[1]。与重症流感病毒肺炎相似，研究人员发现机械通气的 COVID-19 患者存真菌感染比例可高达 25%，地塞米松和抗 IL-6 治疗使真菌感染风险升高 2.6 倍[2]。2022 年"长新冠"受到了密切关注，全球性研究显示 2020～2021 年，至少有 6.2%的

COVID-19 患者存在至少 1 种"长新冠"症状。住院患者的这种症状持续时间平均长达 9 个月[3]。我国学者对 2020 年首轮疫情的出院患者分别进行了 6 个月、2 年的随访,在随访 2 年时 mMRC 评分≥1 患者比例大幅下降,HRQoL 在多方面改善,但在住院期间接受高级别呼吸支持患者中弥散功能障碍和残余肺活量异常的比例>60%。尽管大多数人在 2 年内恢复了原来的工作,然而,症状后遗症的负担仍然相当高[4]。

全球范围内呼吸道合胞病毒(respiratory syncytial virus,RSV)疾病的总体死亡率负担惊人,0～60 个月大的儿童每 50 例死亡中就有 1 例,28 天至 6 个月大婴儿每 28 例死亡中有 1 例可归因于呼吸道合胞病毒。RSV 疫苗和抗病毒药物一直是研发热点。EDP-938 是呼吸道合胞病毒的非融合复制抑制剂,通过调节病毒核蛋白发挥作用。Ⅱa 期临床研究显示,所有 EDP-938 治疗组在降低病毒载量、总症状评分和黏液产生量方面均优于安慰剂,且具有较好的安全性[5]。RSV 融合前 F 蛋白是中和抗体的主要靶点,因此针对其开发出了二价 RSV 融合前 F 蛋白疫苗。该疫苗在Ⅱa 期临床研究中显示其可以经胎盘转移,并可以有效地刺激产生中和抗体,而未引起不良反应[6]。

社区获得性肺炎研究领域,分子诊断技术的进步使我们对肺炎的病原谱有了进一步认识,并且快速多重 PCR 技术亦使临床精准抗感染治疗有了进一步提升。我国学者应用传统病原检测技术联合尿抗原、宏基因测序等技术,通过前瞻性多中心研究对重症社区获得性肺炎(severe community acquired pneumonia,SCAP)的病原谱进行调查。研究显示流感病毒(23.2%)、肺炎链球菌(19.6%)和肠杆菌科(14.6%)、嗜肺军团菌(12.6%),以及肺炎支原体(11.1%,22/198)是我国 SCAP 的前五位常见病原体[7],该研究为 SCPA 的经验性治疗策略提供了重要的流行病学依据。在面对有革兰阴性杆菌感染危险因素的、有肺泡灌洗指征的社区获得性肺炎成人患者时,快速多重 PCR 病原检测缩短了不适宜抗菌药物的使用时间[8],与单纯依据传统检测方法和经验性抗感染治疗相比并未对患者临床结局造成不良影响。

2. 研究优势与不足

我国目前在病原分子诊断技术、疫苗、单克隆抗体、小分子抗病毒药物方面针对自身国情均储备了一定的研究基础和一批具有自主知识产权的专利,但是在诊断的准确性、反应体系的建立、疫苗的长期效力方面仍有一定差距。但我国庞大的临床和标本数据可为新技术研发和验证提供大量样本。在经历数轮疫情后,这种优势在新型抗菌药物、小分子抗病毒小分子药物、免疫调节药物研发和验证方面体现得更加明显。但是,我国自主创新药仍不足,药物主要集中在流感、新冠病毒方面,其他病毒性肺炎相关药物仍基本处于空白。尽管我国提出了病毒性肺炎脓毒症的新的理论假说,但基础和具体机制研究基础相对薄弱,尚有较大空间。

3. 研究发展方向与趋势

具有更高通量和成本-效益比的快速分子诊断技术和临床应用策略是应对各类呼吸道感染性疾病诊疗的重要基础,是技术研发和临床研究的重要方向。回顾既往数十年传染病的数次暴发,在我们可预见的未来,新发突发传染性疾病的仍会以严重呼吸道感染为主要形式，其中又以病毒性肺炎为重点病原。因此，各病毒性肺炎的损伤机制、疫苗研发、小分子抗病毒药物，以及针对病毒性脓毒症的免疫调节药物是未来的研究重点。同时，如何解决严重病毒感染后的肺修复异常导致的器官功能长期严重受损是重要研究方向。耐药细菌治疗新药物研发方面除寻找新型抗菌药物外，针对病原耐药机制的新型酶抑制剂、辅助药物、吸入药物等是另一个重要方向。在应对结核病方面我国持续面临重要挑战，对于新型抗结核药物研发、耐药结核治疗新方案研究，我国尚有很大空间。

（二）呼吸危重症领域

1. 最新研究进展

针对急性呼吸窘迫综合征（acute respiratory distress-syndrome，ARDS）临床表现和治疗反应异质性大的困境，精准表型研究日益受到重视。中国学者在经鼻高流量氧疗（HFNC）、无创机械通气（NIV）治疗急慢性呼吸衰竭的适应证上展开积极探索。由中国学者牵头的一项多中心前瞻性观察研究，纳入了因急性低氧性呼吸衰竭而接受无创机械通气的患者，并建立训练队列和验证队列。研究证实 NIV 实施前的肺炎、心源性肺水肿、肺 ARDS、免疫抑制或感染性休克，以及 SOFA 评分与 NIV 失败密切相关，能对低氧性呼吸衰竭患者 NIV 失败具有更高的预测能力[9]。一项在中国 17 所医院 ICU 内开展的多中心前瞻性研究评估了 ARDS 类型与无创正压通气治疗成败的关系，并进一步探索了 NPPV 失败的预测模型。与肺外病因导致的 ARDS 相比，肺内病因导致的 ARDS 在接受 NPPV 过程中面临更高的失败风险，可指导临床医师在 ARDS 人群中筛查 NPPV 失败风险高的患者[10]。HFNC 失败和延迟插管与急性呼吸衰竭的不良临床结果相关。在接受 HFNC 治疗的肺炎和低氧性呼吸衰竭患者中，ROX 指数（纳入脉搏血氧饱和度、吸入氧分数、呼吸频率）已被验证可预测气管插管的风险。在一项小样本量的研究中，通过测量接受 HFNC 患者潮气量，高潮气量（>10ml/kg）与 HFNC 失败相关，并建立了一个新的指标——VOX（volume oxygenation），以预测急性低氧性呼吸衰竭患者 HFNC 治疗的失败风险[11]。在急性阻塞性肺疾病急性加重伴轻度高碳酸血症（pH≥7.35，二氧化碳动脉分压>45mmHg）的患者中，开展 HFNC 适应证的前瞻性随机对照研究。与传统氧气治疗相比，HFNC 并没有减少轻度高碳酸血症 COPD 急性加重期患者的插管需求。未来的研究应侧重于 COPD 急性加重伴呼吸性酸中毒（pH<7.35）的患者[12]。

2. 研究优势与不足

当前呼吸衰竭诊疗领域面临诸多挑战。一是，相对于我国极为丰富的临床研究资源，本领域基于国人数据、具有自有知识产权的创新性临床研究成果数量仍显不足，国际呼吸衰竭救治临床诊疗指南中我国独立取得的临床研究证据仍仅占极小比例。在呼吸衰竭诊疗关键技术领域我国仍处于"模仿""跟跑"状态，距离国际领先水平仍有差距。二是，相对于呼吸衰竭巨大的疾病负担与临床诊疗需求，本领域现阶段高水平科研成果的转化与新型诊疗技术的普及推广能力仍显不足，未来尚需探索将科研成果及时转化为临床诊疗技术的范式和途径。

3. 研究发展方向与趋势

经历新冠疫情后，急慢性呼吸衰竭的救治和转归成为公共卫生领域最值得关注的问题。肺源性 ARDS 病因众多，不同病因的影像表现、呼吸力学特点和免疫细胞动态变化千差万别，总结归纳肺源性因素所致呼吸衰竭的表型分类，实现原创性精准化治疗是未来的研究重点。近年来，基于多组学、多模态数据组合分析的呼吸衰竭精准诊疗技术已成为全球本领域创新焦点，并已有多项新型技术在呼吸衰竭早期诊断与精准分型及风险评估与治疗方案制定等领域提供了新型解决方案。上述关键性诊疗技术的研发与应用，在未来相当一段时间将成为呼吸衰竭救治能力提升的核心赛道。

（三）慢性阻塞性肺疾病研究领域

1. 最新研究进展

慢性阻塞性肺病全球倡议组织（Global Initiative for Chronic Obstructive Lung Disease，GOLD）于"世界慢阻肺日"（2022 年 11 月 16 日）发布了《2023 版慢性阻塞性肺病诊断、治疗和预防全球策略》[13]（简称《GOLD 2023》）。《GOLD 2023》更新了慢性阻塞性肺疾病（COPD）（简称慢阻肺）的定义：一种异质性肺部状态，其特征是慢性呼吸系统症状（呼吸困难、咳嗽、咳痰），原因与气道异常（支气管炎、细支气管炎）和/或肺泡（肺气肿）相关，通常表现为持续性、进行性加重的气流阻塞。当前预测呼吸困难改善的基线患者特征尚不清楚。Finnegan 等[14]测试了呼吸困难期望的功能脑成像标志物作为肺康复治疗反应的预测因子，研究发现只有包含呼吸困难预期脑成像标记的模型成功预测了呼吸困难-12 评分的改善（敏感性 0.88，特异性 0.77）。d-环丝氨酸与呼吸困难的改善独立相关。在一项国际随机对照试验中[15]，COPD 患者被分为三组（远程康复组、无监督训练组、对照组），结果表明，COPD 的长期远程康复和在家无监督培训都能成功地减少住院再入院，并能扩大肺部康复和维护策略的可用性。瑞士一项研究探索肺康复后 12 个月的家庭最小器械力量训练项目对 COPD 患者的呼吸困难、运动能力和患者报告的结果是否有影响[16]，结果显示 HOMEX 运动项目对呼吸困难虽然没有效果，但改善了患者的运动能力（1min 坐立试验）和患者感受的健康状态。

COPD 的发病机制研究方面。加拿大一项随机、盲法交叉研究生动地说明了暴露于柴油颗粒物对肺部的影响，该研究所有受试者的 BAL 淋巴细胞计数都增加了，但患有 COPD 的戒烟者也增加了 MMP10 和血清淀粉样蛋白 A 水平[17]。Phillips 等[18]报告了 1250 名有或无 COPD 受试者的心肺运动试验分析结果发现，不论肺功能下降程度的水平，V_E/VCO_2 超过正常上限均与更严重的呼吸困难和更低的峰值耗氧量相关。

2. 研究的不足

目前我国慢阻肺基础研究逐渐增多，但临床研究依然为主要部分。临床研究多聚焦于寻找新的标志物或改进诊疗方法，多数研究所得的结果并未在基础研究中予以全面验证和评估，距离临床转化应用仍有一段距离。基础研究拓展了免疫系统、微生态等相关领域的研究，其他如表观遗传、细胞凋亡等领域仍较欠缺；研究样本主要为外周血、肺组织、痰液及肺泡灌洗液等，其他样本获取较难，很多基础研究结果难以多维度予以验证。

3．研究发展方向与趋势

未来慢阻肺的基础研究将聚焦于表型组学（包括各种蛋白质组学、代谢组学，以及临床表型与各组学的关联），易感基因及表观遗传学，免疫学机制，细胞凋亡机制，蛋白酶和抗蛋白酶失衡，呼吸道微生态及其他部位微生态分布对呼吸系统的影响，气道黏液高分泌等；临床研究方面，早期识别干预、开展精准的个体化治疗是未来研究的方向，应持续寻找慢阻肺的不同表型并深入分析各表型之间的临床特征，寻找有意义的生物标志物，探索新的干预靶点和药物。

（四）哮喘领域

1．最新研究进展

在哮喘机制研究中，发现空气过敏原暴露诱导 ADP 和 ATP 的细胞外释放可以激活 P2Y13-R 的核苷酸，可通过基因敲除或小分子拮抗剂的靶向治疗预防哮喘的发病和急性发作[19]。重度哮喘的女性患者其循环 Th2 细胞水平高于男性，这可能是由于雌激素影响了对糖皮质激素（glucocorticoid，GC）的应答，导致 Th2 细胞存活和 2 型细胞因子产生的增加[20]。一项队列研究显示，在重度哮喘患者中还发现了与糖皮质激素治疗、免疫相关机制、CD4+T 细胞、肥大细胞与 IL18R1 激活、气道重塑等相关基因集富集分析（gene set enrichment analysis，GSEA）。该研究确定了 CD4+T 细胞、肥大细胞的突出作用，以及与气道重塑相关的通路，如 IL18R1、SUMOylation 和 NRF2 通路，可能是重度哮喘的发病机制[21]。

在哮喘的诊断与评估方面，有一项观察性研究表明，较高的 AE 发生率与多个合并症、哮喘严重程度、哮喘控制不佳、气流阻塞、痰 EOS 增多，以及 2 型炎症模式呈密切相关[22]。另一项研究显示，根据 FeNO 水平对患者进行分层可以识别具有不同临床特征的特定哮喘表型以及可用于临床实践的预测因子，从而调整治疗并改善哮喘患者的预后[23]。一项横断面研究显示，根据 FeNO 水平与血 EOS 计数值可将重度哮喘气道炎症分为 4 种亚型，有助于指导生物制剂的使用[24]。

在哮喘药物治疗方面，众多的研究显示，靶向生物制剂可显著减少重症哮喘的急性发作。一项网络 meta 分析显示，在 EOS 性哮喘患者中，与本瑞利珠单抗或美泊利珠单抗相比，特折鲁单抗（tezepelumab）与度普利尤单抗在降低急性发作与改善肺功能方面具有更大程度的改善[25]。

在哮喘患者管理方面，当前仍未满足的需求包括吸入技术不正确、治疗依从性差、缺少脱离过敏原的意识、合并症未治疗、不恰当的医疗护理等。文章指出良好的医患沟通、患者自我管理支持、多学科的患者教育等可以为当前哮喘未满足的需求提供解决方案[26]。

2．研究优势和不足

重度哮喘是目前国内外研究的重点和难点。近年来，我国自主研发的针对 2 型炎症哮喘的靶向生物制剂不断涌现，并开展了各期的临床研究。由于生物制剂的治疗费用较高，临床医师和患者也极为关注其给药疗程和停药后的情况，但目前针对各种生物制剂的减药/减量或停药方案国内外仍未有统一的标准，今后仍需要更多的研究证据[27]。

3. 研究发展方向和趋势

重度哮喘的治疗和患者管理是国内外哮喘研究领域的前沿和热点方向。虽然已经证实目前用于哮喘的生物靶向制剂能够改善重度哮喘的症状和肺功能，减少急性发作和口服激素用量，但是仍有一些患者在使用生物靶向制剂后仍然不能获得令人满意的临床效果，因此针对不同靶点的生物制剂亟须开展研究[28]。

（五）间质性肺疾病研究领域

1. 最新研究进展

（1）临床指南方面

美国胸科协会（The American Thoracic Society，ATS）/欧洲呼吸学会（European Respiratory Society，ERS）/日本呼吸学会（The Japanese Respiratory Society，JRS）/拉丁美洲胸科协会（Latin American Thoracic Association，ALAT）联合更新了《成人特发性肺纤维化（IPF）和进展性肺纤维化（PPF）临床实践指南（2022 版）》[29]，对 IPF 影像学和组织病理学的标准进行了更新，同时正式提出了进行性肺纤维化的定义和临床诊疗指南。ATS/ERS/JRS/ALAT 发布了肺纤维化合并肺气肿（CPFE）综合征的声明，提供了一个 CPFE 研究定义和分类标准，并强调了研究重点，建议对 CPFE 的研究包括对放射学和病理模式的全面描述[30]。ERS 发布了经支气管肺冷冻活检诊断间质性肺病（ILD）指南，为经支气管肺冷冻活检（TBLC）在 ILD 的组织学诊断中的作用提供了临床实践建议[31]。

（2）临床研究及新药开发方面

一项评估 SSc 患者皮肤评分的 3 期随机对照试验发现，托珠单抗减缓了 SSc-ILD 患者亚组 FVC 下降[32]。一项 3 期随机对照试验发现，在 IPF 急性加重期的标准护理糖皮质激素治疗中加入静脉注射环磷酰胺增加了 3 个月的死亡率[33]。对尼达尼布在 PF-ILD（INBUILD）研究数据的进一步分析表明，尼达尼布在 PF-ILD 和 IPF 中具有相似的不良事件特征，降低了疾病进展的事件风险[34]。

（3）肺纤维化的诊断、监控和理疗方面

研究者们鉴定和验证了在 IPF、纤维化结缔组织病相关 ILD、慢性超敏性肺炎和无法分类的 ILD 患者中进展性纤维化 ILD 的新生物标志物，可以反映 UIP、不特定的间质性肺炎及其他模式固有的生物学过程[35,36]。代华平团队发现血液标志物可以在适当的人群中评估形态学亚型，并获得了预测 IPF 进展的早期血浆生物标志物 CYFRA 21-1[37]，原发性干燥综合征合并间质性肺病的标志物 KL-6 和 CA153[38]，以及尘肺病早期诊断的蛋白质组学特征等[39]。

（4）肺纤维化的发病机制方面

发现 AT2 细胞损伤过程中自分泌 TGF-β，通过正反馈的机制促进非炎症性肺纤维形成。TGF-β 表达导致肺泡Ⅱ型上皮细胞（AT2）线粒体/核糖体失衡，其机制与复合体 V 和 ATP 的减少与 ROS 的爆发有关[40]。人肺泡 2 型上皮转分化为 KRT5+基底细胞可能是肺纤维化的新病理特征[25]。肺内皮细胞通过 FOXF1/R-Ras 信号调节内皮向间质转化和肺纤维化，此过程可受肺细胞外基质调节[41,42]。

2. 研究优势与不足

目前已建立了长期随访的多中心不断扩充的"间质性肺疾病专病队列"，为阐明间质性肺疾病发病早期、疾病演进及纤维化进展的共性及特性机制，并基于临床数据-生物样本库，构建多维度的间质性肺疾病的早期诊断、精准分型、分期，预测与预后模型，提出个体化综合干预策略奠定了重要的基础。然而，在信息技术指数型增长，医工融合日益深入的当代，挑战也浮出水面，包括 ILD 诊疗技术的安全性和精准度的提升，疾病监控家庭化，远程医疗建设，医疗与康复、人文、心理的深度融合的实现等，均是亟待解决的问题。

3. 研究发展方向与趋势

（1）完善并扩大间质性肺疾病临床数据库和生物标本库，充分描述我国间质性肺疾病人群的流行病学特征。

（2）人工智能、深度学习及机器学习提高 ILD 的 HRCT 扫描解释的准确性。

（3）结合影像资料和 AI 体系，开发数字呼吸模型，对临床肺功能检测难以配合的重度肺纤维化患者，开发更灵敏的肺功能检测新软件或设备。

（4）利用单细胞和空间的多组学测序及生物信息学分析，结合影像学资料，构建高分辨的 ILD 病理学细胞图谱和分子图谱，探索 ILD 不同阶段肺组织生态位细胞亚群分布特征、细胞进化轨迹、细胞间通信特种、细胞与细胞外基质的串扰机制，寻找与肺纤维化早期诊断、分类分型及预后判断相关的生物标志物。

（5）深度医工融合，开发 ILD 靶向治疗的纳米递送系统。

（6）抗纤维化药物的新靶点开发及Ⅱ期、Ⅲ期药物临床试验的开展。

（7）继续完善 COVID-19 后肺纤维化的发病机制与治疗策略研究。

（8）基于 AI 诊断模型，开发 ILD 家庭化监控软件与设备。

（9）促进家庭化疾病监控和远程医疗体系建设。

（六）肺栓塞与肺血管病研究领域

1. 最新研究进展

（1）肺血栓栓塞症领域

近年来，我国通过开展肺血栓栓塞症（pulmonary thrombo embolism，PTE）简称肺栓塞）注册登记研究（CURES）发现基于危险分层的治疗策略有助于降低患者住院病死率，改善其总体预后，填补了亚洲范围内肺栓塞管理的数据空白[43]。通过对我国 PTE

患者基因组学数据进行分析，发现了我国患者具有的特征性易感基因，如 *FABP2* 等，并构建了基于国人易感基因的多基因风险评分[44]。在血栓形成过程中，脂质代谢可能起到非常重要的作用，提示控制血脂及尿酸水平对预防 PTE 可能产生作用[45]。

（2）肺动脉高压领域

我国科研工作者发现超声所测肺动脉收缩压（sPAP）/左心室收缩末内径（LVIDd）指数是评估慢性血栓栓塞性肺动脉高压（pulmonary hypertension due to chronic thrombotic and/or embolic disease，CTEPH）肺血管阻力（pulmonary vascular resistance，PVR）升高的一种简单可靠的方法[46]。研究证实肺血栓内膜剥脱术（PEA）和肺动脉球囊扩张成形术（BPA）可改善 CTEPH 患者的氧途径限制，而心肺康复有助于减少疾病所致氧途径损伤[47]。我国学者对儿童先天性心脏病相关性肺动脉高压患者进行了上气道细菌种群检测，结果提示细菌种群变化与心血管结构之间存在潜在的相关性[48]。同时，通过单细胞核糖核苷酸（RNA）测序分析揭示了 CTEPH 中单细胞发育轨迹的顺序，以及 CTEPH 发病机制中不同细胞类型之间的密切联系[49]。有学者揭示了 Piezo1 在调控肺动脉平滑肌细胞（pulmonary arterial smooth muscle cell，PASMC）和内皮细胞（endothelial cell，EC）中的联合作用，为 Piezo1 在剪切应力相关实验性肺动脉高压中的细胞类型特异性致病作用提供了新的见解[50]。在遗传学层面我国学者将钙敏感受体（CaSR）基因和功能与疾病严重程度关联，发现 CaSR 多个等位基因与特发性肺动脉高压的发生和严重程度有关[51]。

2. 研究优势与不足

我国前期已建立了亚洲地区最大的 PTE 专病队列，在病因、临床特征、转归及预后预测等方面均开展了相关研究，但目前仍存在一些问题：静脉血栓栓塞症（venous thromboembolism，VTE）预防现状有待提高，基于危险分层的 PTE 精细诊断策略缺乏系统研究，特殊人群的 PTE 个体化治疗有待探索，以及 VTE 的病程演进机制亟待深入探讨。

我国关于肺动脉高压的基础研究仍然不足，对标国际领先的肺动脉高压中心，国内研究仍以小规模、单中心观察性临床研究为主，以单个分子或通路、单一细胞亚群的探索为主，缺乏具有学科影响力、推动肺动脉高压治疗策略革新的多中心高水平循证医学研究，缺乏多组学解析致病机制的全景研究。

3. 研究发展方向与趋势

（1）基于现有队列及信息化管理体系，开展针对 VTE 预防的整群随机对照研究以构建并验证 VTE 防治预警模型。

（2）探究 PTE 特殊人群的个体化抗凝治疗方案，融合药物基因组、凝血因子及血药浓度监测等，评价精细化的抗凝药物治疗策略疗效及安全性。

（3）开展基于人工智能影像技术的影像组学研究，并结合生物标志物建立病程演进相关评估模型。

（4）解析表型与复杂基因型的关联性，深入探索肺血管病临床表型、遗传易感机制与病程演变的相关性及临床意义。

（5）需要结合多组学分析，多维度揭示肺栓塞向肺动脉高压转化的致病机制，进一步加大对新靶点、新药的开发力度。

（七）肺癌领域

1. 最新研究进展

肺癌发病率高居我国肿瘤发病率及死亡率第一位。抗肿瘤治疗日益精准化、多样化，免疫检查点抑制剂、小分子药物、抗体偶联药物等新药相继研发并进入国内，诸多最新研究进展公布。免疫治疗仍是肺癌药物的主流，覆盖围术期、局部晚期以及转移性肺癌人群。IMpower010 研究显示，对比术后辅助化疗，术后辅助化疗联合阿替利珠单抗免疫维持，OS 有获益趋势[52]。纳武利尤单抗、帕博利珠单抗、阿替利珠单抗用于 NSCLC 免疫新辅助已在多个 II/III 期临床中表现出良好疗效[53-55]。CheckMate 816 研究显示，纳武利尤单抗联合化疗的免疫新辅助治疗相比单独化疗，病理完全缓解率显著和 EFS 显著提高（24.0% vs 2.2%；31.6m vs 20.8m），降低疾病进展、复发或死亡风险达 37%（HR 0.63）[56]。GEMSTONE-301 研究结果公布，不可切除III期 NSCLC 患者同步/序贯放化疗后，对比安慰剂组，使用舒格利单抗免疫维持患者的 PFS 显著延长[57]。

肺癌靶向领域，少见及罕见靶点治疗方案不断涌现，靶向药物应用范围从晚期向围手术期扩大。针对 EGFR 20ins 原发耐药突变的莫博赛替尼、舒沃替尼先后获批上市。其中，舒沃替尼用于经治 EGFR 20ins 突变型晚期 NSCLC 的客观缓解率（objective response rate，ORR）高达 60.8%[58]。特泊替尼+奥希替尼、amivantamab+lazertinib+卡铂+培美曲塞、patritumab deruxtecan 等针对 EGFR-TKI 继发耐药的临床研究正在进行。对于携带 ALK、ROS-1 等敏感突变的患者进行围术期靶向治疗的探索仍处于小样本的研究早期阶段。

抗体偶联药物（antibody-drug conjugate，ADC）是由细胞毒药物连接到靶向肿瘤的单克隆抗体而构成的复合体，具有低毒高效的优势，成为研究热点。肺癌领域里，靶向 TROP2、HER2/3、MET 和 CEACAM5 的 ADC 药物研究方兴未艾。DS-8201 是 FDA 批准治疗 HER2 突变 NSCLC 的首款 ADC 药物。II 期 Destiny-Lung02 研究显示 DS-8201 治疗 HER2 突变肺癌患者的整体有效率为 58%，中位 DOR 为 8.7 个月[59]。Dato-DXd 是靶向 Trop2 的 ADC 药物。2022 WCLC 年会上，I b 期 TROPION-Lung02 研究初步结果公布，Dato-DXd 联合帕博利珠单抗一线治疗转移性 NSCLC 疗效初显，相关III期临床研究正在开展。

2. 研究优势与不足

我国抗肿瘤药物研发体系日趋成熟。由我国自主研发的肺癌 PD-1/PD-L1 免疫检查点抑制剂、靶向药物逐渐增多，在原创性药物研发方面取得巨大进展。我国病例资源丰富，临床和基础科学研究大量开展，但大部分研究仍处于跟跑的阶段，缺乏尖端的原创基础科学研究、重大理论创新以及高水平的研究成果转化。

3. 研究发展方向和趋势

未来肺癌领域相关研究仍聚焦于肿瘤精准治疗。利用人工智能技术，包含基于多模态深度学习的肺结节诊断模型将助力提高肺癌的早诊早筛。应用单细胞测序和多组学研究，寻找免疫治疗疗效及不良反应预测相关的生物标志物是扩大免疫治疗获益人群的关键。目前鳞癌和小细胞肺癌治疗手段有限，应持续寻找潜在治疗靶点，加大对新药、新疗法的研发力度。

（八）介入呼吸病学研究领域

1. 最新研究进展

在肺外周结节诊断领域，我国学者通过一项多中心随机对照研究证明相较于支气管内超声（EBUS）结合引导鞘（GS）技术，一种新型国产电磁导航支气管镜（ENB）系统联合 EBUS-GS 可以显著提高肺外周结节的定位诊断能力[60]。另外，通过前瞻性、单臂的国际多中心研究，证明了在通过切入点（POE）使用阿基米德®VBN 系统的情况下，采用支气管镜下经肺叶结节穿刺（BTPNA）和引导经支气管针吸活检（TBNA）进行肺外周结节病灶活检，均有助于肺周围型病变的安全、有效取材[61]。同时，通过多中心随机对对 VBN-rEBUS-GS 诊断肺外周结节的诊断效能无影响[62]。

在周围型肺癌介入治疗领域，我国学者开展了经支气管冷冻消融在活体猪的应用研究，该新型柔性冷冻探针以氮气作为制冷剂，初步验证了其安全性和可行性，有望用于周围型肺癌的临床治疗[63]。

在慢性气道疾病介入治疗领域，我国学者对接受支气管热成形术（BT）治疗的重度难治性哮喘患者的小气道平滑肌（smooth muscle，SM）和神经进行了评估，发现 BT 治疗后小气道的神经束明显减少，但对小气道 SM 无明显影响，为 BT 治疗提供了新的证据[64]。另外，通过随机对照研究表明 BT 联合常规药物治疗在改善 COPD 患者肺功能和生活质量方面优于常规药物治疗，并显著降低 COPD 急性加重风险，且未引起严重不良事件[65]。同时，前瞻性研究、发现选择性支气管镜热蒸汽消融（BTVA）术可改善患者的肺功能和临床症状，应用 3D V/Q SPECT/CT 能够以更精确地估计肺容量、肺通气和灌注水平，并具有良好的可重复性，在 COPD 患者评估 BTVA 术后局部效应方面具有重要作用[66]。

在冷冻技术规范化应用和新适应证探索方面，我国学者参与了一项国际多中心随机对照试验，探讨经支气管镜冷冻纵隔活检联合标准 EBUS-TBNA 在纵隔疾病诊断中的安全性及附加价值，结果表明在标准 EBUS-TBNA 基础上增加纵隔冷冻活检可显著提高纵隔病变的诊断率，且安全性良好，为冷冻技术提供新适应证的可能[67]。另外，开展相关研究探讨了经支气管冷冻肺活检在重症患者中应用的安全性和有效性[68,69]。

2. 研究优势与不足

介入呼吸病学相关技术的研发和基础研究较少，跟随性研究较多。但是我们也欣喜地看到我国介入呼吸病学技术的临床前研究逐渐增多，创新性技术临床研究逐渐涌现。我国有着临床病例充足的优势，这为介入呼吸病学的高质量临床研究提供契机；另外，随着国家对医疗领域产学研协同创新的政策支持和资源支持，介入呼吸病学相关医疗器械行业的发展已驶入"快车道"，依靠医工结合进行原始性技术创新和研发恰逢其时。

3. 研究发展方向和趋势

以疾病为中心，进一步明确各项技术的最佳适应证人群；优化介入呼吸病学技术的实施方案；规范技术培训和实施；加强围手术期的管理和疾病的长程管理。通过开展多中心前瞻性研究，提供适合国情的个体化解决方案。产学研用协同转化将是未来的发展趋势，我国在介入呼吸病学技术研发领域已具备一定的基础和积累，通过一系列多中心注册临床研究加快对研发设备、器械的安全性和有效性评价，推进产品上市应用，降低医疗成本，使患者从介入呼吸病学技术的进步中获益。

（九）烟草病学研究领域

1. 最新研究进展

在吸烟流行状况方面，《北京第四次成人烟草调查》的数据显示，北京市 15 岁以上人群的吸烟率降至 19.9%[70]；根据《2022 年上海成人烟草流行调查报告》，上海市 15 岁及以上人群的吸烟率降至 19.4%[71]，标志着北京和上海提前实现了健康中国的控烟目标。由中日友好医院牵头开展的研究，首次评估了我国烟草依赖的流行状况及危险因素，结果显示，在现有吸烟者中，烟草依赖的患病率高达 49.7%，据此推算我国约有 1.835 亿吸烟者患有烟草依赖；非烟草成瘾者戒烟成功的可能性是烟草成瘾者的 2.88 倍[72]。我国大型人群队列研究 CKB，基于 50 余万例研究对象的数据，发现吸烟显著增加了 56 种疾病的发病风险和 22 种疾病的死亡风险。特别引人注目的是，对于那些在 18 岁前开始吸烟的男性，如果不戒烟，大约有一半将因吸烟而早死[73]。此外，一项随机对照研究发现，对于那些肺功能正常但有呼吸症状的吸烟者，使用双支气管扩张剂并不能改善症状，而戒烟被认为是最佳的治疗方法[74]。在戒烟治疗方面，一项多中心随机对照研究发现，伐尼克兰可以安全有效地帮助 2 型糖尿病患者戒烟[75]。医务人员带头开展戒烟行动可取得事半功倍的效果。全国"戒烟：医者先行"结果显示，在第一批参与活动的吸烟医务人员中，81.0%的人响应号召并开始戒烟，其中 60.2%的人戒烟成功 3 个月以上[76]。有研究首次评估了我国吸烟慢阻肺患者的戒烟治疗依从性，明确了较好的戒烟治疗依从性是影响临床疗效的关键因素[77]。烟草病学的教学工作一直是学科建设中的重要组成部分。2022 年 9 月举办的第十一届全国戒烟医师培训班取得了良好的效果，同时全国已有十余所医学院校开设了烟草病学课程。

2. 研究优势与不足

目前我国已初步构建了覆盖全国的戒烟体系，临床戒烟水平不断提高，科学研究取得一定的科技创新成果，为开展烟草病学的研究提供了重要支撑。但与国际先进水平相比，我国烟草病学领域的科技水平仍处于"追赶者"阶段，吸烟所致健康危害的发展规律、治疗技术及防治政策等"卡脖子"问题亟待进一步突破，加之不同省份地区的社会、政治、经济差异等多方面的原因，导致资源碎片化、不均衡、非同质的状况严重，研究成果转化为临床实践的适宜技术模式亟待进一步优化。

3. 研究发展方向与趋势

未来，我们需要从流行监测、个体化戒烟、群体管理、移动健康、宣教与科普等多个方面开展科学研究与创新，构建适合我国情况的"吸烟及烟草依赖的精准防治及管理体系研究"模式，以支持实现"健康中国 2030"的目标。

（十）睡眠呼吸障碍研究领域

1. 研究最新进展

《成人家庭睡眠呼吸暂停监测临床规范应用专家共识》[78]和《成人阻塞性睡眠呼吸暂停高危人群筛查与管理专家共识》[79]等多项专家共识发布，探索了新的诊疗路径，促进了睡眠呼吸障碍性疾病的规范化诊治和综合性管理。利用数字成像和非接触式生命体征采集技术，探索无扰式睡眠呼吸障碍性疾病筛查和诊断工具[80,81]，开发疾病筛查预警模型。结合多维临床数据，探索睡眠呼吸障碍性疾病的多元评估管理模式[82]。研发新型生物标志物，探究睡眠呼吸障碍性疾病对心脑血管等多器官系统并发症的影响[83,84]。围绕睡眠呼吸暂停和菌群微生态，对睡眠呼吸障碍性疾病及其心血管并发症展开基础及临床研究[85,86]。

2. 研究优势与不足

我国睡眠呼吸疾病临床研究具有大样本的病例来源，睡眠医学已作为独立的学科建制纳入内科学的专培体系，现已初步形成了多地区协同的创新网络，搭建睡眠障碍相关临床研究的国家级平台，这对睡眠医学人才的培养及规范化睡眠医学中心的建设、基础科研的开展具有重要的推动作用。

但需要注意的是，中国成人阻塞性睡眠呼吸暂停综合征（OSA）的患病率居世界之首，且睡眠障碍人群的遗传特点与国外差异较大，目前尚缺乏较大规模的我国成人 OSA 患者的流行病学数据。我国诊疗资源分布局限，缺乏智能化分级诊疗体系。卫生政策及医保支付政策的制定还缺乏科学证据。现有临床干预手段仍存在局限性，CPAP 临床依从性差这一问题在我国尤其严重。公众对睡眠呼吸疾病的重视度亟待提高。

3. 研究发展方向与趋势

探讨我国睡眠呼吸障碍患者的流行病学特征、疾病负担的基线调查，开展睡眠呼吸疾病的随访队列研究及随机对照研究，探索基于人工智能技术和远程照护模式的睡眠健康管理及睡眠疾病诊疗路径，推进跨学科合作，深化睡眠障碍的发病机制研究，或是未来睡眠呼吸疾病的重要发展方向。

参 考 文 献

[1] Lo Re V, 3rd, Dutcher SK, Connolly JG, et al. Association of COVID-19 vs influenza with risk of arterial and venous thrombotic events among hospitalized patients. JAMA, 2022, 328(7): 637-651.

[2] Gangneux JP, Dannaoui E, Fekkar A, et al. Fungal infections in mechanically ventilated patients with COVID-19 during the first wave: the French multicentre MYCOVID study. Lancet Respir Med, 2022, 10(2): 180-190.

[3] Global Burden of Disease Long COVID Collaborators, Hanson S W, Abbafati C, et al. Estimated global proportions of individuals with persistent fatigue, cognitive, and respiratory symptom clusters following symptomatic COVID-19 in 2020 and 2021. JAMA, 2022,328(16): 1604-1615.

[4] Huang L, Li X, Gu X, et al. Health outcomes in people 2 years after surviving hospitalisation with COVID-19: a longitudinal cohort study. Lancet Respir Med, 2022, 10(9): 863-876.

[5] Ahmad A, Eze K, Noulin N, et al. EDP-938, a respiratory syncytial virus inhibitor, in a human virus challenge. N Engl J Med, 2022, 386(7): 655-666.

[6] Simoes EAF, Center KJ, Tita ATN, et al. Prefusion f protein-based respiratory syncytial virus immunization in pregnancy. N Engl J Med, 2022, 386(17): 1615-1626.

[7] Qu J, Zhang J, Chen Y, et al. Aetiology of severe community acquired pneumonia in adults identified by combined detection methods: a multi-centre prospective study in China. Emerg Microbes Infect, 2022, 11(1): 556-566.

[8] Darie AM, Khanna N, Jahn K, et al. Fast multiplex bacterial PCR of bronchoalveolar lavage for antibiotic stewardship in hospitalised patients with pneumonia at risk of Gram-negative bacterial infection (Flagship II): a multicentre, randomised controlled trial. Lancet Respir Med, 2022, 10(9): 877-887.

[9] Duan J, Chen L, Liu X, et al. An updated HACOR score for predicting the failure of noninvasive ventilation: a multicenter prospective observational study. Crit Care, 2022, 26(1): 196.

[10] Shu W, Guo S, Yang F, et al. Association between ARDS etiology and risk of noninvasive ventilation failure. Ann Am Thorac Soc, 2022, 19(2): 255-263.

[11] Chen D, Heunks L, Pan C, et al. A novel index to predict the failure of high-flow nasal cannula in patients with acute hypoxemic respiratory failure: a pilot study. Am J Respir Crit Care Med, 2022, 206(7): 910-913.

[12] Xia J, Gu S, Lei W, et al. High-flow nasal cannula versus conventional oxygen therapy in acute COPD exacerbation with mild hypercapnia: a multicenter randomized controlled trial. Crit Care, 2022, 26(1): 109.

[13] Global Initiative for Chronic Obstructive Lung Disease(GOLD). Global Strategy for the Diagnosis, Management and Prevention of Chronic Obstructive Lung Disease(2023 Report). Available from: https://goldcopd.org/.

[14] Finnegan SL, Browning M, Duff E, et al.Brain activity measured by functional brain imaging predicts breathlessness improvement during pulmonary rehabilitation. Thorax, 2023, 78(9): 852-859.

[15] Zanaboni P, Dinesen B, Hoaas H, et al. Long-term telerehabilitation or unsupervised training at home for patients with chronic obstructive pulmonary disease: A randomized controlled trial. Am J Respir Crit Care Med, 2023, 207(7): 865-875.

[16] Frei A, Radtke T, Lana KD, et al. Effectiveness of a long-term home-based exercise training program in patients with COPD following pulmonary rehabilitation: A multi-center randomized controlled trial. Chest, 2022, 162(6): 1277-1286.

[17] Ryu MH, Afshar T, Li H, et al. Impact of exposure to diesel exhaust on inflammation markers and proteases in former smokers with chronic obstructive pulmonary disease: a randomized, double-blinded, crossover study. Am J Respir Crit Care Med. 2022, 205(9): 1046-1052.

[18] Phillips DB, Elbehairy AF, James M D, et al. Impaired ventilatory efficiency, dyspnea, and exercise intolerance in chronic obstructive pulmonary disease: results from the CanCOLD study. Am J Respir Crit Care Med, 2022, 205(12): 1391-1402.

[19] Werder R B, Ullah Md A, Rahmon M M, et al. Targeting the $P2Y_{13}$ receptor suppresses IL-33 and $HMGB_1$ release and ameliorates experimental asthma. American Journal of Respiratory and Critical Care Medicine, 2022, 205(3): 300-312.

[20] Vijeyakumaran M, MohdWessam Al J, Fortunato J, et al. Dual activation of estrogen receptor alpha and glucocorticoid receptor upregulate CRTh2-mediated type 2 inflammation; mechanism driving asthma severity in women? Allergy, 2023, 78(3): 767-779.

[21] Sánchez-Ovando S, Pavlidis S, Kermani NZ, et al. Pathways linked to unresolved inflammation and airway remodelling characterize the transcriptome in two independent severe asthma cohorts. Respirology, 2022, 27(9): 730-738.

[22] Domínguez-Ortega, Luna-Porta JA, Olaguibel JM, et al. Exacerbations among patients with asthma are largely dependent on the presence of multimorbidity. Journal of Investigational Allergology & Clinical Immunology, 2023, 33(4): 281-288.

[23] Hoshino Y, Soma T, Uchida Y, et al. Treatment resistance in severe asthma patients with a combination of high fraction of exhaled nitric oxide and low blood eosinophil counts. Frontiers in Pharmacology, 2022, 2013: 836635.

[24] Couillard S, Laugerud A, Jabeen M, et al. Derivation of a prototype asthma attack risk scale centred on blood eosinophils and exhaled nitric oxide. Thorax, 2022, 77(2): 199-202.

[25] Nopsopon T, Lassiter G, Chen ML, et al. Comparative efficacy of tezepelumab to mepolizumab, benralizumab, and dupilumab in eosinophilic asthma: A Bayesian network meta-analysis. The Journal of Allergy and Clinical

Immunology, 2023, 151(3): 747-755.

[26] Busse W, Kraft M. Current unmet needs and potential solutions to uncontrolled asthma. European Respiratory Review, 2022, 31(163): 210176.

[27] Huang WC, Fu PK, Chan MC, et al. The long-term effectiveness of omalizumab in adult patients with severe allergic asthma: continuous treatment versus boosting treatment. J Clin Med, 2021, 10(4): 707.

[28] Kardas G, Panek M, Kuna P, et al. Monoclonal antibodies in the management of asthma: Dead ends, current status and future perspectives. Front Immunol, 2022, 13: 983852.

[29] Raghu G, Remy-Jardin M, Richeldi L, et al. Idiopathic pulmonary fibrosis (an update) and pro- gressive pulmonary fibrosis in adults: an official ATS/ERS/JRS/ALAT clinical practice guideline. Am J Respir Crit Care Med, 2022, 205(9): e18-e47.

[30] Cottin V, Selman M, Inoue Y, et al. Syndrome of combined pulmonary fibrosis and emphysema: An Official ATS/ERS/JRS/ALAT research statement. Am J Respir Crit Care Med, 2022, 206(4): e7-e41.

[31] Korevaar DA, Colella S, Fally M, et al. European Respiratory Society guidelines on transbronchial lung cryobiopsy in the diagnosis of interstitial lung diseases. Eur Respir J, 2022, 60(5): 2200425.

[32] Maher TM, Tudor VA, Saunders P, et al. Rituximab versus intravenous cyclophosphamide in patients with connective tissue disease-associated interstitial lung disease in the UK (RECITAL): a double-blind, double-dummy, ran- domised, controlled, phase 2b trial. Lancet Respir Med, 2023, 11(1): 45-54.

[33] Khanna D, Lin CJF, Furst DE, et al. Long-term safety and efficacy of tocilizumab in early systemic sclerosis–interstitial lung disease: open-label extension of a phase 3 randomized controlled trial. Am J Respir Crit Care Med, 2021, 205(6): 674-684.

[34] Flaherty KR, Wells AU, Cottin V, et al. Nintedanib in progressive interstitial lung diseases: data from the whole INBUILD trial. Eur Respir J, 2022, 59(3): 2004538.

[35] Clynick B, Corte TJ, Jo HE, et al. Biomarker signatures for progressive idiopathic pulmonary fibrosis. Eur Respir J, 2022, 59(3): 2101181.

[36] Bowman WS, Newton CA, Linderholm AL, et al. Proteomic biomarkers of progressive fibrosing interstitial lung disease: a multicentre cohort analysis. Lancet Respir Med, 2022, 10(6): 593-602.

[37] Chen X, Yang X, Ren Y, et al. Clinical characteristics of hypersensitivity pneumonitis: non-fibrotic and fibrotic subtypes. Chin Med J (Engl), 2023, doi: 10.1097/CM9.0000000000002613.

[38] Wei F, Zhang X, Yang S, et al. Evaluation of the clinical value of KL-6 and tumor markers in primary sjögren's syndrome complicated with interstitial lung disease. J Clin Med, 2023, 12(15): 4926.

[39] Hou Z, Zhang X, Gao Y, et al. Serum osteopontin, KL-6, and Syndecan-4 as potential biomarkers in the diagnosis of coal workers' pneumoconiosis: A case-control study. Pharmgenomics Pers Med, 2023, 16: 537-549.

[40] Enomoto Y, Katsura H, Fujimura T, et al. Autocrine TGF-β-positive feedback in profibrotic AT2-lineage cells plays a crucial role in non-inflammatory lung fibrogenesis. Nat Commun, 2023,14(1): 4956.

[41] Barbayianni I, Kanellopoulou P, Fanidis D, et al. SRC and TKS5 mediated podosome formation in fibroblasts promotes extracellular matrix invasion and pulmonary fibrosis. Nat Commun, 2023, 14(1): 5882.

[42] Bian F, Lan YW, Zhao S, et al. Lung endothelial cells regulate pulmonary fibrosis through FOXF1/R-Ras signaling. Nat Commun, 2023, 14(1): 2560.

[43] Zhai Z, Wang D, Lei J, et al. Trends in risk stratification, in-hospital management and mortality of patients with acute pulmonary embolism: an analysis from the China pUlmonary thromboembolism REgistry Study (CURES). Eur Respir J, 2021, 58(4): 2002963.

[44] Zhang Z, Li H, Weng H, et al. Genome-wide association analyses identified novel susceptibility loci for pulmonary embolism among Han Chinese population. BMC Med, 2023, 21(1): 153.

[45] Weng H, Li H, Zhang Z, et al. Association between uric acid and risk of venous thromboembolism in East Asian populations: a cohort and Mendelian randomization study. Lancet Reg Health West Pac, 2023, 39: 100848.

[46] Zhai YN, Li AL, Tao XC, et al. A simpler noninvasive method of predicting markedly elevated pulmonary vascular resistance in patients with chronic thromboembolic pulmonary hypertension. Pulm Circ, 2022, 12(3): e12102.

[47] Fu Z, Tao X, Xie W, et al. Different response of the oxygen pathway in patients with chronic thromboembolic pulmonary hypertension treated with pulmonary endarterectomy versus balloon pulmonary angioplasty. Front Cardiovasc Med, 2022, 9: 990207.

[48] Wang T, Xing Y, Peng B, et al. Respiratory microbiome profile of pediatric pulmonary hypertension patients associated with congenital heart disease. Hypertension, 2023, 80(1): 214-226.

[49] Miao R, Dong X, Gong J, et al. Examining the development of chronic thromboembolic pulmonary hypertension at the single-cell level. Hypertension, 2022, 79(3): 562-574.

[50] Chen J, Miao J, Zhou D, et al. Upregulation of mechanosensitive channel Piezo1 involved in high shear stress-induced pulmonary hypertension. Thromb Res, 2022, 218: 52-63.

[51] Liu B, Wei YP, Fan X, et al. Calcium Sensing receptor variants increase pulmonary hypertension susceptibility. Hypertension, 2022, 79(7): 1348-1360.

[52] Felip E, Altorki N, Zhou C, et al. IMpower010 Investigators. Adjuvant atezolizumab after adjuvant chemotherapy in resected stage IB-IIIA non-small-cell lung cancer (IMpower010): a randomised, multicentre, open-label, phase 3 trial. Lancet, 2021, 398(10308): 1344-1357.

[53] Chaft JE, Oezkan F, Kris MG, et al. Neoadjuvant atezolizumab for resectable non-small cell lung cancer: an open-label, single-arm phase II trial. Nat Med, 2022, 28: 2155-2161.

[54] Forde PM, Spicer J, Lu S, et al. Neoadjuvant nivolumab plus chemotherapy in resectable lung cancer. N Engl J Med, 2022, 386: 1973-1985.

[55] Wakelee H, Liberman M, Kato T, et al. KEYNOTE-671 investigators. perioperative pembrolizumab for early-stage non-small-cell lung cancer. N Engl J Med, 2023, 389(6): 491-503.

[56] Forde PM, Spicer J, Lu S, et al. Neoadjuvant nivolumab plus chemotherapy in resectable lung cancer. N Engl J Med, 2022, 386(21): 1973-1985.

[57] Zhou Q, Chen M, Jiang O, et al. Sugemalimab versus placebo after concurrent or sequential chemoradiotherapy in patients with locally advanced, unresectable, stage III non-small-cell lung cancer in China (GEMSTONE-301): interim results of a randomised, double-blind, multicentre, phase 3 trial. Lancet Oncol, 2022, 23(2): 209-219.

[58] Wang M, Yang JC, Mitchell PL, et al. Sunvozertinib, a selective EGFR inhibitor for previously treated non-small cell lung cancer with EGFR exon 20 insertion mutations. Cancer Discov, 2022, 12(7): 1676-1689.

[59] Goto K, Goto Y, Kubo T, et al. Trastuzumab deruxtecan in patients with HER2-mutant metastatic non-small-cell lung cancer: primary results from the randomized, phase II DESTINY-lung02 trial. J Clin Oncol, 2023, 41(31): 4852-4863.

[60] Zheng X, Cao L, Zhang Y, et al. A novel electromagnetic navigation bronchoscopy system for the diagnosis of peripheral pulmonary nodules: a randomized clinical trial. Ann Am Thorac Soc, 2022, 19(10): 1730-1739.

[61] Sun J, Criner G J, Dibardino D, et al. Efficacy and safety of virtual bronchoscopic navigation with fused fluoroscopy and vessel mapping for access of pulmonary lesions. Respirology, 2022, 27(5): 357-365.

[62] Zheng X, Zhong C, Xie F, et al. Virtual bronchoscopic navigation and endobronchial ultrasound with a guide sheath without fluoroscopy for diagnosing peripheral pulmonary lesions with a bronchus leading to or adjacent to the lesion: A randomized non-inferiority trial. Respirology, 2023, 28(4): 389-398.

[63] Zheng X, Yuan H, Gu C, et al. Transbronchial lung parenchyma cryoablation with a novel flexible cryoprobe in an in vivo porcine model. Diagn Interv Imaging, 2022, 103(1): 49-57.

[64] Luo Y L, Cheng Y Q, Zhou Z Q, et al. A clinical and canine experimental study in small-airway response to bronchial thermoplasty: Role of the neuronal effect. Allergol Int, 2022, 71(1): 66-72.

[65] Wang T, Fu P, Long F, et al. Research on the effectiveness and safety of bronchial thermoplasty in patients with chronic obstructive pulmonary disease. Eur J Med Res, 2023, 28(1): 331.

[66] Zhu W, Zhang Y, Herth F J F, et al. Efficacy of bronchoscopic thermal vapor ablation in patients with heterogeneous emphysema and lobar quantification by three-dimensional ventilation/perfusion single-photon emission computed tomography/computed tomography: a prospective pilot study from China. Chin Med J (Engl), 2022, 135(17): 2098-2100.

[67] Fan Y, Zhang A M, Wu X L, et al. Transbronchial needle aspiration combined with cryobiopsy in the diagnosis of mediastinal diseases: a multicentre, open-label, randomised trial. Lancet Respir Med, 2023, 11(3): 256-264.

[68] Wang S, Zhou G, Feng Y, et al. Feasibility of transbronchial lung cryobiopsy in patients with veno-venous extracorporeal membrane oxygenation support. ERJ Open Res, 2022, 8(4): 383-2022.

[69] Wang S, Feng Y, Zhang Y, et al. Transbronchial lung biopsy versus transbronchial lung cryobiopsy in critically ill patients with undiagnosed acute hypoxemic respiratory failure: a comparative study. BMC Pulm Med, 2022, 22(1): 177.

[70] 北京市人民政府. "两降两升" 提前完成健康北京 2022 控烟目标, 本市成人吸烟率降至 19.9%. https://www.beijing.gov.cn/gongkai/shuju/sjjd/202201/t20220105_2582738.html.

[71] 新民晚报. 最新上海成人烟草流行监测调查核心数据发布. https://baijiahao.baidu.com/s?id=1767381403236244368&wfr=spider&for=pc.

[72] Liu Z, Li YH, Cui ZY, et al. Prevalence of tobacco dependence and associated factors in China: Findings from nationwide China Health Literacy Survey during 2018-19. Lancet Reg Health West Pac, 2022, 24: 100464.

[73] Chan KH, Wright N, Xiao D, et al. Tobacco smoking and risks of more than 470 diseases in China: a prospective cohort study. Lancet Public Health, 2022, 7(12): e1014-e1026.

[74] Han MK, Ye W, Wang D, et al. Bronchodilators in tobacco-exposed persons with symptoms and preserved lung function. N Engl J Med, 2022, 387(13): 1173-1184.

[75] Russo C, Walicka M, Caponnetto P, et al. Efficacy and safety of varenicline for smoking cessation in patients with type 2 diabetes: A randomized clinical trial. JAMA Netw Open, 2022, 5(6): e2217709.

[76] 程安琪, 刘朝, 赵亮, 等. 中国 "戒烟: 医者先行" 项目效果评价. 中华医学杂志, 2022, 102(24): 1846-1851.

[77] Qin R, Liu Z, Zhou X, et al. Adherence and efficacy of smoking cessation treatment among patients with COPD in China. Int J Chron Obstruct Pulmon Dis, 2021, 16: 1203-1214.

[78] 中华医学会呼吸病学分会睡眠呼吸障碍学组, 中国医学装备协会呼吸病学装备技术专业委员会睡眠呼吸设备学组. 成人家庭睡眠呼吸暂停监测临床规范应用专家共识. 中华结核和呼吸杂志, 2022, 45(2): 133-142.

[79] 中华医学会呼吸分会睡眠呼吸障碍学组, 中国医学装备协会呼吸病学装备技术专业委员会睡眠呼吸设备学组. 成人阻塞性睡眠呼吸暂停高危人群筛查与管理专家共识. 中华健康管理学杂志, 2022, 16(8): 520-528.

[80] Zhou SJ, Yang R, Wang LL, et al. Measuring sleep stages and screening for obstructive sleep apnea with a wearable multi-sensor system in comparison to polysomnography. Nat Sci Sleep, 2023, 15: 353-362.

[81] Ding F, Cotton-Clay A, Fava L, et al. Polysomnographic validation of an under-mattress monitoring device in estimating sleep architecture and obstructive sleep apnea in adults. Sleep Med, 2022, 96: 20-27.

[82] Zhang XL, Zhang L, Li YM, et al. Multidimensional assessment and cluster analysis for OSA phenotyping. J Clin Sleep Med, 2022, 18(7): 1779-1788.

[83] Li X, Liu X, Meng Q, et al. Circadian clock disruptions link oxidative stress and systemic inflammation to metabolic syndrome in obstructive sleep apnea patients.Front Physiol, 2022, 29; 13: 932596.

[84] Gaspar LS, Santos-Carvalho A, Santos B, et al. Peripheral biomarkers to diagnose obstructive sleep apnea in adults: A systematic review and meta-analysis. Sleep Med Rev, 2022, 64: 101659.

[85] Badran M, Khalyfa A, Ericsson AC, et al. Gut microbiota mediate vascular dysfunction in a murine model of sleep apnoea: effect of probiotics. Eur Respir J, 2023, 61(1): 2200002.

[86] Brown J, Yazdi F, Jodari-Karimi M, et al. Obstructive sleep apnea and hypertension: updates to a critical relationship.Curr Hypertens Rep, 2022, 24(6): 173-184.

四、精神医学领域研究进展

问 馨 袁 凯 刘晓星 陆 林
北京大学医学部

据世界卫生组织（WHO）发布的《2022 年世界精神卫生报告》显示，世界上每 8 个人中就有 1 人有精神疾病，以此估算，全球已有近 10 亿精神病患者[1]，在我国精神心理疾病覆盖人群已超过 2 亿。精神心理疾病的复杂性和多样性使得其诊断和治疗变得极具挑战性。目前精神心理疾病发病机制不清，治疗手段有限，亟须阐释精神心理疾病发病机制和发展轨迹，探索患病风险因素并建立预测模型，开发精神心理疾病早诊、优治与康复新技术。尽管我国精神医学研究和公共卫生服务仍然面临发展上的挑战，但我国学者表现出了坚定的决心，全力以赴，已在精神医学领域取得了一系列重要的研究进展。国务院办公厅印发的《"十四五"国民健康规划》制定了到 2025 年国民精神心理健康的发展目标和主要指标，并提出了具体策略和应对措施。随着国家精神疾病医学中心设立和"中国脑计划"的稳步推进，将进一步推动优质精神科医疗资源扩容和区域均衡布局，有效提高我国精神疾病领域医疗卫生服务能力，促进我国精神医学相关领域研究的迅速发展。

（一）我国精神医学研究的进展

1. 新型冠状病毒疫情对精神心理健康的影响

随着新型冠状病毒的持续变异，我国公众面临着感染或再次感染的新挑战。与疫情相关的心理健康问题依然备受关注。关于传染病疫情对大众精神心理健康的影响方面，北京大学陆林院士团队纳入了 283 项研究（共 948 882 名调查对象）进行荟萃分析，发现在疫情期间公众的精神心理问题非常普遍，且随着疫情的发展，多种精神心理问题仍持续存在。抑郁症状的检出率从新型冠状病毒感染康复者的 23.1%到大学生的 43.3%，焦虑症状的发生率从老年人的 25.0%到孕妇的 43.3%，以及失眠症状的检出率从普通大众的 29.7%到大学生的 58.4%。但是中至重度精神症状的发生率较低，在不同人群中也存在很大的差异[2]，随后对新冠疫情暴发后 12 个月抑郁、焦虑与失眠的发展轨迹进行聚类，共识别出 5 种精神心理问题潜在协同发展轨迹类别[3]。安徽医科大学汪凯教授团队通过荟萃分析发现年轻人更容易出现焦虑抑郁情绪，且女性常表现出更多的焦虑抑郁情绪。一线医务工作者、与公众接触的职业人员、农民工的焦虑抑郁发病率均明显增加。随后从多方面解析疫情相关焦虑抑郁的潜在机制，发现在疫情暴发期和封锁阶段，人群的双侧杏仁核、苍白球和颞叶的体积增加，且随着疫情控制呈现体积降低的趋势[4]。疫情对不同人群的影响存在很大差异。北京大学陆林院士课题组对疫情期间武汉地区医务工作者进行横断面线上调查，发现医务工作者新冠病毒相关创伤性事件的暴露水平与失眠症状、噩梦频率和自杀意念显著相关[5]；儿童新型冠状病毒感染者存在"长新冠"症状，儿童任何一种"长新冠"的患病率为 23.36%。在儿童"长新冠"患者中，呼吸困难（22.75%）、乏力（20.22%），以及头痛（15.88%）为最常见的症状[6]。

新冠肺炎患者不仅要应对病毒的侵袭，还承受着巨大的心理和精神压力。陆军军医大学王延江教授团队研究结果发现，60 岁及以上的新冠感染者康复 12 个月之后，感染者认知障碍的总体发生率高达 12.45%，其中重症患者的痴呆发生率为 15%，轻度认知障碍发生率高达 26.54%；非重症患者痴呆发生率不足 1%，轻度认知障碍发生率在 5%左右，从临床角度证实了新冠病毒对大脑的负面影响[7]。由中日友好医院曹彬教授联合中国医学科学院北京协和医院王健伟教授团队合作完成对武汉金银潭医院 1276 名治愈出院的新冠肺炎患者进行了持续两年的跟踪随访，发现无论最初感染的严重程度如何，治愈出院的新冠肺炎患者的身心健康随着时间延长均有纵向改善，且大多数人会在 2 年内重返工作岗位。然而，症状性后遗症的负担仍然相当高。这些参与者在 2 年后的健康状况明显低于普通人群[8]。因此迫切需要探索长期新冠病毒感染的发病机制，并制定有效的干预措施以降低长期新冠病毒的风险。

新冠病毒感染导致的全球疫情对人类健康与社会经济等造成重大影响。我国始终致力于推动疫苗接种工作、实现群体免疫并最终控制疫情。复旦大学侯志远教授团队的研究表明在不同人群、不同国家、不同时间和不同人口学特征之间，新冠疫苗接受度均存在较大差异，并强调了持续监测新冠疫苗接受度的必要性[9]。复旦大学余宏杰课题组针对疫苗接种、抗新冠病毒药物和非药物干预措施三类干预措施的不同组合开展了全面的干预情境分析，定量评估了 Omicron 病毒株在我国流行所致的疾病负担和医疗资源需求，为我国新冠疫情防控策略的制定提供了坚实的科学证据[10]。北京大学陆林院士课题组分析总结了新冠病毒大流行期间各类群体（普通大众、医护人员、学生以及新冠感染康复者）可能存在的心理健康问题，并给出了相应的建议[11,12]。

上述研究为应对新冠疫情引发的精神心理问题提供了科学支持，为其综合防治提供了理论基础。

2. 精神疾病的发病机制和干预策略研究进展

1）睡眠障碍

睡眠是生物进化过程中最基本的生命过程。随着社会经济的发展和生活方式的转变，居民睡眠时间逐渐减少、睡眠问题的发生率也逐渐增高。睡眠问题逐渐成为备受大众关注的话题。复旦大学类脑智能科学与技术研究院冯建峰教授/程炜青年研究员团队基于 UK Biobank 数据库研究发现 7 小时是中年及以上人群的理想睡眠时间，指出睡眠时长与中老年人的认知能力、精神健康的关联及背后的遗传与神经基础，为指导中老年人健康睡眠、促进中老年人认知与精神健康提供了科学依据[13]。来自华中科技大学的张万广教授团队基于中国健康与退休纵向研究，发现在中国的中老年人群中，睡眠时间短与癌症风险升高有关，这种风险在不同性别和体重的人群中有很大差异，并且女性的长期短睡眠轨迹可以预测癌症[14]。此外，梦境的研究也是睡眠医学的重要组成部分。来自中国科学院的刘丹倩教授团队首次揭示并定义了快速眼动睡眠（REM 睡眠）的分期及转换规律，系统阐释了小鼠在 REM 睡眠中特征性的跨大脑皮层的钙波，明确了小鼠压后皮层在 REM 睡眠分期的编码和调控中的重要作用，为探究梦境睡眠的复杂性奠定了坚实基础[15]。

中国睡眠研究会发布《中国睡眠研究报告 2022》显示，在 2021 年，57.41%的受访者表示在近一个月有 1～7 天失眠，2.96%的受访者大部分时间存在失眠的现象。虽然目前临床上有各种治疗失眠的药物可供选择，但是药物与失眠症状并未达到最佳匹配。北京大学陆林院士课题组对 69 项治疗成人失眠的药物研究进行荟萃分析，结果表明食欲素受体拮抗剂具有优良的耐受性，对减少入睡后觉醒时间和提高睡眠效率的疗效优于苯二氮䓬类药物和安慰剂，对减少睡眠潜伏期、入睡后觉醒时间和提高睡眠效率方面的疗效优于褪黑素受体激动剂，为临床治疗提供了有效帮助[16]。北京大学马靖教授团队开展了一项随机对照单盲研究，发现数字失眠认知行为疗法（DCBT-I）可以显著改善中国失眠患者失眠严重程度和情绪状态，且安全性良好[17]。苏州大学刘春风教授团队发现强光干预可以改善患者的认知功能、夜间睡眠和日间嗜睡现象，这一结果提示光照治疗可以作为神经退行性疾病睡眠紊乱的重要干预措施[18]。

阻塞性睡眠呼吸暂停（obstructive sleep apnea，OSA）是一种常见的睡眠呼吸障碍疾病，是典型的多基因遗传病。上海市第六人民医院殷善开教授团队联合上海交通大学师咏勇教授团队首次报道了中国 OSA 人群遗传学研究进展，筛选出与 OSA 发病相关全局阳性位点 2 个，显著阳性位点 3 个，与血氧饱和度、呼吸控制以及睡眠结构等数量性状相关位点 15 个。揭示了我国汉族人群 OSA 发病的风险基因，为 OSA 的发病机制和可能的干预靶点提供了新视角、新思路[19]。武汉大学人民医院胡克教授团队发现与经皮持续电刺激相比，间歇电刺激是治疗轻-中度 OSA 患者的有效方式[20]。

2）心境障碍

心境障碍包括双相情感障碍和抑郁症等疾病。《2022 年国民抑郁症蓝皮书》调查数据显示，62.36%的人经常感到抑郁，青少年抑郁症患病率为 15%～20%。北京大学时杰教授团队证明了氯胺酮的抗抑郁作用是由大脑缘前皮层（PrL）脑区中的 Neurocan 介导的，而 Neurocan 的表达对青春期和成年大鼠的压力抵抗能力很重要，提出了青春期抑郁症治疗的新靶点[21]。浙江大学包爱民教授团队揭示了心境障碍患者大脑背外侧前额叶（DLPFC）和前扣带回（ACC）脑区的蛋白质组学的显著异同性改变，阐明这些特定脑区中关键候选蛋白质参与心境障碍发生的分子病理机制[22]。抑郁症通常伴随大脑连接功能的异常，东南大学的袁勇贵教授团队和孔佑勇教授团队以白质功能连接作为特征，提出了一种多阶段图融合网络的重度抑郁症（major depressive disorder，MDD）诊断方法，实现了 MDD 的智能诊断[23]。北京师范大学贺永教授、夏明睿教授团队揭示了 MDD 患者脑功能连接组梯度的紊乱模式及其分子机制，并在此基础上建立了基于脑连接组梯度预测抗抑郁药物治疗效果的脑网络影像学标志物[24]。除脑功能连接研究外，我国学者还在分子水平对各种心境障碍的发病机制和表型进行了深入研究。上海交通大学刘芳教授团队研究发现酪氨酸蛋白激酶 A4 受体（EphA4）蛋白通过参与应激引起的脱髓鞘化过程调控抑郁样行为，且抑制 Epha4 水平或促进髓鞘再生可能发挥抗抑郁作用[25]。

此外，生活方式也影响了抑郁的发病风险。西安交通大学郭燕教授团队和杨铁林教授团队研究发现碳水化合物摄入每增加 335Kcal，MDD 风险降低 58%[26]。中国医科大学王晓龙教授、张国华教授团队通过给健康小鼠移植乙醇暴露小鼠的肠道菌群，确定了肠道菌群通过外周炎症及海马 NLRP3 炎性小体调控乙醇所致抑郁障碍的新机制[27]。中国台湾的 Yu-Min Kuo 教授团队发现 12 周的高脂饮食可以诱发小鼠的抑郁样行为，揭示了长期高脂饮食与抑郁样行为之间的关系[28]。这些工作在揭示抑郁症致病机制的同时，也为抑郁症防治手段的开发提供了新思路。

在治疗方面，我国学者也有了巨大的发现。南京医科大学周其冈教授、朱东亚教授、厉廷有教授团队合作开发了一种化合物——ZZL-7，能够选择性解偶联中缝背核区（DRN）5-羟色胺转运体（SERT）与神经元型一氧化氮合酶（nNOS）的复合物，为小鼠注射给药 2h 后，即可快速发挥抗抑郁效果，且没有观察到任何副作用。这项研究不仅为抑郁症经典理论"单胺假说"带来了新见解，还开发了一种可快速起效的抑郁症候选药物，是抗抑郁药物研究取得的重大理论突破[29]。MDD 患者外周血中的 circRNAs 表达水平均显著降低且与抑郁严重程度呈正相关，东南大学姚红红教授团队构建靶向中枢并且包裹 circDYM 的细胞外囊泡，突破了 circRNAs 中枢递载的瓶颈问题，成功实现了靶向中枢神经系统递载 circDYM，有效地缓解了小鼠的抑郁样行为[30]。上海交通大学李晓波教授团队对民间食用铁皮石斛花"解郁"给出了科学证据，阐释了铁皮石斛花抗抑郁作用的化学物质及作用机制，并从活性组分中分离纯化得到了活性均一多糖 ASP[31]。抑郁症存在遗传风险，且抗抑郁药物的治疗效果往往因人而异。昆明医科大学杨建中教授团队联合中国科学院李明教授团队首次报道了首发抑郁症患者 2 周抗抑郁药物治疗的疗效与特定基因的关系，发现 GG 基因型降低了 CACNA1A 基因的增强子活性和 mRNA 表达水平，从而携带 GG 基因型的患者疗效更差，提示该基因在中国人群抗抑郁药物的疗效中的重要作用[32]。为缩短新药发现周期，弥补用药空缺及减少研发成本，华中科技大学陈建国教授、王芳教授团队聚焦抗抑郁症老药新用策略，揭示了维生素 C 缺乏在情感障碍发生中的潜在作用机制，并提出通过注射补充中高剂量的维生素 C 可快速缓解小鼠抑郁样表现[33]。

3）物质成瘾

物质成瘾问题不仅是重大的社会和公共卫生挑战，还是一个备受关注的科学前沿领域。北京大学时杰教授、陆林教授团队研究发现大鼠在药物成瘾过程中的个体差异性，揭示了前岛叶皮层（aIC）与眶额皮层-前岛叶皮层（OFC-aIC）神经环路在强迫性觅药行为中发挥重要的调控作用，并为药物成瘾防治提供了新的干预靶点[34]。西安交通大学陈腾教授、官方霖教授团队揭示了内侧前额叶皮质成熟神经元内 Notch1 信号通路在调控甲基苯丙胺（METH）导致的严重精神障碍（MIP）中的重要作用，提出了 Notch1-Hes1-GABAB1 途径调控 MIP 的新机制[35]，并利用小鼠模型和病毒感染等方法，成功揭示了 Novel-m009C 对 METH 奖赏效应的调控机制[36]。复旦大学郑平教授团队和来滨教授团队发现了两种转录因子——CREB 和 GR 介导了吗啡诱导的大鼠 mPFC 脑区中 miR-105 的慢性降低，该通路还参与调控大鼠吗啡戒断记忆的条件情境诱导恢复。揭示了慢性吗啡诱导的细胞内分子机制及其在条件情境诱导的吗啡戒断记忆恢复中的功能意义[37]。福建医科大学俞昌喜教授团队联合中国科学院王瑜珺教授团队发现了背侧海马的阿片肽受体系统诱导吗啡戒断诱导的位置厌恶。背侧海马的强啡肽/KOR 系统上调后，通过激活 p38 MAPK 介导吗啡戒断相关的厌恶情绪的形成[38]。上海市精神卫生中心袁逖飞教授课题组利用成瘾动物模型进一步解析了成瘾线索提取加工中 mPFC 脑区的谷氨酸受体转运的动态过程[39]。在临床研究方面，上海交通大学赵敏教授团队联合袁逖飞教授团队分析了不同成瘾类型之间的核心冲动特征、个体特征冲动模式的异质性，在未来可能应用于成瘾患者的个体化冲动管理体系，以优化成瘾患者的治疗[40]。

目前仍然有很多因素可导致毒品复吸，这一现象背后的神经机制是重要的科学问题。复旦大学刘星教授团队联合马兰院士团队研究发现，在接触可卡因时激活的脑伏隔核神经元集群在停药戒断后发生基因转录改变和内在兴奋性升高，从而在用药环境线索诱导下非常容易被激活而导致对药物的渴求和再次用药[41]。除此以外，中国科学院赵延川研究团队联合王晓辉研究团队合作开发了一种基于识别赋能色谱核磁共振检测技术的苯丙胺类精神活性物质及其类似物的检测与识别方法，具有强大的区分和抗干扰能力，且有望应用于兴奋剂、毒品等违禁药品的快速检测等领域[42]。

近年来，越来越多的研究者采用无创伤的非侵入性脑刺激对成瘾行为进行干预治疗。北京大学周晓林教授课题组采用元分析的方法，证明非侵入性脑刺激能够有效降低成瘾者对成瘾物的渴求与消耗，并且该效应能够长期维持[43]。暨南大学任超然教授团队与上海交通大学袁邀飞教授团队合作证明了 vLGN/IGL-LHb 通路介导了可卡因戒断期间亮光干预在降低复吸行为发生、改善戒断产生的负性情绪状态，以及外侧缰核（LHb）神经元的异常电活动中的作用，为药物成瘾治疗提供了一种潜在的非侵入性、便捷的物理方法[44]。

4）阿尔茨海默病

随着老龄化的加剧，我国患有认知障碍的老年人数量也在迅速增加。由上海瑞金医院牵头发布的《中国阿尔茨海默病报告 2022》指出，2019 年中国的阿尔茨海默病（AD）和相关痴呆（ADRD）患病率为 924.1/10 万，死亡率为 22.5/10 万。总体而言，ADRD 的患病率和死亡率略高于全球水平[45]。在过去的一年中，我国科学家在探究阿尔茨海默病的发病机制及防治手段方面做出了很多努力。

AD 具有显著性别差异，女性的发病率远高于男性，且症状更为严重。深圳理工大学叶克强教授团队发现由于女性围绝经期体内卵泡刺激素（follicle-stimulating hormone，FSH）急剧升高，与卵泡刺激素受体（follicle stimulating hormone receptor，FSHR）结合后激活特定通路 CEBPβ/AEP，从而导致女性易感 AD。首次揭示了 FSH 增高是女性比男性更容易罹患 AD 的重要原因[46]。在关键基因探索方面，福建医科大学陈晓春教授团队通过对外周血中关键免疫相关基因的 DNA 甲基化水平研究发现 AD 患者外周血中的免疫相关基因甲基化水平发生了改变，并且免疫相关基因的甲基化生物标志物有助于诊断 AD[47]。天津医科大学于春水教授、李俊教授、吴旭东教授团队通过跨学科新范式，揭示了锚定蛋白基因家族的 ANKRD37 基因的多组学通路影响人脑海马体积的一种新的因果分子关联机制[48]。主观认知下降（subjective cognitive decline，SCD）被认为是 AD 的临床前表现，这是预防或延缓疾病进展的潜在关键窗口。陆军军医大学王延江教授团队联合澳大利亚墨尔本大学 Masters 教授团队通过重庆衰老与痴呆研究队列（CADS）的横断面人群和澳大利亚影像、生物标志物和生活方式研究（AIBL）的纵向队列，研究血液 sCD22 水平在认知正常对照、临床前 AD 和 AD 痴呆期患者中的变化及其与脑内 Aβ 沉积和认知功能减退的相关性，发现血浆 sCD22 水平与 AD 核心生物标志物和病情进展相关[49]。除分子水平的研究外，我国学者也在细胞水平对阿尔茨海默病的致病机制和表型进行了深入研究。复旦大学赵兴明教授团队通过对血液转录组数据集进行研究，发现 AD 患者外周血中的中性粒细胞的比例显著增加，而 B 淋巴细胞的比例显著减少[50]。华中科技大学刘恭平教授团队研究发现，重组人促红细胞生成素（rhEPO）通过上调 HSP90β 来拮抗 APP/PS1 小鼠脑内 JNK/P38 信号通路引起的神经元凋亡，对神经元起到保护作用，有助于改善 AD 模型鼠的认知障碍[51]。

此外，做好一级预防依然是降低 AD 疾病负担的关键手段。首都医科大学贾建平教授团队在长达 10 年的队列研究中发现与延缓记忆下降高度相关的 6 种生活要素，研制了全面检测共病、危险因素和脑健康筛查量表，有力证明了可通过健康的生活方式预防痴呆[52]。复旦大学冯建峰教授/程炜青年研究员团队联合复旦大学郁金泰教授团队研究发现过低的出生体重、童年与成年较胖的体型将显著增加痴呆风险，并确立了抑郁病程轨迹与痴呆风险的关系，深入探究了潜在的机制，为预防痴呆提供了更加具体的生活实践指导[53]。在诊断策略方面，以上两个团队开展多学科交叉联合攻关，开发了全新的痴呆风险预测模型 UKB-DRP。该模型对未来五年、十年甚至更长时间的全因痴呆和阿尔茨海默病的预测效能均较高，可广泛应用于各级医疗单位早期筛查[54]。北京大学临床研究所解武祥研究员团队开展了国际上首个结合人工智能技术和眼底照片信息以识别痴呆高危人群的研究。目前已应用于我国体检人群，用以早期识别痴呆高危个体[55]。

5）精神分裂症

精神分裂症（schizophrenia，SCZ）是一种严重的精神障碍，遗传度接近 80%，且目前精神分裂症的诊断仍然缺乏有效的生物标记物。由西安交通大学第一附属医院朱峰和马现仓教授团队在内的多所国内外知名研究单位与精神病基因组学联盟（Psychiatric Genomics Consortium，PGC）及美国 Broad 研究所完成了迄今为止规模最大的精神分裂症基因组研究，对于探索新的治疗靶点具有重大意义[56]。四川大学王强教授团队发现首发未用药早发性精神分裂症（early-onset schizophrenia，EOS）组平均弥散系数显著降低，且胼胝体辐射前部的各向异性分数和 EOS 阳性症状呈负相关，右侧上纵束的各向异性分数和 EOS 的一般精神病理症状呈负相关[57]。除脑功能连接研究外，我国学者在症状表型方面也对精神分裂症进行了深入研究。中国科学院陈楚侨研究员联合上海市精神卫生中心易正辉教授开展了系列合作研究，采用第二代评估阴性症状的临床工具检查精神分裂症患者阴性症状的潜在因子结构，结果发现 2 因子模型是阴性症状的稳健因子结构[58]，并发现动机/快感（MAP）因子是决定不同精神障碍社会功能的核心症状，提示动机快感缺损可能是缓解精神分裂症、重度抑郁症和双相情感障碍临床症状，以及改善社会功能的潜在干预目标[59]。天津医科大学于春水教授团队通过研究暴露组及其与基因组的交互作用对脑影像表型的影响，明确人类生命周期中的环境暴露对人脑结构与功能的作用[60]。复旦大学冯建峰教授/程炜青年研究员团队联合国内外数十家医院，定义出两种不同脑萎缩轨迹的精神分裂症影像亚型，并能够预测治疗效果，为后续精神病学的研究和临床实践提供一种新思路[61]。

　　精神分裂症目前缺乏有效的治愈策略。精神分裂症药物研发的最大障碍之一是缺乏真正能模拟病理特征的动物模型，清华大学鲁白教授团队基于 BDNF-e6 和发育中的不良环境压力的组合，开发了一种全新的精神分裂动物模型，并在此模型验证了两种潜在药物的治疗策略[62]。北京回龙观医院谭云龙教授课题组研究发现难治性精神分裂症患者唾液中的犬尿喹啉酸（KynA）显著升高，升高的程度与增大的脑脉络丛关联密切，且该通路的异常与认知损伤严重性和症状严重程度有关，让难治性精神分裂症的治疗有了新的思路和方向[63]。浙江大学胡薇薇教授团队和陈忠教授团队揭示了谷氨酸能神经元上组胺 H2 受体在精神分裂症发生中的重要作用，为精神分裂症的治疗提供新的精准药物靶标[64]。中南大学吴仁容教授团队研究发现益生菌与膳食纤维的联合使用可有效缓解首发精神分裂症患者在服药过程中的体重和代谢副反应[65]；此外，益生菌和膳食纤维的联合使用可安全有效地缓解抗精神病药物所致的体重增加和代谢紊乱，为精神疾病患者的临床诊疗和健康管理提供了新的有效的干预方法[66]。

（二）我国精神医学研究的困境

　　尽管我国在精神医学研究领域取得了长足进步，然而，这些进展仍然未能解决精神医学领域面临的关键挑战。首先，缺乏疾病诊断和疗效预测的客观标志物。精神心理疾病早期发病症状较为隐匿，发病机理不清，临床诊断标准模糊，缺乏客观的生物标志物，主要靠医生主观判断和患者的自我报告[67]。同时不同疾病可能具有相似的临床症状表现，以及常常存在多种精神心理疾病共病的问题，导致各类精神障碍之间生物学标记重叠交错，边界模糊。此外，精神疾病的治疗在不同患者中表现出明显的疗效差异，这包括治疗的响应速度、症状缓解程度以及不同治疗方法的效果[68]。因此亟须解析精神心理疾病的发病机理，挖掘疾病的客观生物标志物，实现疾病的精准分型，从而提高诊断的准确性和治疗的有效性。

　　其次，我国的精神疾病药物和诊疗设备仍大量依赖进口。2021 年美国食品与药品监督管理局药品评估和研究中心共批准了 50 款新药，其中全球首批的新药有 38 款，从疾病领域来看，抗肿瘤药获批数量最多（15 款），占获批新药总数的 30%，其次是神经精神类药物，有 5 个新药获批。然而，同年我国国家药品监督管理局（NMPA）批准的 25 款全球首批新药中没有用于神经精神疾病的药物[69]。因此，为了更好地满足患者的治疗需求，提高疗效，我们需要加强国内精神疾病新药的研发能力。这将有助于缓解我国对进口药物的依赖，提供更多本土研发的选择。在诊疗设备领域，我国的研究团队已经取得了显著的进展。核磁共振仪器被誉为"尖端医疗设备皇冠上的明珠"，在精神疾病的影像诊断方面具有重大意义。然而，这项技术长期以来一直受到国际封锁。如今，我国已经成功自主研发了超高场强核磁共振仪器，并实现了量产，从根本上解决了这一技术难题[70]。但同时需要认识到，尽管在核磁共振领域取得了巨大突破，但其他精神疾病诊疗设备如脑磁图、脑电图、正电子发射型计算机断层显像、近红外成像、经颅磁刺激、脑区定位导航等仍然需要依赖进口。这些设备在精神疾病的诊断和治疗中起着至关重要的作用，因此我们需要进一步加强自主研发能力，以降低对进口设备的依赖，确保精神疾病患者能够获得最先进的诊疗服务。

最后，在精神医学领域的投入方面，与发达国家相比我国存在明显不足。根据世界卫生组织 2020 年的调查，全球每 10 万人平均配备的精神卫生工作者数量为 13 名，尤其是高收入国家，每 10 万人平均配备 62.2 名精神卫生工作者[71]。然而，我国最新的统计数据显示，每 10 万人口仅能配备 3.63 名精神科医师[72]，明显低于全球平均水平。更令人担忧的是，我国有 5000 万至 1.2 亿儿童需要接受专业治疗以应对精神障碍，但相应的全职儿童精神科医生数量不足 500 人[73]。我国精神医学领域的专业人才队伍建设也亟待加强。研究显示，在美国，选择精神医学专业的医学生比例在毕业前仅为 1.6%，毕业后增加到 4.1%，并且精神医学专业的选择稳定性超过 50%，高于其他任何科室[74]。然而，在我国，临床医学本科生升学选择精神医学的比例仅为 1.84%[75]。精神疾病的污名化不仅给患者带来心理压力，还降低了精神医学专业学生对该领域的认同度。一项纳入了 315 名安徽某医学院精神医学专业在校生的调查研究显示，在专业认同上，精神医学专业学生显著低于临床医学专业学生[76]。此外，我国的精神医学专业研究生招生情况也存在不足。根据中国研究生招生网的数据显示，2022 年我国硕士研究生招生单位为 40 个，博士研究生招生单位为 35 个，每年招收的统招硕士研究生约 160 名，博士研究生约 60 名，远远不能满足需求。上述结果揭示了我国在精神卫生服务资源方面与高收入国家存在显著差距。这一差距不仅影响了我国精神医学研究的发展，还制约了精神卫生服务水平的提升。

（三）我国精神医学研究的发展方向

2022 年，国家卫生健康委以北京大学第六医院、首都医科大学附属北京安定医院、上海市精神卫生中心、中南大学湘雅二医院为主体设置国家精神疾病医学中心，建立多中心协同工作机制，落实相应职责任务，带动全国精神疾病领域建设与发展。随着"中国脑计划"项目的稳步推进，将进一步加强与脑疾病队列研究项目的联动、协调和协同顶层设计，从源头出发，搭建可以支撑抑郁症、痴呆、孤独症等脑疾病所有队列进行统一数据采集、动态随访与质控、管理、分析、共享的大数据平台，促进项目的协同推进和总体目标的高质量完成。同时探索常见精神心理疾病的内在发病机理与量化评估机制，研究诊断图谱推理与辅助决策、疾病亚型开放识别与精准诊断、时空关联监测与疾病演化预测等关键技术及工具，实现常见精神心理疾病机理的知识化、疾病诊断的精准化、疾病发展预测的个体化，以更好地建设精神心理疾病监测、诊断与预测等智能服务。脑疾病研究不仅是基础研究向临床应用的关键路径，也是促进脑机智能技术在医疗健康产业中应用的重要保障，以及推动社会经济发展、满足国家紧迫需求、改善人民生命健康的关键环节。另外，北京大学第六医院作为精神健康和疾病领域的临床研究国家级质量评价和促进中心，将进一步做好我国临床研究质量管理，加强技术支撑，推动临床研究规范化建设，促进我国临床研究行业持续向好发展。

1. 加强临床研究质量管理和技术支撑，建立临床研究数据库平台

我国精神医学正处于高速发展，国家精神疾病医学中心以及精神健康和疾病领域的质量评价和促进中心将始终以国家重大需求为导向，立足国际学术前沿，不断提升原始创新能力，提升临床研究质量，为行业发展提供技术指导。明确相关领域的临床研究技术指南和标准规范，推动技术标准的制定与提升。跟踪国际上本领域的临床研究进展，促进行业内的交流与合作，也为其他机构和研究者提供技术指导和咨询服务。此外，国家精神疾病医学中心与国家精神疾病区域医学中心相协同，形成全国上下联动、区域协同的精神疾病防控体系，实现精神疾病的分级诊疗规范化、临床诊疗技术推广的实地与网络结合、精神医学人才团队的能力提升同质化，协调和支持创新性强、具有高科学价值或者带来高经济社会效益的临床研究，促进协同合作。逐步推动我国精神医学卫生资源合理布局和均衡发展，切实提升我国精神医学的医疗服务和学科水平。同时将继续依托"中国脑计划"平台搭建规范化、标准化、整合多维度指标的脑疾病相关数据库及研究平台，建立集预测、诊疗和康复的多模态单共病一体化的信息挖掘方法，开创精神医学研究的新模式。

2. 建设科研创新和转化平台，深度剖析精神障碍的发病机制

精神障碍病因复杂、病程漫长，因此研发早期预防、早期识别及早期干预的新技术至关重要。通过建立队列和临床数据库平台，探索不同精神疾病的多模态生物标志物，开发精神障碍风险预测及诊断模型；融合大数据和人工智能等多学科先进技术，建立标准化、个体化指标体系；提高自主创新能力，开发新药、神经调控、心理干预等治疗和康复的新技术，并实现个体化治疗；建设精神科研究型病房，制定与国际接轨的医学伦理学管理规范化与应用，国际标准化数据库电子创建、维护与应用等指导文件，开展规范化、标准化的多中心临床研究，将临床科研成果向临床应用转化。

3. 加强人才培养，提升精神专科医院综合诊疗能力

通过建立示范级精神科师资能力培训中心、多点辐射精神科网络在线远程教育中心、制定国家级精神科专科培训标准等多种手段，为国家培养精神医学的优秀人才，全

面提升我国总体精神医学诊疗服务水平。建立多元化的人才培养途径，以满足不同层次和背景人员的培训需求，鼓励医护人员参加继续教育课程，积极开展专业人员培训体系的建设。同时，呼吁提高精神科医生和护理人员的待遇，从根本上解决精神科医护人才队伍面临的后继乏力问题。未来需要制定精神疾病和心身疾病临床治疗指南和行业规范，推广普及适宜技术；加强与综合医院科室、社区医疗机构的合作；开辟专科诊疗平台，针对儿童、老年、不同年龄段的精神障碍，大力发展亚专科诊疗体系；提升人性化管理，以患者安全为中心，切实保障患者的合法权益，实现精神医学诊疗的一流服务环境和服务水平。

4. 利用人工智能技术辅助精准医疗

目前患者对于精神心理问题的描述大多基于自我报告，缺乏客观性。而人工智能技术的发展，给精神医学的发展带来了机遇。在数据来源上，建立精神疾病单病/共病科研数据平台，实现数据自动采集和智能化随访；在数据处理上，利用人工智能技术处理多维度数据，涵盖人口学信息、临床资料、影像数据与多组学信息的高质量数据，对于深入研究精神疾病的发生、病理机制以及药物靶点都具有重要的启示作用；在开展临床研究时，以信息化、大数据为支撑，建立规范化、同质化的多中心临床研究准则，并重视数据安全。机器学习的结果可视化是未来精神医学结合人工智能的大趋势。通过结合人工智能和精神医学临床诊疗的真实数据，构建疾病早期筛查、疾病分类、疾病预测模型，在强化循证证据、更新临床诊治指南的同时，更能形成有转化应用价值的指导诊疗和预测预后的工具，促进精神医学学科的蓬勃发展。

5. 推动多学科交叉融合，促进综合发展

未来，跨学科研究以探索精神疾病行为背后的生物机制是必然的发展趋势。综合运用神经生物学、遗传学、物理学、化学、计算机科学和心理学等多学科的创新技术，围绕精神医学的研究前沿，探索基因、细胞通路、神经环路等解读疾病行为，利用声光电磁等新兴手段加强相关治疗设备的开发，在此基础上打通精神疾病早期诊断和精准化治疗的路径。不断推进精神医学及相关领域的多学科前沿交叉，为当代精神医学带来里程碑式的发展，同时推动整合精神医学体系发展，提升多学科协作诊疗模式水平。

总体而言，过去一年，我国学者在睡眠障碍、心境障碍、物质成瘾、阿尔茨海默病、精神分裂症等精神疾病的发病机制和干预技术研究领域取得了重大突破。同时，在应对新冠病毒肺炎感染所引发的精神心理问题的防治方面也取得了创新性的成果。虽然我国精神医学研究仍面临一些挑战，但是国家精神疾病医学中心的设立和"中国脑计划"的稳步推进为研究精神疾病的发病机制和治疗手段提供了良好的平台。我们有理由相信，在未来，我国的精神医学及相关学科的发展水平将会达到崭新的高度。

参 考 文 献

[1] WHO. Word Mental Health Report: Transforming Mental Health For All. 2022.

[2] Yuan K, Zheng YB, Wang YJ, et al. A systematic review and meta-analysis on prevalence of and risk factors associated with depression, anxiety and insomnia in infectious diseases, including COVID-19: a call to action.

Molecular Psychiatry, 2022, 27(8): 3214-3222.

[3] Lu ZA, Shi L, Que JY, et al. Long-term psychological profile of general population following COVID-19 outbreak: symptom trajectories and evolution of psychopathological network. Epidemiology and Psychiatric Sciences, 2022, 31: e69.

[4] Zhu CY, Zhang T, Li QQ, et al. Depression and anxiety during the COVID-19 pandemic: epidemiology, mechanism, and treatment. Neuroscience Bulletin, 2023, 39(4): 675-684.

[5] Que JY, Shi L, Yan W, et al. Nightmares mediate the association between traumatic event exposure and suicidal ideation in frontline medical workers exposed to COVID-19. Journal of Affective Disorders, 2022, 304: 12-19.

[6] Zheng YB, Zeng N, Yuan K, et al. Prevalence and risk factor for long COVID in children and adolescents: A meta-analysis and systematic review. Journal of Infection and Public Health, 2023, 16(5): 660-672.

[7] Liu YH, Chen Y, Wang QH, et al. One-year trajectory of cognitive changes in older survivors of COVID-19 in Wuhan, China: A longitudinal cohort study. Jama Neurology, 2022, 79(5): 509-517.

[8] Huang L, Li X, Gu X, et al. Health outcomes in people 2 years after surviving hospitalisation with COVID-19: a longitudinal cohort study. The Lancet Respiratory Medicine, 2022, 10(9): 863-876.

[9] Wang Q, Hu S, Du F, et al. Mapping global acceptance and uptake of COVID-19 vaccination: A systematic review and meta-analysis. Communications Medicine, 2022, 2: 113.

[10] Cai J, Deng XW, Yang J, et al. Modeling transmission of SARS-CoV-2 Omicron in China. Nature Medicine, 2022, 28(7): 1468-1475.

[11] Gong YM, Liu XX, Su SZ, et al. Addressing mental health issues amid the COVID-19 pandemic: a wake-up call. Science Bulletin, 2022, 67(22): 2259-2262.

[12] 苏思贞, 宫艺邈, 赵逸苗, 等. 后疫情时代精神心理问题的挑战与应对. 四川大学学报(医学版), 2023, 54(2): 217-222.

[13] Li YZ, Sahakian BJ, Kang JJ, et al. The brain structure and genetic mechanisms underlying the nonlinear association between sleep duration, cognition and mental health.Nature Aging, 2022, 2(5): 453.

[14] Ning D, Fang YY, Zhang WG. Association of habitual sleep duration and its trajectory with the risk of cancer according to sex and body mass index in a population-based cohort. Cancer, 2023. 129(22): 3582-3594.

[15] Dong YF, Li JQ, Zhou M, et al. Cortical regulation of two-stage rapid eye movement sleep. Nature Neuroscience, 2022, 25(12): 1675-1682.

[16] Yue JL, Chang XW, Zheng JW, et al. Efficacy and tolerability of pharmacological treatments for insomnia in adults: A systematic review and network meta-analysis. Sleep Medicine Reviews, 2023, 68 : 101746.

[17] Zhang C, Liu Y, Guo X, et al. Digital cognitive behavioral therapy for insomnia using a smartphone application in China. JAMA Network Open, 2023, 6(3): e234866.

[18] Shen Y, Gong S, Liu Y, et al. Therapeutic potential of bright light therapy for the non-motor symptoms in Parkinson's disease. Chinese Medical Journal, 2022, 135(2): 243-244.

[19] Xu HJ, Liu F, Li ZQ, et al. Genome-wide association study of obstructive sleep apnea and objective sleep-related traits identifies novel risk loci in Han Chinese individuals. American Journal of Respiratory and Critical Care Medicine, 2022, 206(12): 1534-1545.

[20] Wu XF, Zhao D, Hu WH, et al. Randomised, controlled crossover trial of intermittent and continuous transcutaneous electrical stimulation of the genioglossus muscle for obstructive sleep apnoea. Thorax, 2023, 78(7): 713-720.

[21] Yu ZL, Han Y, Hu D, et al. Neurocan regulates vulnerability to stress and the anti-depressant effect of ketamine in adolescent rats. Molecular Psychiatry, 2022, 27(5): 2522-2532.

[22] Qi YJ, Lu YR, Shi LG, et al. Distinct proteomic profiles in prefrontal subareas of elderly major depressive disorder and bipolar disorder patients. Translational Psychiatry, 2022, 12(1): 275.

[23] Kong YY, Niu SY, Gao HR, et al. Multi-stage graph fusion networks for major depressive disorder diagnosis. Ieee Transactions on Affective Computing, 2022, 13(4): 1917-1928.

[24] Xia MR, Liu J, Mechelli A, et al. Connectome gradient dysfunction in major depression and its association with gene expression profiles and treatment outcomes. Molecular Psychiatry, 2022, 27(3): 1384-1393.

[25] Li Y, Su P, Chen Y, et al. The Eph receptor A4 plays a role in demyelination and depression-related behavior. Journal of Clinical Investigation, 2022, 132(8): e152187.

[26] Yao S, Zhang M, Dong SS, et al. Bidirectional two-sample mendelian randomization analysis identifies causal associations between relative carbohydrate intake and depression. Nature Human Behaviour, 2022, 6(11): 1569-1576.

[27] Yao H, Zhang DL, Yu H, et al. Gut microbiota regulates chronic ethanol exposure-induced depressive-like behavior through hippocampal NLRP3-mediated neuroinflammation. Molecular Psychiatry, 2023, 28(2): 919-930.

[28] Tsai SF, Hsu PL, Chen YW, et al. High-fat diet induces depression-like phenotype via astrocyte-mediated hyperactivation of ventral hippocampal glutamatergic afferents to the nucleus accumbens. Molecular Psychiatry, 2022, 27(11): 4372-4384.

[29] Sun N, Qin YJ, Xu C, et al. Design of fast-onset antidepressant by dissociating SERT from nNOS in the DRN. Science, 2022, 378(6618): 390-398.

[30] Yu XY, Bai Y, Han B, et al. Extracellular vesicle-mediated delivery of circDYM alleviates CUS-induced depressive-like behaviours. Journal of Extracellular Vesicles, 2022, 11(1): e12185.

[31] Yang Y, Fan L, Peng Y, et al. Alcohol-soluble polysaccharides from dendrobium officinale flowers as an antidepressant by regulating the gut–brain axis. International Journal of Biological Macromolecules, 2022, 216: 836-849.

[32] Zhang Y, Zhang CY, Li SW, et al. A functional population-specific variant rs77416373 in the CaV2.1 gene is associated with antidepressant treatment response in Han Chinese subjects with major depressive disorder. Asian Journal of Psychiatry, 2022, 77 : 103272.

[33] Han QQ, Wu PF, Li YH, et al. SVCT2-mediated ascorbic acid uptake buffers stress responses via DNA hydroxymethylation reprogramming of S100 calcium-binding protein A4 gene. Redox Biology, 2022, 58 : 102543.

[34] Chen Y, Wang GB, Zhang W, et al. An orbitofrontal cortex-anterior insular cortex circuit gates compulsive cocaine use. Science Advances, 2022, 8(51): eabq5745.

[35] Zhu L, Wu FF, Yan ZL, et al. A novel microRNA, novel-m009C, regulates methamphetamine rewarding effects. Molecular Psychiatry, 2022, 27(9): 3885-3897.

[36] Ni T, Zhu L, Wang S, et al. Medial prefrontal cortex Notch1 signalling mediates methamphetamine-induced psychosis via Hes1-dependent suppression of GABAB1 receptor expression. Molecular Psychiatry, 2022, 27(10): 4009-4022.

[37] Zhang JF, Guo XL, Cai ZY, et al. Two kinds of transcription factors mediate chronic morphine-induced decrease in miR-105 in medial prefrontal cortex of rats. Translational Psychiatry, 2022, 12(1): 458.

[38] Chen Y, Wang CY, Zan GY, et al. Upregulation of dynorphin/kappa opioid receptor system in the dorsal hippocampus contributes to morphine withdrawal-induced place aversion. Acta Pharmacologica Sinica, 2022, 44(3): 538-545.

[39] Lv XY, Zhang JJ, Yuan TF. Retrieval-extinction of drug memory requires AMPA receptor trafficking. Science Advances, 2022, 8(51): eadd6642.

[40] Guo L, Chen TZ, Zheng H, et al. The structure and individual patterns of trait impulsivity across addiction disorders: a network analysis. International Journal of Mental Health and Addiction, 2023. doi: 10.1007/s11469-023-01022-0.

[41] He G, Huai Z, Jiang C, et al. Persistent increase of accumbens cocaine ensemble excitability induced by IRK downregulation after withdrawal mediates the incubation of cocaine craving. Molecular Psychiatry, 2022, 28(1): 448-462.

[42] Jiang JY, Wen LX, Wang HS, et al. Detection and identification of amphetamine-type stimulants and analogs via recognition-enabled "chromatographic" F-19 NMR. Journal of Fluorine Chemistry, 2023, 266.

[43] Song SS, Zilverstand A, Gui WJ, et al. Reducing craving and consumption in individuals with drug addiction, obesity or overeating through neuromodulation intervention: a systematic review and meta-analysis of its follow-up effects. Addiction, 2022, 117(5): 1242-1255.

[44] Fu Y, Yang Y, Huang L, et al. A visual circuit related to the habenula mediates the prevention of cocaine relapse by bright light treatment. Science Bulletin, 2023 , 68(18): 2063-2076.

[45] Ren RJ, Qi JL, Lin SH, et al. The China Alzheimer report 2022. General Psychiatry, 2022, 35(1): e100751.

[46] Xiong J, Kang SS, Wang Z, et al. FSH blockade improves cognition in mice with Alzheimer's disease. Nature, 2022, 603(7901): 470-476.

[47] Lin J, Yang S, Wang C, et al. Prediction of Alzheimer's disease using patterns of methylation levels in key immunologic-related genes. Journal of Alzheimer's Disease, 2022, 90(2): 783-794.

[48] Xu JY, Xia XY, Li QJ, et al. A causal association of ANKRD37 with human hippocampal volume. Molecular Psychiatry, 2022, 27(11): 4432-4445.

[49] Bu XL, Sun PY, Fan DY, et al. Associations of plasma soluble CD22 levels with brain amyloid burden and cognitive decline in Alzheimer's disease. Science Advances, 2022, 8(13): eabm5667.

[50] Song LT, Yang YC, Guo QH, et al. Cellular transcriptional alterations of peripheral blood in Alzheimer's disease. Bmc Medicine, 2022, 20(1): 266.

[51] Wan HL, Zhang BG, Chen C, et al. Recombinant human erythropoietin ameliorates cognitive dysfunction of APP/PS1 mice by attenuating neuron apoptosis via HSP90β. Signal Transduction and Targeted Therapy, 2022, 7(1): 149.

[52] Jia JP, Zhao T, Liu ZJ, et al. Association between healthy lifestyle and memory decline in older adults: 10 year, population based, prospective cohort study. Bmj-British Medical Journal, 2023, 380 : e072691.

[53] Deng YT, Li YZ, Huang SY, et al. Association of life course adiposity with risk of incident dementia: a prospective cohort study of 322, 336 participants. Molecular Psychiatry, 2022, 27(8): 3385-3395.

[54] You J, Zhang YR, Wang HF, et al. Development of a novel dementia risk prediction model in the general population: A large, longitudinal, population-based machine-learning study. Eclinicalmedicine, 2022, 53 : 101665.

[55] Hua R, Xiong J, Li G, et al. Development and validation of a deep learning algorithm based on fundus photographs for

estimating the CAIDE dementia risk score. Age and Ageing, 2022, 51(12): afac282.

[56] Trubetskoy V, Pardinas AF, Qi T, et al. Mapping genomic loci implicates genes and synaptic biology in schizophrenia. Nature, 2022, 604(7906): 502-508.

[57] Cai J, Xie M, Zhao LS, et al. White matter changes and its relationship with clinical symptom in medication-naive first-episode early onset schizophrenia. Asian Journal of Psychiatry, 2023, 82 : 103482.

[58] Li SB, Liu C, Zhang JB, et al. Revisiting the latent structure of negative symptoms in schizophrenia: Evidence from two second-generation clinical assessments. Schizophrenia Research, 2022, 248: 131-139.

[59] Hu HX, Liu C, Zhang JB, et al. A transdiagnostic network analysis of motivation and pleasure, expressivity and social functioning. Nature Mental Health, 2023, 1(8): 586-595.

[60] Liu F, Xu JY, Guo LN, et al. Environmental neuroscience linking exposome to brain structure and function underlying cognition and behavior. Molecular Psychiatry, 2023, 28(1): 17-27.

[61] Jiang Y, Wang J, Zhou E, et al. Neuroimaging biomarkers define neurophysiological subtypes with distinct trajectories in schizophrenia. Nature Mental Health, 2023, 1(3): 186-199.

[62] Chen Y, Li S, Zhang T, et al. Corticosterone antagonist or TrkB agonist attenuates schizophrenia-like behavior in a mouse model combining Bdnf-e6 deficiency and developmental stress. iScience, 2022, 25(7): 104609.

[63] Huang JC, Tong JH, Zhang P, et al. Elevated salivary kynurenic acid levels related to enlarged choroid plexus and severity of clinical phenotypes in treatment-resistant schizophrenia. Brain Behavior and Immunity, 2022, 106: 32-39.

[64] Ma QY, Jiang L, Chen H, et al. Histamine H_2 receptor deficit in glutamatergic neurons contributes to the pathogenesis of schizophrenia. Proceedings of the National Academy of Sciences of the United States of America, 2023, 120(9): e2207003120.

[65] Huang J, Kang DY, Zhang FY, et al. Probiotics plus dietary fiber supplements attenuate olanzapine-induced weight gain in drug-naive first-episode schizophrenia patients: Two randomized clinical trials. Schizophrenia Bulletin, 2022, 48(4): 850-859.

[66] Huang J, Liu CC, Yang Y, et al. The effects of probiotics plus dietary fiber on antipsychotic-induced weight gain: a randomized clinical trial. Translational Psychiatry, 2022, 12(1): 185.

[67] Chang X, Gong QY, Li CB, et al. Psychiatric disorders in China: strengths and challenges of contemporary research and clinical services. Psychological Medicine, 2021, 51(12): 1978-1991.

[68] Cipriani A, Furukawa TA, Salanti G, et al. Comparative efficacy and acceptability of 21 antidepressant drugs for the acute treatment of adults with major depressive disorder: a systematic review and network meta-analysis. Lancet, 2018, 391(10128): 1357-1366.

[69] 杜逸航, 孙友松, 陈倩, 等. 2021 年全球获批上市的原创新药: 回顾与展望. 中国新药杂志, 2022, 31(11): 1033-1041.

[70] 央视网. 突破国外技术封锁! 我国自主研发核磁共振仪开始量产. 2023.

[71] WHO. Mental Health ATLAS 2020. 2021, https://www.who.int/publications/i/item/9789 240036703.

[72] 国家卫生健康委员会. 2022 中国卫生健康统计年鉴. 北京: 中国协和医科大学出版社, 2022.

[73] Wu JL, Pan JH. The scarcity of child psychiatrists in China. Lancet Psychiatry, 2019, 6(4): 286-287.

[74] Goldenberg MN, Williams DK, Spollen JJ. Stability of and factors related to medical student specialty choice of psychiatry. American Journal of Psychiatry, 2017, 174(9): 859-866.

[75] 全国医学教育发展中心. 2022 年中国医学生培养与发展调查报告. 2022. https://medu.bjmu.edu.cn/cms/show.action?code=publish_4028801e6bb6cf11016be526c0dc0014&siteid=100000&newsid=8a317c95801a48ab9bf73f5d023baf2b&channelid=0000000008

[76] 郝彤, 陈海涵, 李慧, 等. 精神疾病污名化背景下, 职业偏见对精神医学专业学生专业认同的影响研究. 科技视界, 2020, (10): 64-66.

五、妇产科领域研究进展

乔　杰　李　蓉　赵扬玉　郭红燕

北京大学第三医院

国家妇产疾病临床医学研究中心

优化生育政策落实以来, 党中央、国务院高度重视加快建立健全生育支持体系。党的二十大报告中明确提出要"优化人口发展战略,建立生育支持政策体系,降低生育、养育、教育成本。"降低生育成本应以"提升优生优育服务水平、提高出生人口素质"为首要前提。近年来,我国新生人口数量缺口不断扩大,2022 年全国出生人口共 956万人,比上一年减少 106 万;与此同时,高龄妊娠又持续对女性自身、新生儿及儿童健康保障等问题提出了更大挑战。"十四五"开局,专家组对妇产生殖领域进行了更为全面的科技布局,充分体现研究延续性。布局聚焦妇女疾病、生育障碍、出生缺陷等突出问题,侧重生育力建立和维持过程机制研究、生育健康与妇幼保健维护、疾病精准化防治、健康保障和疾病诊疗关键技术及产品研发等。

当下,以全生命健康维护为出发点的女性生育力促进工作正加快迈入新阶段,妇科、产科、生殖医学、儿科在抓紧破解各自领域难点问题基础上,正着重加强相互间联动、协同提出更为完善的健康保障方案。2022 年,科技部"十四五"生育专项作为本领域重要且全面的科技部署力量,在妇女健康促进及疾病防治和儿童健康促进及疾病防治上立项 24 项,包括 5 项妇产科常见疾病防治、3 项数据平台建设、5 项妇科肿瘤防治,以及涉及重症、肿瘤、免疫等 11 项儿童疾病,汇聚了全国代表性和领域引领性专家和单位力量。其以重难点临床问题为抓手,从临床、基础及人群角度开展研究、改良方案、形成共识,取得了一系列落地成果。

(一)妇科肿瘤及其他妇科疾病发病机制研究和诊疗

1. 妇科肿瘤病因学研究及精准治疗

(1)妇科肿瘤的发病机制

在卵巢癌方面,浙江大学附属妇产科医院通过单细胞测序,揭示了早期和晚期卵巢高级别浆液性癌肿瘤微环境的异质性,发现了一组包括 *NOTCH1*、*SNAI2*、*TGFBR1*、*WNT11* 在内的子宫内膜异位症(endometriosis,EMT)相关基因对预后的预测价值[1]。子宫内膜癌方面,北京大学人民医院阐释了葡萄糖代谢异常促进了脂代谢异常相关内膜癌发生发展的可能机制[2]。宫颈癌方面,深圳华大生命科学研究院及多家合作医院首次在宫颈鳞癌中发现了一类促癌的肿瘤相关肌成纤维细胞(myCAFs),并深入诠释了其在宫颈癌发生、转移及免疫耐受等方面的功能,使其有望成为宫颈癌治疗的潜在靶点[3]。

(2)妇科肿瘤的预防筛查和预后评估

宫颈癌方面,中国首个二价 HPV 疫苗"馨可宁"的III期临床试验显示,接种疫苗对于预防宫颈高级别鳞状上皮病变的有效率高达 100%,对于 HPV 持续感染的预防率高达 97.3%,并且该疫苗具有良好的免疫持久性和较高的安全性,产能大、成本低,有望助力降低宫颈癌疾病负担、早日实现全球消除宫颈癌目标[4]。子宫内膜癌方面,北京大学人民医院探索了不同分子分型子宫内膜癌的肿瘤免疫微环境,并进一步将其分为免疫浸润型、免疫抑制型和免疫荒漠型,为内膜癌患者的预后和免疫治疗提供了新思路[5]。卵巢癌方面,北京大学第三医院构建了 7 种宫腔液代谢物组成的卵巢癌早期诊断模型,为卵巢癌患者的早诊早治提供可能[6]。

（3）妇科肿瘤的治疗策略

妇科恶性肿瘤在早期经过包括手术及放化疗等规范性治疗后，能够获得较好的疗效，然而对于晚期以及复发转移的患者，尚未有较为统一的治疗方案，现有的治疗策略也十分有限，患者的预后往往并不乐观。但是近年来，肿瘤的精准治疗、个体化治疗等开创了妇科肿瘤治疗的新纪元，带来了更多治疗希望。

国际晚期卵巢癌淋巴结切除的随机试验 LION（lymphadenectomy in patients with advanced ovarian neoplasms）研究提示了在晚期卵巢癌患者中，系统性的淋巴结切除并不能改善预后，反而增加了手术并发症的发生率，但是在早期卵巢上皮性肿瘤中，淋巴结切除是否能够改善患者预后尚未达成共识。由中山大学肿瘤中心牵头，包括北京大学第三医院、复旦大学妇产科医院等多家医院在内参与的一项名为 LOVE 的多中心随机临床研究，旨在对这一问题进行探索，该项研究已经开始纳入ⅠA-ⅡB期卵巢上皮性癌或输卵管癌且无化疗禁忌的患者[7]，希望该项研究的结果能为早期卵巢癌患者的手术方式带来新的观点。由中国医学科学院肿瘤医院等 35 家医院共同参与的"氟唑帕利胶囊对比安慰剂用于铂敏感复发卵巢癌的Ⅲ期临床试验"的中期分析报告于 2022 年在 *Journal of Clinical Oncology* 杂志发表[8]。氟唑帕利胶囊作为国产 PARP 抑制剂，其单药用于铂敏感复发的卵巢癌、输卵管癌或原发性腹膜癌含铂治疗达到完全缓解或部分缓解后的维持治疗，可显著延长患者的无进展生存期，且安全可控。对于铂耐药复发卵巢癌患者，血管内皮生长因子受体 2 酪氨酸激酶抑制剂阿帕替尼联合聚乙二醇脂质体阿霉素具有良好的疗效及可控的毒性，有可能成为新的替代治疗的选择[9]。

2022 年美国妇科肿瘤学会（Society of Gynecologic Oncology，SGO）会议报道了局部晚期宫颈癌队列研究（laparoscopic approach to cervical cancer，LACC）的最终结果，在宫颈癌患者中，与开腹手术相比，微创手术的复发率更高，复发时播散转移更多，预后更差，但是在亚组分析中，肿瘤直径<2cm 的患者，不同手术方式间复发率无差异[10]。而一项由东南大学开展的单中心前瞻性随机对照试验提示，在早期宫颈癌（ⅠA1-ⅠB1）患者中，微创手术与开腹手术预后相当，并且平均住院时间更短，恢复更快[11]。复旦大学附属肿瘤医院吴小华教授团队开展的"卡瑞利珠单抗联合法米替尼治疗复发性宫颈鳞状细胞癌的Ⅱ期临床研究"结果发表于知名杂志 *Nature Communications*，该研究应用了我国恒瑞医药自主研发的小分子多靶点酪氨酸激酶抑制剂法米替尼联合卡瑞利珠单抗，在既往系统治疗失败的复发性宫颈鳞癌患者中显示出了持续的抗肿瘤效果和药物的安全性[12]。福建医科大学牵头开展的一项Ⅱ期多中心 ALTER-C201 研究显示信迪利单抗+安罗替尼用于 PD-L1 阳性（CPS≥1）晚期宫颈癌患者的二线/后线治疗，在疗效可评估人群中，ORR 和 DCR 分别为 59.0%和 94.9%，中位 PFS 为 9.4 个月[13]。这些都为复发性转移性宫颈癌患者提供了新的治疗思路。

在子宫内膜癌的靶向治疗方面，复旦大学附属肿瘤医院牵头的一项临床研究（TQB2450-Ⅱ-08）在 2022 年欧洲肿瘤学会（European Society for Medical Oncology，ESMO）会议上进行了报道，TQB2450（PD-L1 抗体）联合安罗替尼在复发、转移性晚期子宫内膜癌的治疗中显示出了良好的抗肿瘤活性和可管理的安全性特征，尤其为非 MSI-H/dMMR 的晚期、复发患者提供了新的治疗方案[14]。

2. 盆底功能障碍性疾病发病机制及诊疗进展

盆底功能障碍性疾病（pelvic floor disorder，PFD）是由于盆底支持结构损伤、缺陷或功能障碍导致的一类疾病，包括盆腔器官脱垂（pelvic organ prolapse，POP）、尿失禁、性功能障碍以及慢性盆腔疼痛等。随着人口老龄化，PFD 发病率逐年增高，严重影响患者生活质量。为了更好地做好预防工作，更有效和持久地治疗，泌尿妇科专业医生一方面通过群体研究，了解疾病的流行性学信息，建立并不断完善中国女性盆底功能障碍性疾病的大数据库；另一方面随着交叉学科的发展，在发病机制、盆底评估、手术治疗、干细胞治疗、新材料研发、预测模型的建立等方面也进行了更深入的研究。

根据一项纳入 24 985 名成年女性的多中心研究显示，我国尿失禁发生比例为 21.2/1000 人·年，其中压力性尿失禁、急迫性尿失禁以及混合型尿失禁发生比例分别为 13.1/1000 人·年、3.0/1000 人·年、5.1/1000 人·年，在 4 年的随访过程中，进一步分析了不同类型的尿失禁的缓解和发展变化趋势，总结了尿失禁高危因素[15,16]，为盆底功能障碍性疾病的大数据库建立提供依据。通过采集近万例患者的正常盆底生理参数，建立中国女性的盆底生理参数，并借助现代信息技术，实现 PFD 相关数据的智能解读、预警、诊断和分析系统，逐步提高患者盆底康复的依从性，制定国家层面标准化、规范化和信息化的 PFD 三级防治模式。

从生物信息学角度解读盆腔器官脱垂中免疫细胞浸润情况和特征基因及两者的相关性，更深入地了解盆底功能障碍性疾病的发病机制，从而为治疗提供相关的靶点。例如，从转录组学和代谢组学的角度对盆腔器官脱垂患者的免疫应答和代谢调节之间的相互作用进行研究，转录组学分析发现了脱垂组骶韧带 487 个差异表达基因，而且多与免疫应答相关；代谢组学分析发现了 290 个差异表达的代谢分子，富集了甘油磷脂代谢、烟酸和烟酰胺代谢等多种代谢，并进一步发现了参与这些代谢的表达差异基因的作用通路[17]。有学者应用单细胞转录组学方法对年龄相关的盆腔微环境差异进行研究，发现了相关的免疫细胞和关键的调节因子，为不同年龄患者的个体化治疗提供一定的依据[18]。也有学者应用单细胞转录组学方法，分析了脱垂患者的阴道壁组织中成纤维细胞和平滑肌细胞的细胞外基质结构化及抗原呈递能力[19]。对参与细胞外基质调节的基因，采用单核苷酸多态性进行研究，发现了一些可能参与盆腔器官脱垂的潜在基因[20]。并进一步研究单核苷酸多态性与环境因素、最大出生体重、年龄等明确为盆底功能障碍的高危因素的相关性，该研究结合流行病学数据，有助于将来通过选择基因分型进行风险评估和患者分层[21]。

各种原因导致的慢性腹压增加，是盆底功能障碍性疾病发生的高危因素，因此有学者在应力状态下对盆底组织的变化进行研究。研究显示机械压力会使人子宫骶韧带成纤维细胞形态改变，导致细胞外基质重塑，细胞凋亡，可能与 p38 MAPK 通路有关[22]。也有研究显示机械拉力诱导成纤维细胞凋亡通过激活 Piezo1，破坏肌动蛋白细胞骨架[23]。同时，对细胞外基质重塑信号通路、成纤维细胞凋亡信号通路等，也有更进一步的研究，如二甲基富马酸通过 Nrf2-TGF-β1/Smad3 通路抑制细胞外基质的重塑[24]、糖基化终产物（glycation end product，AGE）通过降调节 miR-4429/PTEN/PI3K/Akt 等通路导致成纤维细胞凋亡[25]。

盆底影像学检查对盆底功能障碍性疾病的诊断评估起到重要的作用。2022 年发布了《盆底超声检查中国专家共识（2022 版）》以及《盆底超声检查质量控制专家共识（2022 版）》，进一步规范操作流程，提高盆底超声检查质量[26,27]。

随着人工智能的飞速发展，盆底影像学不仅能够揭示与解剖相关的脱垂的发病原因[28]，基于不同的技术，逐渐提高盆底影像学诊断的智能化。有学者采用盆底应力 MRI 建立基于深度学习的多标签分类方法模型，对盆腔器官脱垂的特点进行分析，为人工智能在该领域的应用打下基础[29]。或采用有限元分析研究腹压增加与盆底支持结构之间的关系[30]。或采用卷积神经网络的方法在原有的二维高清的 MRI 基础上，获得三维超高清 MRI[31]。有学者与高校人工智能研究中心联合，应用断层超声图像建立了肛提肌损伤的 AI 诊断模型[32]。

盆底功能障碍的手术，不仅是解剖复位，更重视功能恢复，患者期望盆底手术尽可能达到微创、有效、并发症少、复发率低。越来越多的技术应用到盆底手术领域，如机器人辅助、经阴道单孔腹腔镜等，研究显示恢复更快，并发症更少[33,34]。

鉴于国内外对合成网片的争议，中华医学会妇产科学分会妇科盆底学组建立中国首个盆底手术植入物网片并发症登记平台，目前已覆盖 30 个省、自治区、直辖市，纳入了百余家单位及手术医师，累计登记病例 3000 余例。通过统一数据登记标准，建立盆底移植物并发症患者登记网络直报。同时北京协和医院牵头对自裁网片和钛网套装进行了多中心随机非劣效性研究，随访一年，自裁网片的效果不劣于钛网，而且自裁网片住院费用降低了 40.4%[35]。由于网片相关的并发症处理较难，可能给患者造成了更大的身心创伤，一些传统手术的再次被提出，例如用于压力性尿失禁的 Burch 悬吊固定术，通过长达 14 年的随访，其治疗效果较好，是一种可以选择的手术[36]。也有学者再次采用自体阔筋膜、腘绳肌、腹直肌筋膜等进行盆底重建手术或尿失禁手术[37]。

随着交叉学科的不断发展，生物工程材料也有了更多的研究。比如通过静电纺丝技术，将聚 L-乳酸-三亚甲基碳酸酯-乙醇酸酯（PLTG）三聚体作为脂肪间充质干细胞的载体[38]。或将水凝胶聚丙烯网片复合体与单宁酸交联后，起到了抗炎和促进组织修复的作用[39]。新型猪源性膀胱基底膜小肠黏膜下层复合生物补片的应用探索等[40]。同时对于自主研发的材料的临床效果，进行了长期的随访（6 年），结果显示 L-乳酸钴-己内酯多聚体混合纤维蛋白原生物贴剂在盆底重建手术中应用，手术效果较好[41]。

干细胞及其相关产物在治疗盆底功能障碍性疾病中的作用一直是研究热点。间充质干细胞对骶韧带组织衰老相关蛋白 mitofusin 2（Mfn2）能够起到降调节作用，为脱垂的治疗提供了一个靶点[42]。脂肪间充质干细胞的旁分泌作用，可通过过表达成纤维细胞生长因子促进盆底组织再生[43]。而应用自体富血小板血浆能够抑制尿失禁动物模型中盆底肌本体感受器的减少[44]。阴道旁间隙注射重组类人胶原（recombinant human collagen，rhCOL）来源材料，有助于细胞高度黏附和限制不利的组织降解[45]。有学者应用人端粒酶逆转录酶（telomerase reverse transcriptase，hTERT）成功地使阴道壁成纤维细胞不断的传代，为盆底功能障碍性疾病体外试验提供了良好的细胞培养方法[46]。

为了更好地预防和提早干预，很多学者建立了盆底功能障碍性疾病相关的预测模型：如基于影像学辅助及临床数据建立产后发生尿失禁、盆腔器官脱垂的预测模型[47-49]，盆腔器官脱垂术后复发的多维预测模型[50]，基于模型的机器学习建立盆腔器官脱垂术后发生尿失禁的预测模型[51]。采用孟德尔随机化研究，对盆腔器官脱垂的生活方式因素、代谢因素、社会经济因素等进行了分析，对疾病的预防起到一定的作用[52]。

有学者呼吁，女性盆底医学与重建外科（female pelvic medicine and reconstructive surgery，FPMRS）是妇科与泌尿科交叉形成的亚专科，主要进行盆底功能障碍性疾病的预防及诊疗，具有较强的专业性，需要建立专科培训体系，不断培养专科人才。

3. 子宫内膜异位症发病机制及诊疗进展

子宫内膜异位症（endometriosis，EMT）（简称内异症）是生育年龄女性的常见疾病，威胁女性的生殖健康并降低患者生活质量。随着对内异症发病机制认识的不断深入，尤其是近年将内异症定义为激素依赖性的慢性疾病，内异症的诊治理念也发生了很大变化，早期诊断、早期治疗、长期管理的新理念得到广泛认可。2022 年，中国内异症诊治观念持续更新，在流行病学、发病机制、临床诊治等方面均有深入探讨。

手术是内异症患者的重要治疗方法，反复手术也曾是内异症患者主要的治疗手段。内异症患者反复手术带来的问题，尤其是对于卵巢功能的不良影响已经得到广泛关注。《中国子宫内膜异位症诊治指南（第三版）》[53]和 2022 年欧洲 ESHRE 指南[54]已经不再强调手术诊断的"金标准"意义，而更加主张基于病史、症状、体征和影像学检查的临床诊断，以及基于临床诊断的药物治疗，从而达到缓解患者临床症状，延缓疾病进展，减少诊断延迟问题，开启了内异症诊治新时代。尽管手术依然是内异症患者治疗中的重要方法，但其应用更加理性而精准，更强调风险获益的评估，最大化手术的好处，最小化手术的风险，尽量减少手术次数，手术时机和方式选择更加理性。内异症患者的治疗理念转变为以临床问题为导向，多元化、多维度的综合管理。

内异症疾病本身及其治疗过程均可影响患者的卵巢储备功能，降低患者的生育力。因此，内异症的治疗策略和手术操作过程中要高度重视患者的生育力保护。《子宫内膜异位症患者生育力保护的中国专家共识（2022 版）》[55]旨在从生育力保护角度，规范内异症的临床诊治思路，从而指导临床医师保护和保存内异症患者的生育力。专家共识强调在内异症患者的诊治过程中，妇科医师应重视对患者卵巢功能的保护理念及措施，根据患者年龄、近远期生育愿望、病变范围、卵巢储备功能等情况综合评估，采取个体化的诊治方案，联合生殖科医师制定合理的诊疗策略，最大限度地保护患者目前和未来的生育力。

内异症的发病机制迄今仍未阐明，最新的研究观点认为内异症与基因、表观遗传学、血管新生、神经新生、上皮间质转化、孕激素抵抗、异常增殖和凋亡、炎症等多种因素密切相关。浙江大学研究团队发现 lncRNA 和 circRNA 在子宫内膜异位症的发病机制中发挥着举足轻重的作用，为进一步探索子宫内膜异位症的发病机制和发现治疗靶点提供了新的见解[56]。北京妇产医院研究团队发现共失调的 circRNA 可能通过 MAPK 信号通路诱导异位子宫内膜内陷过程进而促进子宫腺肌病的进展，为子宫腺肌病发病机制的研究提供了崭新的视角[57]。上海交通大学研究团队发现卵巢子宫内膜异位症的子宫内膜间质细胞铁死亡可能触发细胞因子分泌，促进邻近病变血管生成，从而驱动子宫内膜异位症的发生，为临床应用和开发治疗子宫内膜异位症的药物提供理论依据[58]。

内异症长期管理药物治疗方面，近年来也有了新的进展。北京协和医院牵头的一项3期随机多中心临床研究提示对于中国子宫内膜异位症患者，曲普瑞林 15mg/每 12 周与 3.75 mg/每 4 周相比，疗效相同且注射次数减少，可能降低护理负担[59]。

（二）产科母体医学及胎儿医学研究

1. 妊娠期高血压疾病

当前对于妊娠期高血压疾病的研究仍主要集中于如何早期预防、尽早干预，以改善母儿结局。其中包括对更高临床适用性预测模型的探索、更佳临床治疗决策的选择。关于预防问题，目前对于阿司匹林在先兆子痫（preeclampsia，PE）预防中的应用，不同国家的指南对剂量、初始用药时间和高危人群的筛查方法都有所不同。北京大学第一医院团队于 2016～2019 年在中国 11 个省的 13 家三级医院进行了一项多中心 RCT 试验[60]，旨在评估小剂量阿司匹林（100mg/d）对于 PE 高风险人群的预防作用，但研究结果显示阿司匹林组和对照组 PE 发生率差异无统计学意义（16.8% vs 17.1%，p=0.924）。该研究中慢性高血压患者占比较高 49.1%（441/898），考虑到在 ASPRE 研究中，较高剂量的阿司匹林（150mg/d）并不能降低慢性高血压妇女 PE 的发生率，推测阿司匹林对慢性高血压妇女预防先兆子痫的作用可能有限，这一发现为我国孕妇群体阿司匹林预防 PE 的应用提供了参考。关于 PE 发病机制的探究，北京大学第三医院赵扬玉、魏瑷团队从临床实践中发现问题，通过一项全国 137 家医院 73 317 例大样本队列研究[61]，发现孕早期维生素 E 浓度< 7.3 mg/L 时，PE 风险急剧上升，但在高于该阈值后相对平缓。该团队在另一项包括全国 150 家医院 117 738 例单胎孕妇的研究中发现，相比于孕前体重指数正常的孕妇，超重和肥胖孕妇 PE 发病风险分别增加 1.92 倍和 5.06 倍[62]。孕期体重增长（gestational weight gain，GWG）速度与 PE 发病风险呈不同拐点的 J 型曲线关系，PE 发生率为 2%时，正常体重指数、超重和肥胖女性的拐点分别为 0.54kg/周、0.38kg /周和 0.25kg/周，随着 GWG 速度超过拐点，PE 风险急剧上升。此外，南方医科大学通过一项双样本孟德尔随机化研究[63]，采用 MiBioGen 联盟进行的最大全基因组关联研究荟萃分析（n=13266）的肠道微生物群汇总统计数据，他们发现双歧杆菌与先兆子痫-子痫发病有关（OR=0.76，95%CI：0.64～0.89，p<0.001）。PE 的预测一直以来是产科临床的热点和难点，2019 年国际妇产科联盟（International Federation of Gynecology and Obstetrics，FIGO）推荐了一种基于贝叶斯定理的模型，结合了母体危险因素、平均动脉压（MAP）、子宫动脉搏动指数（UTPI）和血清胎盘生长因子（PlGF），但尚缺乏该模型在中国人群中应用有效性的研究，因此 2022 年上海复旦大学注册并启动了中国孕妇 PE 风险预测模型（ChiPERM）的随机试验[64]，将有 18 家医院共同参与，旨在检验该预测模型对降低中国孕妇 PE 风险的有效性。考虑到双胎孕妇的特殊性以及双胎 PE 的高发生率，浙江

大学团队[65]探索了一项新的双胎 PE 预测模型，共纳入 2469 名双胎妊娠妇女，结果显示血清肌酐、尿酸、平均血小板体积、高密度脂蛋白、乳酸脱氢酶、纤维蛋白原、初产妇、孕前体重指数、正常产前检查均与双胎妊娠 PE 独立相关，所构建的预测模型具有良好的鉴别能力和预测能力（C-index=0.821）。

2. 妊娠期糖尿病

妊娠期糖尿病的研究主要集中在发病机制方面，特别是环境暴露物对妊娠期糖尿病发病风险的影响。同济大学医学院上海市第一妇婴保健院专家团队研究显示，血清尿酸水平与妊娠期糖尿病风险之间存在非线性关联：仅在孕 13～18 周，血清尿酸水平的升高与妊娠期糖尿病风险的增加相关，且风险在 35 岁及以上的孕妇中更高[66]；该专家团队另一项研究发现，仅自然流产而非人工流产史与再次妊娠中妊娠期糖尿病的发生风险增加相关，且风险随自然流产次数增多而增加[67]。浙江大学研究团队发现孕期暴露于全氟烷基和多氟烷基物质可能通过调节葡萄糖代谢而诱发妊娠期糖尿病[68]。中山大学公共卫生学院的研究团队发现[69]，孕期暴露于 $PM_{2.5}$ 的不同组成成分和来源可能通过诱发肺部氧化应激，导致与饮食无关的血管胰岛素抵抗，进而增加妊娠期糖耐量异常的风险。研究表明，在孕期早期到中期，总体 $PM_{2.5}$ 含量以及来自化石燃料/石油燃烧、道路粉尘、金属冶炼、建筑粉尘、电子废物、车辆排放和工业排放的 $PM_{2.5}$ 与妊娠期糖尿病发生相关。此外，高浓度的碳、铵、铁和锰元素与更高的糖尿病风险相关。孕早期接触锌、钛和车辆排放物，孕中期接触钒、镍、道路粉尘和化石燃料/石油燃烧对糖尿病的影响更明显。山西医科大学公共卫生学专家团队研究同样发现[70]，孕中期暴露于 $PM_{2.5}$ 与妊娠期糖尿病风险增加相关，且孕 21～24 周与较高的 1h 和 2h 血糖水平相关，孕 20～22 周与增高的 Δ1h-fasting 和 Δ2h-fasting 相关。

3. 产后出血

目前，我国学者针对产后出血（postpartum hemorrhage，PPH）的治疗干预及预防研究正在进行多角度和多方向的探索。北京市海淀区妇幼保健院团队对 PPH 高风险孕产妇进行前瞻性队列研究，对实验组和对照组孕产妇分别进行术中细胞回收（intraoperative cell salvage，ICS），即从手术期间丢失的血液中收集和处理红细胞并在手术期间或手术后立即将其输注到患者循环中的方法，以及同种异体红细胞输血，结果显示与对照组相比，ICS 组在血红蛋白、红细胞和血细胞比容水平方面有效增加，ICS 组凝血功能可维持，并且未发生不良事件，提示 ICS 是一种有效且安全的干预措施[71]。华中科技大学同济医学院湖北省妇幼保健院产科团队回顾性分析了 169 例使用 Bakri 球囊进行 PPH 治疗的孕产妇的产科结局和止血效果，结果提示 Bakri 球囊是 PPH 的有效治疗方法，但不适用于胎盘滞留的临床情况，其中配合使用无齿椭圆形镊子进行宫颈钳夹可有效预防球囊脱垂引起的止血失败。但是，当 PPH 体积超过 1460ml 时，Bakri 球囊的止血作用大大降低。如果面临侵入性手术干预可能是控制 PPH 的唯一选择的情况，使用球囊可以暂时减少失血，从而防止手术干预前出现致命大出血[72]。香港中文大学医学院妇产科团队通过开发决策分析模型探索了卡贝缩宫素和催产素在阴道分娩或剖宫产第三产程孕产妇中预防 PPH 的临床结局和经济效益，此模型主要结局包括 PPH 相关的直接医疗费用、PPH 发生情况、子宫切除术、孕产妇死亡和质量调整生命年（quality-adjusted life-year，QALY）损失。结果显示与催产素相比，卡贝缩宫素降低了 PPH 相关成本、出血量、子宫切除术发生率、孕产妇死亡率，并且每次分娩节省 0.00059 QALY，提示使用卡贝缩宫素预防 PPH 可减少孕产妇不良结局和节省成本[73]。

4. 胎盘植入

胎盘植入的研究目前集中于发病机制和风险预测的探索。中国科学院动物研究所干细胞与生殖生物学国家重点实验室团队通过单细胞转录组测序揭示了胎盘植入（placenta accreta spectrum disorders，PAS）侵袭部位的病理景观和免疫微环境景观。研究结果从 LAMB4 和 KRT6A 角度揭示祖细胞滋养层（cytotrophoblast，CTB）到绒毛外滋养层细胞（extravillous trophoblast cell，EVT）的分化途径，以及无蜕膜状态下侵袭滋养层与 ADIRF 和 DES 母体基质细胞相互作用。结果显示 PAS 相关的血管增多可能是由于滋养层、基质细胞和血管内皮细胞的串扰增强导致[74]。在胎盘植入的影像学预测方面，广州医科大学附属第三医院团队回顾性分析了 2 个中心的 156 例临床和产前超声检查诊断为 PAS 的孕产妇（PAS 组）及 115 位无 PAS 的孕产妇（非 PAS 组）的盆腔 MR 图像和临床资料，并以此开发了包含影像组学特征、两种产前临床特征和两项磁共振成像（MRI）形态特征的 MRI-影像组学-临床列线图，此预测模型效果优于单纯使用 MRI 确定的 PAS[75]。宁波大学团队将临床信息、MRI 图像进行整合，利用临床模型、放射组学及深度学习模型形成的综合模型可以有效地预测 PAS[76]，联合模型在验证队列中的 AUC 为 0.872（95% 置信区间 0.843～0.908），在外部测试队列中的 AUC 为 0.857（0.808～0.894），均优于其他模型。

5. 早产

早产的发病机制、危险因素及早期预测一直在产科领域备受关注。母胎界面的免疫紊乱被认为是引起早产的重要机制，华中科技大学同济医学院附属同济医院团队收集并分析了基底蜕膜和壁蜕膜中巨噬细胞亚型（M1 和 M2），以及辅助 T 细胞 1（Th1）、Th2、Th17 和调节性 T 细胞的频率，研究发现 M1/M2 失衡与早产期间母婴免疫耐受性的破坏相关，而异常的 Th1/Th2 谱系在足月分娩时的免疫紊乱中起重要作用[77]。空气污染是早产不容忽视的危险因素，国家卫生健康委科学技术研究所团队联合复旦大学团队基于一项全国性队列的研究数据量化了 PM$_{2.5}$ 成分与早产的关联，研究发现孕期暴露每增加一个四分位距的 PM$_{2.5}$ 浓度，早产风险增加 7%，其中碳质成分的 PM$_{2.5}$ 对早产的影响最大[78]。另外，高龄、二手烟暴露、孕前超重或肥胖、冬季受孕，以及居住在中国北方或农村地区的妇女更容易受到 PM$_{2.5}$ 影响。孕早期使用超声测量宫颈长度是预测早产的有效手段，香港中文大学团队的一项前瞻性队列研究比较了孕早期用两种不同方法测量的宫颈长度对自发性早产的预测价值，研究发现相比于单线法（子宫颈管周围腺体区两端的直线距离），使用双线法（从内口至最大宫颈弯曲点的直线距离与从该点到外口的直线距离之和）可以更好地估计实际的宫颈长度，并能够更准确地预测小于 34 周的早产风险[79]。

（三）生育力促进及健康生育

1. 生育力形成

1）生殖细胞及早期胚胎发育机制研究

卵母细胞减数分裂过程中纺锤体的正确组装确保染色体的正常分离。然而，人类卵母细胞纺锤体组装的机制仍然未知。复旦大学团队首次发现了人类卵母细胞微管组织中心（huoMTOC），揭示了 huoMTOC 调控纺锤体组装的独特生理机制，并且发现 huoMTOC 异常会导致纺锤体组装缺陷和卵母细胞成熟停滞[80]。翻译调控在卵子的减数分裂、受精过程有重要作用。清华大学团队和中山大学附属第六医院团队合作开发了一种同时对单细胞的转录组和翻译组测序方法（T&T-seq），并利用 T&T-seq 技术揭示了人类和小鼠卵母细胞成熟过程中的基因表达和翻译模式，同时也为发展卵母细胞体外成熟技术提供了新的方向和理论依据[81]。m6A 修饰能够调节 RNA 代谢以及包括配子发生和胚胎发生在内的多种生物学过程。中国科学院北京基因组研究所、中国农业大学和郑州大学团队合作开发了一种单细胞 m6A 序列分析方法（scm6A-seq），揭示了卵母细胞成熟和早期胚胎发育过程中 m6A 的动态变化，发现 m6A 缺陷会导致 RNA 清除异常，进入影响 Mettl3Gdf9 条件敲除小鼠的卵母细胞质量，阐明了 M II 时期卵母细胞和卵子向胚胎转化过程中 m6A 在调控 RNA 的翻译和稳定性的作用[82]。生长中的卵母细胞储存了大量的母体 mRNA，卵母细胞如何在生理条件下储存和处理新转录的 mRNA 亟待研究。浙江大学团队和广东省第二人民医院团队发现了卵母细胞发育过程中新转录 mRNA 的枢纽——由 PABPN1-mRNA 通过其相分离特性形成的 NPADs[细胞核 poly(A)结构域]，这对卵母细胞的发育和生殖过程至关重要[83]。

生命起源于精子和卵母细胞融合形成受精卵，不断分裂分化后形成囊胚，于胚胎期第 7 天种植到子宫，第 14 天开始经历原肠运动，进一步分化为内胚层、中胚层和外胚层，并最终形成各种器官系统。这一过程经历复杂且精密的转录及表观遗传等多层面联合调控。在转录层面，北京大学第三医院乔杰、闫丽盈研究团队通过对人类和小鼠的围着床期胚胎进行单细胞转录组分析，揭示了人类和小鼠滋养层细胞在围着床期的基因表达特征，并利用胚胎-子宫内膜癌细胞系共培养体系探索了胚胎与子宫内膜的互作机制，探讨了导致着床失败的病因，为临床诊疗提供了理论依据[84]。中国科学院动物研究所王红梅、郭帆团队，安徽医科大学蒋祥祥团队联合国外团队，揭示了非人灵长类动物食蟹猴 CS8-CS11 时期（E20-E29）胚胎的转录特征及调控机制，填补了非人灵长类胚胎在从原肠运动至早期器官发生这一阶段的空白，为了解人类胚胎发育及发育障碍性疾病提供了宝贵的资源[85]。翻译作为基因表达调控的重要环节，在胚胎发育过程中起到了关键的作用。清华大学颉伟团队和中国科学院动物研究所李磊团队合作开发了低起始量的翻译组检测方法——Ribo-lite，并利用该方法对小鼠卵母细胞和各阶段胚胎进行研究，绘制了卵子向胚胎转换过程和着床前胚胎的翻译组图谱，揭示了哺乳动物卵子向胚胎转换过程的翻译、RNA 稳定性和 poly(A)尾长度调节之间的密切相互作用[86]。清华大学颉伟团队与山东大学生殖医学陈子江、赵涵研究团队进一步合作，将该技术应用于人类胚胎，鉴定了人类合子基因组激活过程中的关键调控因子 TPRX1/2/L[87]。在表观调控层面，中国科学院动物研究所郭帆、王红梅团队绘制了小鼠早期胚胎及生殖细胞中的 DNA 5-羟甲基胞嘧啶（5hmC）修饰图谱及父母源基因组在该修饰中的异同。进一步分离雌雄原核并结合功能实验，量化了 Tet3 或 DNA 复制对 5hmC 的影响[88]。同济大学高绍荣、张勇团队合作，通过分离小鼠受精后连续时间点的雌雄原核，进行低起始量的微球菌核酸酶高通量测序（ULI-MNase-seq），解析了小鼠受精过程中核小体排布模式的建立及其潜在机制，鉴定了参与调控合子基因组激活的转录因子 Mlx 及 Rfx1[89]。同济大学高绍荣、高亚威团队与南京医科大学生殖医学国家重点实验室沈彬团队开发了适用于低起始量的 m6A 测序方法 ULI-MeRIP-seq，并描绘了小鼠早期胚胎发育过程中 RNA m6A 修饰的动态变化，并揭示了 m6A 修饰在卵母细胞和合子基因组激活过程中的不同作用，即调控卵母细胞中 mRNA 的稳定性和受精后 2 细胞阶段特异性 RNA 降解[90]。在染色质重编程方面，中山大学中山医学院王继厂团队与孙逸仙纪念医院王文军团队，同济大学高绍荣、刘晓雨、王晨飞团队与广东省第二人民医院欧湘红团队均绘制了人类着床前胚胎发育过程中组蛋白 H3K9me3（组蛋白 H3 第 9 个赖氨酸的三甲基化）修饰的动态图谱，阐明了异染色质重编程对人类早期胚胎发育的作用及具体机制[91,92]。

在干细胞研究方面，中山大学中山医学院王继厂研究团队通过重塑着丝粒周边异染色质并建立全能性特异性的宽 H3K4me3 结构域，促进多能性向全能性的转变，建立了具有小鼠 2 细胞胚胎分子特征的新型小鼠全能样干细胞（TLSC）[93]。北京大学邓宏魁/徐君/李程研究团队通过化学小分子调控，报道了从小鼠 2 细胞胚胎和扩展型多能干细胞（EPS 细胞）建立全能性干细胞的体系，命名为全能潜能干细胞（TPS）。TPS 细胞在全能性标志物、转录及表观特征、发育潜能等层面与小鼠 2 细胞胚胎均有共同特征，且可在体外长期培养[94]。在人类多能干细胞中，中国科学院广州市生物医学与健康研究所团队构建了一种无须转基因操作的从人类多能性干细胞中产生 8 细胞类似细胞（8CLCs）的方法，明确了参与调控该诱导过程的关键分子和基因网络。以上研究为研究全能性和早期胚胎发育机制提供了有效的模型[95]。

高龄对生殖细胞和早期胚胎发育有一定影响，中国科学院的刘光慧教授对细胞、组织、器官和有机体多方面组成的衰老景观进行了系统综述[96]。染色质状态在卵子漫长的生成过程中受到瞬时和积累环境信号的调控，南方医科大学团队研究发现 H3K4me3 的水平在来自年轻人类的卵母细胞中很高，在衰老卵母细胞中水平降低，而 H3K4me3 网络的维持得益于 CXXC1（SETD1 甲基转移酶的 DNA 结合亚基）的表达[97]。为探究衰老对男性生殖细胞的影响，深圳市人民医院团队构建了年轻和老年小鼠睾丸的单细胞转录组图谱，揭示了八种睾丸细胞类型的基因表达特征，并绘制了衰老过程中睾丸组织的特定转录景观[98]。基于改善衰老卵母细胞质量的目标，国内多个团队有了突破性的进展。西北农林科技大学团队发现老年小鼠口服褪黑素能显著增加衰老卵母细胞中编码跨区投射（TZPs）关键成分的 mRNA 和卵丘细胞-卵母细胞通讯[99]。华中科技大学团队发现卵巢内注射间充质干细胞可在一个月内显著缓解卵巢功能减退，该过程主要通过改变线粒体结构、调节线粒体功能和减弱细胞凋亡来增加卵泡的储存量，改善卵母细胞的数量和质量，并且没有显著的致瘤性[100]。清华大学团队报道了一种新型的 TrkB 激动剂抗体（Ab4B19），能显著改善高龄和环磷酰胺诱导的卵巢早衰模型小鼠的生育缺陷[101]。南京医科大学团队发现衰老卵巢的 GV 卵母细胞中线粒体自噬途径激活，RAB7 活性降低，RAB7 的活性能维持线粒体自噬和染色体稳定性之间的平衡，RAB7 的激活剂是改善与年龄相关的卵母细胞质量下降的良好靶标[102]。北京大学第三医院团队发现女性高龄导致母亲和子代 DNA 甲基组和基因表达的衰老样变化，主要涉及神经元分化，代谢和组蛋白修饰途径[103]。

2）出生缺陷防控技术

预防和减少出生缺陷，是提高出生人口素质、推进健康中国建设的重要举措。我国以三级预防为指导，在该领域取得了快速发展。在一级防控方面，三代测序技术为婚前、孕前致病基因筛查及诊断夯实了基础。北大医院神经内科王朝霞团队继发现咽炎远端型肌病的两个致病基因后，又利用三代测序技术结合实验证明了 *RILPL1* 基因 5′UTR 区域的 CGG 重复扩增与四型咽炎远端型肌病有关[104]，在致病基因确诊方向做出了重要贡献。中南大学医学遗传学研究中心邬玲仟和梁德生团队将三代测序技术用于地中海贫血[105]、先天性肾上腺皮质增生症[106]、脆性 X 综合征[107]的临床分子诊断上，与传统的基于二代测序与 PCR 的方法相比，达到了更大的筛查范围、更准确地检测灵敏度继而获得更全面的遗传学特征。此外，在胚胎植入前遗传学检测（preimplantation genetic testing，PGT）方面，国家人类干细胞工程研究中心遗传部、中信湘雅生殖与遗传医院、长沙市发展与致癌国际科合作基地、贝康医疗、中南大学和上海交通大学联合研究团队开发了一种多功能的基于单倍型的胚胎植入前遗传学检测平台，为检测不同的遗传状况提供了一体化解决方案[108]。与此同时，胚胎植入前非整倍体检测（preimplantation genetic testing for aneuploidy，PGT-A）技术的有效性和安全性也在社会层面引起了持续关注和广泛讨论。山东大学生殖医学研究中心陈子江院士团队在《*New England Journal of Medicine*》上发表了临床研究成果，在国际上首次开展了评价该项技术的 RCT 研究，用累积活产率指标更加全面地反映该技术在临床应用中的效力。研究指出，将来仍然需要设计更多的科学的多中心、大样本临床研究，进一步探讨该技术的有效性、安全性和实用性[109]。此外，无创胚胎遗传学检测（ni-PGT）因其非侵入性的优点备受重视，然而 ni-PGT 的临床益处尚未得到明确证实。为此，北京大学第三医院乔杰院士团队领衔开展了一项大规模的多中心、随机、对照临床试验来评估 ni-PGT 对胚胎选择的有效性[110]。在二级产前预防层面，"无创"是近期的一个发展方向。在无创产前筛查（non-invasive prenatal testing，NIPT）方面，复旦大学附属妇产科医院团队研发 COATE-seq 技术，可以通过无偏好的等位基因靶向富集，全面分析胎儿染色体非整倍体、染色体微缺失和微重复综合征和单基因病。该研究在入组的 1129 例样本中，检测到 54 个胎儿非整倍体、8 个染色体微缺失和微重复综合征以及 8 个单基因变异，灵敏度为 100%，特异度为 99.3%[111]。此外，该研究团队通过一项回顾性队列研究，对 NIPT Plus 筛查提示阳性结果的孕妇进行产前诊断及随访。该研究发现 NIPT Plus 除筛查 T21、T18 及 T13 之外，还可发现其他染色体的非整倍体异常及基因组拷贝数变异，且对 T21、T18 及 T13 的阳性预测值更高、假阳性率更低[112]。海军医科大学长海医院团队首次针对有 Peutz-Jeghers

综合征或家族性腺瘤性息肉病风险的胎儿建立 NIPT 检测方案[113]。郑州大学第一附属医院团队根据新的算法将 NIPT 应用于双胎妊娠的 Duchenne 肌营养不良的变异检测中[114]。

2. 生育力维持

1) 生殖障碍性疾病研究：女性相关生理病理

目前我国生育率跌破警戒线、不孕不育人群逾 5000 万，生育能力下降、不良妊娠等生殖障碍严重威胁我国人口可持续发展。作为生命起源的重要器官，卵巢与子宫功能的稳态对生育力维持及健康生育意义重大。卵巢是孕育种子的主要环境，其功能异常会干扰卵泡发育，子宫内膜异常导致着床障碍，是女性生育力下降的主要因素。然而，多因素多维度调控生育力的机制复杂不清，探析人类卵巢卵泡发育调控和子宫内膜稳态维持新机制，建立生殖障碍性疾病精细化分型诊治新技术，对维持女性生育力至关重要。

（1）卵巢功能障碍

多囊卵巢综合征（polycystic ovarian syndrome，PCOS）和早发性卵巢功能不全（premature ovarian insufficiency，POI）是两种重要的影响卵巢功能的生殖障碍性疾病。PCOS 患者的卵泡发育受阻，主要临床表现有高雄激素血症、排卵障碍、代谢紊乱等。POI 的患者主要表现为 40 岁前月经稀发或闭经、卵泡刺激素水平异常升高、生育力低下或不孕、认知能力下降等。PCOS 卵巢功能亢进，有卵不排，POI 卵巢功能衰退，无卵可排，但殊途同归，这两种疾病的患者均出现卵泡发育障碍，但病因不明，干预手段有限，严重影响女性生育力。

以往的研究表明 PCOS 患者除了生殖功能异常外，还伴随着肥胖、胰岛素抵抗、肠道菌群紊乱等代谢异常以及慢性炎症状态，同时发生 2 型糖尿病的远期风险也大大增加[115]。来自瑞典的研究人员通过对欧洲人群进行全基因组关联分析研究发现，2 型糖尿病与 PCOS 全基因组遗传密切相关，同时他们还发现了 4 个影响 2 型糖尿病和 PCOS 的单核苷酸多态性位点[116]。针对 PCOS 患者糖代谢异常的治疗，中国医科大学团队总结发现口服抗糖尿病药物能够有效降低 PCOS 患者的空腹血糖和低密度脂蛋白胆固醇水平[117]，从而缓解 PCOS 患者的代谢异常。同时，吉林大学的研究团队发现脂肪间充质干细胞外泌体中的 miRNA-21-5p 能够靶向 Btg2，进而促进 AKT 和 IRS1 活化，最终缓解 PCOS 大鼠的胰岛素抵抗、糖代谢异常[118]。另一方面，PCOS 患者也常常伴随脂代谢异常，北京大学第三医院团队研究发现 PCOS 患者卵泡液中多种游离脂肪酸浓度显著升高，并且与 IL-6、IL-8 和成熟的 IL-18 水平呈正相关，随后进一步发现油酸可以通过影响 ERK1/2 信号通路以及上述炎症因子表达水平，最终激活炎性小体，揭示了 PCOS 中游离脂肪酸促进炎症反应的分子机制[119]。此外，氨基酸作为机体必需营养物质，参与了内分泌、炎症、代谢等多种生理功能。北京大学第三医院的研究团队发现色氨酸的分解代谢物犬尿喹啉酸和喹啉酸血浆水平与 PCOS 患者发生肥胖的风险密切相关，可作为 PCOS 患者肥胖发生的潜在预测因子[120]，该医院团队的另一项研究发现 PCOS 患者血清中 L-丙氨酸和 β-丙氨酸水平显著升高，且与 IL-22 水平呈负相关，这也提示着氨基酸代谢与 IL-22 在 PCOS 发生发展过程中可能的相互作用[121]。与此报道一致，湖南省妇幼保健院生殖中心发现大肠杆菌 Nissle 1917 通过肠道微生物群和微生物代谢促进肠道免疫因子 IL-22，改善 PCOS 中颗粒细胞的线粒体损伤[121,122]。福建医科大学团队发现，膳食铜的摄入量与 PCOS 的发生风险呈正相关，拟杆菌在其中起着介导作用。该研究表明，长期接触高膳食铜水平会影响肠道微生物群的组成，引起炎症和氧化应激，干扰激素信号传导，最终影响卵巢卵泡发育[123]。南京中医药大学团队发现，肠道菌群产生的短链脂肪酸-丁酸通过调节甲基转移酶介导的 FOSL2 基因的 m6A 甲基化水平减少卵巢局部炎症因子的表达，进而改善 PCOS 卵巢功能[124]。

另一方面，我国学者在 POI 遗传学机制方面取得了一定进展，但目前尚没有明确能增加卵巢功能和提高生育力的可靠干预措施，是临床治疗的热点和难点。在无激素治疗的禁忌证情况下，POI 首选激素治疗，虽然激素补充疗法能一定程度上缓解患者症状，但是并不能恢复患者的卵巢功能，还可能增加乳腺癌、子宫内膜癌、静脉血栓等的发生率。中药是我国传统医学瑰宝，中药或中成药作为辅助治疗有一定效果，近期国内多项临床研究表明，采用中药、针灸治疗等方案可改善卵巢功能减退，提高 IVF 妊娠结局[125-127]。人参皂苷具有较强的抗氧化作用，北京大学第三医院团队研究发现人参皂苷可通过激活 Ser473 位点的 Akt 磷酸化与 FoxO1 发生相互作用来抑制与年龄相关的颗粒细胞氧化损伤，研究结果为深入探索颗粒细胞调控卵母细胞发育潜能提供理论支持，并为临床改善高龄女性卵巢功能提供潜在新策略[128]。继 2018 年国内学者首次利用脐带间充质干细胞干预 POI 患者使其成功受孕生子后，研究人员正通过前期大量体外实验和动物试验积极探索干细胞移植技术是否能在根本上解决 POI 这一难题，干细胞治疗 POI 的临床试验有待规范积极推进，为患者带去福音。对于恶性肿瘤放化疗及医源性损伤导致的卵巢功能早衰，可考虑进行胚胎、卵母细胞或卵巢组织的冻存移植，为 POI 患者保存生育力。西班牙的学者开展的一项临床研究中，19 名 POI 患者通过腹腔镜接受了原始卵泡体外激活技术（in vitro activation of primordial follicles，IVA），发现其中 10 名患者恢复了卵巢功能，且其中 2 名患者怀孕并活产，提示该方法能够促进 POI 卵泡再生，并提高妊娠率，具有广阔的临床应用前景[129]。

（2）子宫内膜因素

由于子宫因素引起的生殖障碍的相关疾病发病率逐年上升。子宫内膜周期性变化及容受性建立对于接受胚胎着床及成功妊娠至关重要，而薄型子宫内膜、腺肌症、内膜癌、子宫内膜炎等病理因素损害女性生殖健康。在生理状态下，子宫的周期性变化和容受性建立的机制仍未完全阐明，通过检测 Mst1 和 Nur77 在育龄女性和小鼠子宫内膜中的表达和定位，厦门大学团队发现 mst1 介导的 Nur77 磷酸化可改善子宫内膜容受性，此外观察到反复着床失败妇女子宫内膜磷酸化-nur77（T366）水平下降了 80%[130]。为阐述薄型子宫内膜疾病分子机制，南京大学医学院附属鼓楼医院联合中国科学院遗传发育所与厦门大学医学院首次通过单细胞转录组技术对正常人和薄型内膜病人子宫内膜进行了单细胞测序分析，研究发现薄型内膜中增殖型间质细胞、腺上皮细胞明显减少，伴有血管周细胞衰老，薄型内膜血管基底膜的增厚阻碍了血管的形成和延伸，巨噬细胞和 NK 细胞数量明显减少[131]。另外，青岛大学青岛医学院与西湖大学团队也使用单细胞 RNA 测序构建了 18 775 个细胞的转录组图谱，包括 7 种细胞类型，阐述了薄型子宫内膜的分子和细胞特征[132]。山东中医药大学附属医院团队，利用单细胞转录组测序分享子宫腺肌病的病理生理变化及其分子机制，鉴定了 9 种细胞类型，确定了成纤维细胞亚型，阐明了成纤维细胞和免疫细胞中的异常基因表达与纤维化相关的因素有关[133]。关于子宫内膜癌的研究发现 PPARα 激活剂通过 SREBP1 和 ARID1A 抑制子宫内膜癌细胞的增殖，提示激活 PPARα 作为治疗 EMC 的新方法的潜力[134]。复旦大学附属妇产科医院阐述了子宫内膜间充质干细胞通过 DKK1-Wnt/β-catenin 信号通路能够抑制子宫内膜癌的发病进程[135]。慢性子宫内膜炎是一种持续的炎症性疾病，其特征是浆细胞浸润到子宫内膜基质细胞。临床通常使用抗生素来治疗子宫内膜炎，但疗效并不理想。此外，子宫因素及内膜蜕膜化异常对于妊娠维持至关重要，复发性流产患者宫腔和生殖道环境是否存在异常值得深入探讨，北京大学第三医院团队通过 16S rRNA 检测对比对照组和 RSA 组的生殖道菌群发现，RSA 组存在生殖道菌群紊乱，紊乱菌群能够导致不同代谢通路以及 IFN-γ 和 IL-6 水平的波动，从而导致流产的发生[136]。

2）生殖障碍疾病：男性不育及精子发生

针对完全受精失败及精子发生机制方面的研究，中信湘雅生殖与遗传专科医院林戈教授和郑伟教授团队采用 WES 测序来筛选人类单精子卵胞质内注射（intracytoplasmic sperm injection，ICSI）后完全受精失败（total fertilization failure，TFF）遗传原因，并在两个顶体结构异常伴随受精失败的男性中发现了新基因 *IQCN* 的纯合变异，通过 CRISPR-Cas9 技术构建 *Iqcn* 基因除小鼠证实了与人类相似的表型，揭示了 *IQCN* 基因在受精和精子发生中的作用，并为男性因素导致的完全受精失败提供了遗传标记和治疗选择[137]。针对精原细胞分化、精母细胞减数分裂阶段的研究，浙江大学生命科学研究院范衡宇教授课题组报道了 ac4C 整体修饰丰度在不同组织以及精子发生过程中的动态变化、雄性生殖细胞特异性 Nat10 敲除小鼠精原细胞分化，减数分裂进入异常，揭示了 ac4C 修饰 Writer 蛋白 NAT10 在小鼠精子发生过程中的重要生理功能，为细致研究减数分裂调控提供了新视角[138]。针对精子变形阶段的研究，四川大学华西第二医院沈英、杨镒虹、汪燕教授联合北京师范大学陈苏仁教授发现中心体蛋白 CEP78 功能缺陷小鼠精子呈现出严重的形态缺陷，鞭毛缺失、卷曲、短和不规则，以及异常的头部形状，阐明了中心体蛋白在精子发生过程中的重要功能及相关分子机制，为男性不育症治疗研究提供新思路与新方向[139]。中国科学院分子细胞科学卓越创新中心刘默芳研究组与国内外多家实验室合作发现 RNA 结合蛋白 FXR1 可通过液-液相分离激活小鼠后期精子细胞中 mRNA 的翻译，保障精子形成过程的正常进行。该工作指出，尽管 RNP 颗粒在发育过程中的动态变化已被描述，但解析这类颗粒的形成如何在体内发挥生物学功能仍面临巨大挑战，该研究成果极大地推动了对这一问题的解答[140]。针对精子发生过程中蛋白组的研究，南京医科大学沙家豪、郭雪江团队与中国科学院生物物理所秦燕团队合作，发现精子发生中的新型核糖体（RibosomeST）能够产生精子特异蛋白组，核糖体大亚基新生肽链通道上的重要成分，L39L 替换 L39 后，可使通道增宽，有利于精子成熟中大量正电蛋白的产生，为相关疾病的研究提供重要标记物和治疗靶点[141]。以上进展极大拓宽了对男性不育和精子发生机制的了解和认识，为临床诊疗提供了更多的理论依据，在辅助生殖技术优化方面也做了提升，然而针对男性不育的治疗方案亟待突破。

3. 生育力重塑

基于干细胞的类囊胚模型为研究哺乳动物着床前后的关键发育事件、早期胚胎发生、妊娠失败等提供了良好的体外模型基础。最近报道的人类 8 细胞全能性干细胞可自组装形成类囊胚[142,143]与人衍生多能干细胞（extended pluripotent stem cell，EPSC）、人naive 多能干细胞和始发态 primed 多能干细胞来源[144-146]的类囊胚相似具有类似真实囊胚的形态、谱系标志物表达和转录组特征。多种小鼠全能及多能干细胞 TPS、TLS、TBLC 和 EPSC 也已成功构建出类囊胚模型[147-149]。此外，北医三院于洋研究员团队揭示了小鼠 EPSC 来源的类囊胚蛋白表达谱、翻译后修饰及代谢特征，表明糖代谢是类囊胚形成的关键，TE 样细胞特化和类囊胚腔的形成都需要葡萄糖[150]。类囊胚也可以衍生出滋养层干细胞等胚外谱系，其进一步分化出绒毛外滋养层与合胞体滋养层。此外，研究者还利用类囊胚研究胚外中胚层祖细胞的形成和特化过程[151]，类囊胚为体外研究全能性胚胎胚内、胚外谱系发育和胚胎植入后发育的分子机制提供良好替代工具。

从子宫内膜干预角度出发，目前细胞疗法已被提议作为子宫内膜再生的理想替代方案，包括使用干细胞和脂肪血管基质成分（stromal vascular fraction，SVF）。脐带间充质干细胞（UC-MSC）移植可促进薄型子宫内膜形态和功能的恢复，并且体外研究发现，UC-MSC 迁移到受损的子宫内膜细胞并改善其增殖能力[152]。与单独滴注人胎盘来源的间充质干细胞（HP-MSC）相比，HA 水凝胶（HP-MSCs-HA）在小鼠子宫中作用更持久。子宫内膜损伤小鼠模型的体内治疗结果证明，HP-MSCs-HA 可以通过增加子宫内膜厚度和腺体数量、减少纤维面积、促进血管生成，从而提高着床率来挽救小鼠受损子宫内膜[153]。新乡医科大学团队研究显示经血源性子宫内膜干细胞（MenSC）治疗小鼠的子宫内膜厚度和子宫内膜中的腺体数量显著上调，而子宫内膜中纤维化水平显著下调，MenSCs 可能通过 PI3K/Akt 信号通路来增强受损子宫内膜细胞的抗凋亡能力和促进子宫内膜细胞的增殖[154]。北京大学第三医院研究团队开展了自体脂肪 SVF 在薄型子宫内膜患者中的有效性和安全性的研究[155]。来自南方医科大学的一项研究发现，从脂肪组织源性干细胞分泌的外泌体可以有效促进基质细胞增殖，有效抑制 TNF-α、IL-6 和 IL-1β 等炎症因子的产生，为治疗子宫内膜炎提供了潜在策略[156]。

肠道菌群与代谢、免疫密切相关，通过改善饮食结构、调节肠道菌群可能改善生殖内分泌患者的代谢异常及卵泡发育障碍，为患者的长期管理与改善生育力提供新途径。中国医学科学院团队发现艾塞那肽联合二甲双胍或二甲双胍单药治疗均可改善肥胖型 PCOS 患者的代谢参数，并改变了 PCOS 患者的肠道微生物群，两种药物联合使用使得肠道中益生菌的丰度更高[157]。南方医科大学团队研究发现 PCOS 中肠道微生物群与血清代谢物之间存在关联，特征性肠道微生物群和血清代谢物可能在 PCOS 的预测与治疗中起到一定的作用[158]。江南大学团队发现，丁酰化淀粉可减轻来曲唑处理的 PCOS 模型大鼠卵巢形态异常，代谢紊乱和性激素失衡，且与盲肠微生物群相比，粪便微生物群受影响更大，产丁酸盐的微生物在丁酰化淀粉治疗后富集在粪便中，可能有助于进一步缓解 PCOS 症状[159]。未来，通过发掘肠道、宫腔菌群相关代谢免疫调控新靶点，调整生殖系统的微生态平衡，改善女性机体环境，将为维持和重塑女性生殖健康提供新的临床策略。

4. 辅助生殖技术临床研究及安全性评估

40 余年来，辅助生殖技术领域工作者们，以不孕症患者的实际需求为导向，致力于提高辅助生殖技术成功率及安全性，给更多家庭带来福音。北京大学第三医院生殖医学中心乔杰院士团队牵头，联合国内外多家生殖医学中心，开展了一项随机对照评估者盲的Ⅲ期非劣效性试验，比较了个体化固定剂量方案中的 follitropin delta 和常规可调剂量方案中 follitropin alfa。在中国女性中，与常规可调节给药方案中的 follitropin alfa 相比，个体化固定剂量方案中的 follitropin delta 显示出相似的疗效和提高的安全性[160]。该团队的另一项多中心、随机、双盲、阳性药平行对照临床研究提示在卵巢储备功能正常的中国不孕女性控制性促排卵周期中，国产 r-hCG 有效性及安全性与进口 r-hCG 相当[161]。李蓉教授团队发表在 Fertility and Sterility 的研究，针对 2013 年 1 月至 2019 年 12 月在北京大学第三医院接受胚胎玻璃化冷冻的 14 928 名患者，分析了胚胎冷冻时间与活产率的关系，发现在卵巢高反应人群，胚胎冻存时间与治疗成功率之间存在倒 U 形关系，冻存时间超过 6 个月与妊娠减少有关[162]。胚胎培养方式是保障胚胎顺利发育的重要环节，由重庆市妇幼保健院牵头开展的多中心随机对照试验，比较了延时培养箱与标准培养箱在胚胎培养中的应用效果，通过观察新鲜胚胎移植周期的移植胚胎数量及胚胎着床率，发现延时培养箱组在新鲜周期成功植入的胚胎数量显著高于标准培养箱组（延时培养箱组：52.35%，标准培养箱组：47.11%，p=0.014）[163]。

宫腔内人工授精（intra-uterine insemination，IUI）是常用的辅助生殖技术之一，与 IVF-ET 技术相比更贴近自然妊娠、患者治疗风险及负担小。北京大学第三医院李蓉教授团队回顾 2015 年 1 月至 2018 年 12 月期间于北京大学第三医院生殖医学中心行 IUI 治疗的 9077 例患者共 15 740 个周期的临床资料，分析了年龄、不孕年限、不孕类型、不孕因素、周期方案、周期次数、授精时机、处理后前向运动精子浓度、排卵数等方面对活产率的影响，提示女方年龄、不孕因素、周期方案、排卵数是 IUI 活产率的独立影响因素。女方年龄在 30 岁以下、周期方案为促排卵周期、促排卵周期中排卵数为 2 时活产率最高[164]。该团队进一步分析授精次数对宫腔内人工授精的临床妊娠率和医疗花费，发现双次 IUI 与单次 IUI 在临床妊娠率相似，但双次 IUI 治疗费用高，故不建议进行双次 IUI[165]。

随着生活方式的改变、女性生育年龄推迟，如何改善高龄、卵巢储备减退女性的助孕成功率，也是辅助生殖领域持续关注的疑难问题。山东大学团队开展了一项多中心随机对照试验，纳入 821 名博洛尼亚标准定义的卵巢反应不良不孕患者，评估在 IVF-ET 前应用脱氢表雄酮（DHEA）预处理是否能提高活产率，发现 DHEA 的预处理不提高获卵数、临床妊娠率和累积妊娠率[166]。西北妇女儿童医院的师娟子团队进行了一项平行、开放的随机对照试验，对于接受 IVF 预期低反应的患者，增加 FSH 剂量与标准 FSH 剂量相比，累积活产没有统计学意义的差异[167]。IVF 治疗过程中，促卵母细胞最终成熟（扳机）的时机和方法对获得满意的治疗结局至关重要，上海交通大学医学院国际和平妇幼保健院生殖医学中心团队对于接受 IVF/ICSI 治疗的 35 岁以上的高龄妇女，GnRH

激动剂（GnRHa）和 hCG 联合扳机是否优于 hCG 单扳机和 GnRHa 单扳机进行了研究，发现 GnRHa 联合 hCG 联合扳机，与 hCG 单板机或 GnRHa 单板机相比增加了优质胚胎的数量，但新鲜周期活产率没有统计学差异[168]。

多囊卵巢综合征（PCOS）是育龄女性最常见的生殖内分泌疾病，不仅可能影响女性生育力，还可能对女性的长期健康产生不良影响。北京大学第三医院团队牵头报告了迄今为止规模最大、最全面的多囊卵巢综合征调查，来自 2010 年 15 924 名参与者和 2020 年 12 815 名参与者的全国代表性样本，发现 2020 年多囊卵巢综合征的总体患病率估计为 7.8%（95%CI：7.0%～9.0%），据此估计中国有 2400 万育龄妇女受到 PCOS 影响，与十年前相比患病率更高、总体表型更严重[169]。为了更早识别多囊卵巢综合征、尽早采取适当的干预措施，该团队通过回顾 20 219 例 IVF 卵巢刺激周期，应用 10 倍交叉验证的 LASSO 逻辑回归方法构建模型，建立了多囊卵巢综合征的早期预测模型，筛查和识别亚洲人群中尚未确诊的多囊卵巢综合征女性，并有助于相关代谢紊乱的长期管理[170]。PCOS 患者多合并胰岛素抵抗、肥胖、代谢异常，在辅助生殖助孕的同时，PCOS 的综合管理也非常重要。中国医科大学附属盛京医院开展了一项随机对照研究，发现对于超重或肥胖非糖尿病多囊卵巢综合征患者，卡列格净联合二甲双胍和单纯应用二甲双胍在改善月经频率、体重控制、高雄激素血症和缓解胰岛素抵抗方面可能类似，但联合用药组在 3 个月内降低睾酮、葡萄糖曲线下面积、胰岛素曲线下面积/葡萄糖 AUC 方面可能有更多益处[171]。PCOS 患者在接受辅助生殖助孕时，由于卵巢的高反应，控制性卵巢药物刺激有发生重度卵巢过度刺激综合征的风险，增加患者痛苦及花费，为了尽量减少并发症的出现，不成熟卵体外培养（*in vitro* maturation，IVM）技术成为 PCOS 患者的另一项选择，由于无须应用促排卵药物，大大提高了助孕安全性，但由于技术要求高、开展单位受限，仍需要不断提高成功率、持续关注安全性。北京大学第三医院团队的 RCT 研究纳入 20～38 岁 PCOS 合并不孕患者 351 名，随机分配接受 IVM 或 IVF，发现与 IVF 相比，虽然 IVM 组的累积妊娠率（6 个月内）持续妊娠较低（22.3% vs 50.6%），但无中重度 OHSS 发生，而 IVF 组中，10 名女性（5.7%）患有中度 OHSS，1 名女性（0.6%）患有重度 OHSS，两组围产期并发症的发生率没有统计学差异，提示 IVM 技术安全性高，对于一些重度 OHSS 高危或既往曾发生严重 OHSS 的女性，是一个安全性高、有一定成功率的助孕技术[172]。

我国传统中医中药对女性生殖内分泌的治疗有着悠久的传统，中西医结合治疗也给患者带来巨大的获益。山东中医药大学第二附属医院牵头开展了多中心随机对照临床试验，探索对于女性因素不孕接受 IVF-ET 的患者，经皮穴位电刺激组较未应用组临床妊娠率高（55.1% vs 46.7%，*p*=0.03），对于 35 岁以上的高龄患者，效果更为显著（临床妊娠率 48.9% vs 23.7%，*p*=0.004）[173]。中山大学孙逸仙纪念医院杨冬梓教授牵头的一项多中心双盲随机对照试验，研究在常规体外受精或卵浆内精子注射后接受新鲜胚胎移植的妇女中，服用滋肾育胎丸是否能改善妊娠结局，发现应用滋肾育胎丸组胚胎植入率、临床妊娠率、活产率更高[174]。

辅助生殖技术的安全性也是收到持续关注的重点问题，特别是随着全生命周期健康管理的观念越来越得到重视，从生命起点关注生命健康，也成为热点问题。北京大学第三医院团队根据医院质量监测系统数据库，对 2013 年至 2018 年间中国 16 535 852 例单胎妊娠和分娩结局进行了大样本回顾性队列研究，发现 IVF 助孕是胎盘异常和胎盘相关并发症的独立危险因素，其风险与母亲年龄有关[175]。该团队进一步关注不同移植方案的影响，对 3920 例 IVF 助孕病历，包括新鲜周期移植、自然周期解冻移植、人工周期解冻移植的妊娠期并发症及胎盘病理进行分析，发现人工周期解冻移植组发生子痫前期、产后出血等风险更高，但三组的胎盘病理，包括梗死、钙化、间质出血、合胞体滋养性结节增生的发生率没有统计学上的显著差异[176]。关于 IVF 助孕后的子代安全性研究，北京大学第三医院团队回顾 2010 年 1 月至 2019 年 12 月包含 15 个生殖中心数据的405 473 个胚胎移植周期，共登记 2006 例出生缺陷，分为出生缺陷预后良好组（一个或多个活产且新生儿存活时间超过 7 天）和预后差组，多变量 logistic 回归分析表明经产、早产和受精失败是 ART 出生缺陷预后不良的独立影响因素[177]。由河北医科大学第二医院牵头，开展了河北地区多中心横断面研究，纳入 16 971 个 IVF 周期，分析在配子、胚胎发育的不同时期（窦前卵泡期、窦卵泡期、生发期、胚胎期和胎儿早期）空气污染指标与先天性畸形的关系，发现在胎儿早期（妊娠 10～12 周），$PM_{2.5}$ 和 PM_{10} 水平的升高与先天性畸形的发生有关，在生发期和胎儿早期，唇腭裂的发生与 PM_{10} 有关。窦前卵泡期眼、耳、面部和颈部的先天性畸形与 CO 有关[178]。

过去的一年中，在新冠疫情的大背景下，《关于准备妊娠和辅助生殖技术助孕人群新型冠状病毒疫苗接种的专家建议》[179]《新冠病毒奥密克戎毒株流行性感染下辅助生殖机构及精子库疫情防控管理建议（第一版）》[180]《新型冠状病毒疫情期间备孕及孕早期管理专家共识》[181]等专家共识保障了不孕症患者夫妇的安全，同时也保障助孕治疗及子代安全性。同时，为了进一步规范辅助生殖的诊治和质控管理，2022 年也发布了一系列专家共识，如《辅助生殖领域拮抗剂方案标准化应用专家共识》[182]《人类卵裂期胚胎及囊胚形态学评价中国专家共识》[183]《反复种植失败临床诊治中国专家共识》[184]《脊髓性肌萎缩症胚胎着床前遗传学检测专家共识》[185]等，推动了我国辅助生殖技术稳健发展。

（四）妇幼公共卫生事业进展

2022 年，为了贯彻落实《健康中国 2030 规划纲要》《中国妇女发展纲要（2021-2030年）》《中国儿童发展纲要（2021-2030 年）》等重要政策文件，我国在妇幼公共卫生领域取得了一系列科研成果，进一步促进了我国妇幼健康相关学科发展。

北京大学第三医院乔杰院士团队对我国多囊卵巢综合征（PCOS）的发病率以及其随时间变化和人群分布进行了调查研究，为我国 PCOS 发病情况提供了全面和最新的数据。与十年前相比，2020 年 PCOS 患者的肥胖、高雄激素血症和不孕的患病率明显增加[186]。乔杰团队基于大型社区女性生育能力调查和血清标本库的数据，建立了抗苗勒氏管激素（AMH）在育龄女性中的年龄百分位参考值，并绘制了年龄变化曲线，为特别是高龄人群的临床应用和参考提供了依据[187]。此外乔杰团队对全球范围内不孕女性遭受亲密伴侣暴力的情况和适宜干预策略进行了综述研究[188]。研究结果为实现联合国可持续发展目标（SDG 5.2）提供了循证依据，并强调了不孕症及其心理和社会问题应该纳入全球生殖健康和政策议程。

　　同时，随着我国辅助生殖治疗总周期数逐年上升，辅助生殖技术安全性问题越来越受到关注。山东大学陈子江院士团队在国际上首次开展了评价胚胎植入前非整倍体检测（PGT-A）技术的 RCT 研究，引发了国际上对该技术的有效性和安全性的广泛关注和讨论。研究结果表明，增加 PGT-A 筛选胚胎后的累积活产率低于常规 IVF 的累积活产率，因此应谨慎应用[189]。此外，研究还发现 PGT-A 可以降低流产风险，在流产风险较高的人群中可能具有更好的应用价值。该团队的研究明确了 PGT-A 的适用范围，是辅助生殖领域的新突破，为规范其临床应用提供了强有力的科学依据。南京医科大学胡志斌教授和沈洪兵院士团队通过多中心前瞻性出生队列的研究发现，囊胚期移植可能与子代端粒长度的缩短相关[190]。由于端粒与衰老之间密切相关，这一发现提示关注应用辅助生殖技术助孕子代的中远期健康结局的重要性。

　　儿童健康是人全面发展的重要部分。北京大学公共卫生学院王海俊教授团队开展了一项预防儿童肥胖的 RCT 研究，通过综合干预措施成功降低了小学生肥胖率，为解决儿童肥胖问题提供了重要启示[191]。上海交通大学江帆团队开展了一项队列研究，关注屏幕暴露对儿童早期发展的影响。结果显示，儿童早期过度使用屏幕与认知和社会情绪发展不良有关，这一发现对于父母和教育者提供了重要的参考和警示[192]。

（五）我国妇产医学领域发展

　　目前，以全生命健康维护为出发点的女性生育力促进工作正加快迈入新阶段。生殖健康领域，破译生育密码，完善生殖发育理论体系是维护生育力形成、维持和重塑的重要基础；产科领域中，聚焦高龄产妇，双胎妊娠、产后出血、羊水栓塞、胎盘植入、产前诊断等关键技术环节需要进一步加强；对妇科而言，连接生殖医学的肿瘤患者生育力保护及显著增强全生命周期妇女健康体验的诊疗方式需要加快探索。后续，妇女儿童健康促进及疾病防治研究成果产出转化、聚焦自主知识产权临床急需产品研发、研究内容与当前科技前沿人工智能技术的融合创新布局，以及提高妇幼诊疗服务管理水平特别需要进一步加强，因为站在以人民为出发点的"需求端"，具颠覆性临床技术和方案提出、高质量国产试剂产品保障，更为安全、经济、人性的临床服务正是所有家庭的共同期待。

参 考 文 献

[1] Xu J, Fang Y, Chen K, et al. Single-cell RNA sequencing reveals the tissue architecture in human high-grade serous ovarian cancer. Clin Cancer Res. 2022, 28(16): 3590-3602.

[2] Zhou J, Lin Y, Yang X, et al. Metabolic disorders sensitise endometrial carcinoma through endoplasmic reticulum stress. Cell Mol Biol Lett. 2022, 27(1): 110.

[3] Ou Z, Lin S, Qiu J, et al. Single-nucleus RNA sequencing and spatial transcriptomics reveal the immunological microenvironment of cervical squamous cell carcinoma. Adv Sci (Weinh). 2022, 9(29): e2203040.

[4] Zhao FH, Wu T, Hu YM, et al. Efficacy, safety, and immunogenicity of an scherichia coli-produced human papillomavirus (16 and 18) L1 virus-like-particle vaccine: end-of-study analysis of a phase 3, double-blind, randomised, controlled trial. Lancet Infect Dis. 2022, 22(12): 1756-1768.

[5] Dai Y, Zhao L, Hua D, et al. Tumor immune microenvironment in endometrial cancer of different molecular subtypes: evidence from a retrospective observational study. Front Immunol. 2022, 13: 1035616.

[6] Wang P, Ma J, Li W, et al. Profiling the metabolome of uterine fluid for early detection of ovarian cancer. Cell Rep Med. 2023, 4(6): 101061.

[7] Deng T, Liu K, Chen L, et al. A prospective randomized multicenter trial for lymphadenectomy in early-stage ovarian

cancer: LOVE study. J Gynecol Oncol. 2023, 34(3): e52.

[8] Li N, Zhang Y, Wang J, et al. Fuzuloparib maintenance therapy in patients with platinum-sensitive, recurrent ovarian carcinoma (FZOCUS-2): a multicenter, randomized, double-blind, placebo-controlled, phase III trial. J Clin Oncol. 2022, 40(22): 2436-2446.

[9] Wang T, Tang J, Yang H, et al. Effect of apatinib plus pegylated liposomal doxorubicin vs pegylated liposomal doxorubicin alone on platinum-resistant recurrent ovarian cancer: the APPROVE randomized vlinical trial. JAMA Oncol. 2022, 8(8): 1169-1176.

[10] Ramirez P, Frumovitz M, Pareja R, et al. Open vs. minimally invasive radical hysterectomy in early cervical cancer: LACC trial final analysis (LBA 10). Gynecol Oncol. 2022, 166: S53-S54.

[11] Lv X, Ding B, Xu J, Shen Y. Effect of modified radical laparoscopic hysterectomy versus open radical hysterectomy on short-term clinical outcomes in early-stage cervical cancer: a single-center, prospective, randomized controlled trial. World J Surg Oncol. 2023, 21(1): 167.

[12] Xia L, Zhou Q, Gao Y, et al. A multicenter phase 2 trial of camrelizumab plus famitinib for women with recurrent or metastatic cervical squamous cell carcinoma. Nat Commun. 2022, 13(1): 7581.

[13] Xu Q, Wang J, Sun Y, et al. Efficacy and safety of sintilimab plus anlotinib for PD-L1-positive recurrent or metastatic cervical cancer: a multicenter, single-arm, prospective phase II trial. J Clin Oncol. 2022, 40(16): 1795-1805.

[14] Wu X, Liang S, Chen X, et al. 555P TQB2450 injection combined with anlotinib hydrochloride capsule in the treatment of advanced, recurrent or metastatic endometrial cancer: a multicohort, open label, multicenter phase II clinical trial-The TQB2450-II-08 trial. Ann Oncol. 2022, 33: S802.

[15] Pang H, Lv J, Xu T, et al. Incidence and risk factors of female urinary incontinence: a 4-year longitudinal study among 24985 adult women in China. BJOG. 2022, 129(4): 580-589.

[16] Pang H, Xu T, Li Z, et al. Remission and transition of female urinary incontinence and its cubtypes and the impact of body mass index on this progression: a nationwide population-based 4-year longitudinal Study in China. J Urol. 2022, 208(2): 360-368.

[17] Yu X, Chen Y, He L et al. Transcriptome and metabolome analyses reveal the interweaving of immune response and metabolic regulation in pelvic organ prolapse. Int Urogynecol J. 2023, 34(7): 1395-1403.

[18] Miao Y, Wen J, Wang L, et al. scRNA-seq reveals aging-related immune cell types and regulators in vaginal wall from elderly women with pelvic organ prolapse. Front Immunol. 2023, 14: 1084516.

[19] Fan W, Wu D, Zhang L et al. Single-cell transcriptomic data reveal the increase in extracellular matrix organization and antigen presentation abilities of fibroblasts and smooth muscle cells in patients with pelvic organ prolapse. Int Urogynecol J. 2023.

[20] Li L, Ma Y, Yang H, et al.The polymorphisms of extracellular matrix-remodeling genes are associated with pelvic organ prolapse. Int Urogynecol J. 2022, 33(2): 267-274.

[21] Li L, Zhao G, Wu J, et al. Interactions between genetic variants and environmental risk factors are associated with the severity of pelvic organ prolapse. Menopause. 2023, 30(6): 621-628.

[22] Zhu Y, Li L, Xie T, et al. Mechanical stress influences the morphology and function of human uterosacral ligament fibroblasts and activates the p38 MAPK pathway. Int Urogynecol J. 2022 , 33(8): 2203-2212.

[23] Li Y, Li L, Li B, Liao W, et al.Mechanical stretching induces fibroblasts apoptosis through activating Piezo1 and then destroying actincytoskeleton. Int J Med Sci. 2023, 20(6): 771-780.

[24] Liu C, Wang Y, Li Y, et al. Dimethyl fumarate ameliorates stress urinary incontinence by reversing ECM remodeling via the Nrf2-TGF-β1/Smad3 pathway in mice. Int Urogynecol J. 2022 , 33(5): 1231-1242.

[25] Sima Y, Li L, Xiao C, et al. Advanced glycation end products (AGEs) downregulate the miR-4429/PTEN axis to promote apoptosis of fibroblasts in pelvic organ prolapse. Ann Transl Med. 2022, 10(15): 821.

[26] 姜玉新, 田家玮, 吴青青, 等. 盆底超声检查中国专家共识(2022 版). 中华超声影像学杂志. 2022, 31(3): 185-191.

[27] 姜玉新, 田家玮, 张新玲, 等. 盆底超声检查质量控制专家共识(2022 版). 中华医学超声杂志·电子版. 2022, 19(7): 618-622.

[28] Yang J, Zhang K, Han J, et al. Comparison of the anterior pelvis and levator ani muscle on MRI in women with and without anterior pelvic organ prolapse. Int Urogynecol J. 2023 , 34(8): 1885-1890.

[29] Wang X, He D, Feng F, et al.Multi-label classification of pelvic organ prolapse using stress magnetic resonance imaging with deep learning. Int Urogynecol J. 2022, 33(10): 2869-2877.

[30] Liu X, Rong Q, Liu Y, et al Relationship between high intra-abdominal pressure and compliance of the pelvic floor support system in women without pelvic organ prolapse: A finite element analysis. Front Med (Lausanne). 2022, 9: 820016.

[31] Feng F, Ashton-Miller JA, DeLancey JOL, et al. Three-dimensional self super-resolution for pelvic floor MRI using a convolutional neural network with multi-orientation data training. Med Phys. 2022, 49(2): 1083-1096.

[32] Wu S, Ren Y, Lin X, et al. Development and validation of a composite AI model for the diagnosis of levator ani

muscle avulsion. Eur Radiol. 2022, 32(9): 5898-5906.

[33] Niu K, Zhai Q, Fan W, et al. Robotic-assisted laparoscopic sacrocolpopexy for pelvic organ prolapse: a single center experience in China. J Healthc Eng. 2022, 2022: 6201098.

[34] Li J, Sima Y, Hu C, et al.Transvaginal single-port versus multi-port laparoscopic sacrocolpopexy : a retrospective cohort study, BMC Surg. 2022, 22(1): 82.

[35] Chen J, Yu J, Morse A, et al.Effectiveness of self-cut vs mesh-kit titanium-coated polypropylene mesh for transvaginal treatment of severe pelvic organ prolapse: a multicenter randomized noninferiority clinical trial. JAMA Netw Open. 2022, 5(9): e2231869.

[36] Ye Y, Wang Y, Tian W, et al. Burch colposuspension for stress urinary incontinence: a 14-year prospective follow-up. Sci China Life Sci. 2022, 65(8): 1667-1672.

[37] Chen J, Li B, Peng L, et al. Autologous pubovaginal sling for recurrent stress urinary incontinence after two or more failed synthetic midurethral sling. Eur J Obstet Gynecol Reprod Biol. 2022, 272: 213-216.

[38] Wang X, Chen Y, Fan Z, et al. Evaluating tissue-engineered repair material for pelvic floor dysfunction: a comparison of *in vivo* response to meshes implanted in rats. Int Urogynecol J. 2022 , 33(8): 2143-2150.

[39] Wu C, Zhou Z, You X, et al. Tannic acid-loaded hydrogel coating endues polypropylene mesh with hemostatic and anti-inflammatory capacity for facilitating pelvic floor repair. Regen Biomater. 2022.

[40] Wang Y, Zhang K, Yang J, et al. Outcome of a novel porcine-derived UBM/SIS composite biological mesh in a rabbit vaginal defect model. Int Urogynecol J. 2023, 34(7): 1501-1511.

[41] Wu C, Zhang Z, He H, et al. Six-year follow-up outcomes of the P(LLA-CL)/Fg bio-patch for anterior vaginal wall prolapse treatment. Int Urogynecol J. 2023, 34(1): 115-124.

[42] Wang X, He R, Nian S, et al. Treatment of pelvic organ prolapse by the downregulation of the expression of mitofusin 2 in uterosacral ligament tissue via mesenchymal. Stem Cells Genes (Basel). 2022, 13(5): 829.

[43] Wu X, Jia Y, Sun X, et al. Acceleration of pelvic tissue generation by overexpression of basic fibroblast growth factor in stem cells. Connect Tissue Res. 2022, 63(3): 256-268.

[44] Liu J, Liu Z, Tang Y et al. Treatment with platelet-rich plasma attenuates proprioceptor abnormalities in a rat model of postpartum stress urinary incontinence. Int Urogynecol J. 2022, 33(8): 2159-2167.

[45] Li H, You S, Yang X, et al. Injectable recombinant human collagen-derived material with high cell adhesion activity limits adverse remodelling and improves pelvic floor function in pelvic floor dysfunction rats. Biomater Adv. 2022, 134: 112715.

[46] Guo T, Xie T, Lang J, et al.Telomerase-mediated immortalization of human vaginal wall fibroblasts derived from patients with pelvic organ prolapse. Chin Med J(Engl). 2023, 136(5): 578-587.

[47] Wang X, Jin Y, Xu X, et al. Development and validation of a predictive model for urinary incontinence postpartum: a prospective longitudinal study. Int Urogynecol J. 2022, 33(6): 1609-1615.

[48] Liu W, Qian L Establishment and validation of a risk prediction model for postpartum stress urinary incontinence based on pelvic floor ultrasound and clinical data. Int Urogynecol J. 2022 , 33(12): 3491-3497.

[49] 王青, 于晓杰, 刘慧鑫, 等. 产后早期盆腔器官脱垂发生的预测模型构建及验证, 中华妇产科杂志, 2022, 57(1): 32-38.

[50] Zhang R, Wang L, Shao Y, et al. The application of a multidimensional prediction model in the recurrence of female pelvic organ prolapse after surgery. Appl Bionics Biomech. 2022, 2022: 3077691.

[51] Fu L, Huang G, Sun Z, et al. Predicting the occurrence of stress urinary incontinence after prolapse surgery: a machine learning-based model. Ann Transl Med. 2023, 11(6): 251.

[52] Liu H, Wu W, Xiang W, Lifestyle factors, metabolic factors and socioeconomic status for pelvic organ prolapse: a Mendelian randomization study. Eur J Med Res. 2023, 28(1): 183.

[53] 中国医师协会妇产科医师分会. 中华医学会妇产科学分会子宫内膜异位症协作组.子宫内膜异位症诊治指南(第三版). 中华妇产科杂志. 2021, 56(12): 812-824.

[54] Becker CM, Bokor A, Heikinheimo O, et al. ESHRE Endometriosis Guideline Group. ESHRE guideline: endometriosis. Hum Reprod Open. 2022, 2022(2): hoac009.

[55] 黄薇, 冷金花, 裴天骄, 等.子宫内膜异位症患者生育力保护的中国专家共识(2022 版). 中华妇产科杂志. 2022, 57(10): 733-739.

[56] Yin M, Zhai L, Wang J, et al. Comprehensive analysis of RNA-seq in endometriosis reveals competing endogenous RNA network composed of circRNA, lncRNA and mRNA. Front Genet. 2022, 13: 828238.

[57] Guo Z, Duan H, Wang S, et al. RNA-seq reveals co-dysregulated circular RNAs in the adenomyosis eutopic endometrium and endometrial-myometrial interface. BMC Womens Health. 2022, 22(1): 293.

[58] Li G, Lin Y, Zhang Y, et al. Endometrial stromal cell ferroptosis promotes angiogenesis in endometriosis. Cell Death Discov. 2022, 8(1): 29.

[59] Li X, Li H, Shi H, et al. Assessment of two formulations of triptorelin in Chinese patients with endometriosis: a phase 3, randomized controlled trial. Adv Ther. 2022, 39(10): 4663-4677.

[60] Lin L, Huai J, Li B, et al. A randomized controlled trial of low-dose aspirin for the prevention of preeclampsia in women at high risk in China. Am J Obstet Gynecol. 2022, 226(2): 251.

[61] Shi H, Jiang Y, Yuan P, et al. Association of gestational vitamin E status with pre-eclampsia: A retrospective, multicenter cohort study. Front Nutr. 2022, 9: 911337.

[62] Gong X, Li J, Jiang Y, et al. Risk of preeclampsia by gestational weight gain in women with varied prepregnancy BMI: A retrospective cohort study. Front Endocrinol (Lausanne). 2022, 13: 967102.

[63] Li P, Wang H, Guo L, et al. Association between gut microbiota and preeclampsia-eclampsia: A two-sample Mendelian randomization study. BMC Med. 2022. 20(1): 443.

[64] Zhou Q, Xu J, Xiong Y, et al. Preeclampsia risk prediction model for Chinese pregnant women (ChiPERM): research protocol for a randomized stepped-wedge cluster trial. BMC Pregnancy Childbirth. 2022, 22(1): 532.

[65] Han Q, Zheng S, Chen R, et al. A new model for the predicting the risk of preeclampsia in twin pregnancy. Front Physiol. 2022, 13: 850149.

[66] Zhao Y, Zhao Y, Fan K, et al. Serum uric acid in early pregnancy and risk of gestational diabetes mellitus: A cohort study of 85, 609 pregnant women. Diabetes Metab. 2022, 48(3): 101293.

[67] Zhao Y, Zhao Y, Fan K, et al. Association of history of spontaneous or induced abortion with subsequent risk of gestational diabetes. JAMA Netw Open. 2022, 5(3): e220944.

[68] Xu C, Zhang L, Zhou Q, et al. Exposure to per- and polyfluoroalkyl substances as a risk factor for gestational diabetes mellitus through interference with glucose homeostasis. Sci Total Environ. 2022, 838(Pt 4): 156561.

[69] Mai D, Xu C, Lin W, et al. Association of abnormal-glucose tolerance during pregnancy with exposure to PM (2.5) components and sources. Environ Pollut. 2022, 292(Pt B): 118468.

[70] Liu R, Zhang J, Chu L, et al. Association of ambient fine particulate matter exposure with gestational diabetes mellitus and blood glucose levels during pregnancy. Environ Res. 2022. 214(Pt 3): 114008.

[71] Lei B, Guo M, Deng X, et al. Intraoperative cell salvage as an effective intervention for postpartum hemorrhage-Evidence from a prospective randomized controlled trial. Front Immunol. 2022, 13: 953334.

[72] Yang H, Sun G, Cheng Y, et al. Bakri balloon tamponade to treat postpartum hemorrhage. Chin Med J (Engl). 2022, 135(18): 2258-2260.

[73] You J, Leung TY. Cost-effectiveness analysis of carbetocin for prevention of postpartum hemorrhage in a low-burden high-resource city of China. PLoS One. 2022, 17(12): e279130.

[74] Ma J, Liu Y, Guo Z, et al. The diversity of trophoblast cells and niches of placenta accreta spectrum disorders revealed by single-cell RNA sequencing. Front Cell Dev Biol. 2022, 10: 1044198.

[75] Peng L, Zhang X, Liu J, et al. MRI-radiomics-clinical-based nomogram for prenatal prediction of the placenta accreta spectrum disorders. Eur Radiol. 2022, 32(11): 7532-7543.

[76] Ye Z, Xuan R, Ouyang M, et al. Prediction of placenta accreta spectrum by combining deep learning and radiomics using T2WI: a multicenter study. Abdom Radiol (NY). 2022, 47(12): 4205-4218.

[77] Zha Y, Liu H, Lin X, et al. Immune deviation in the decidua during term and preterm labor. Front Immunol. 2022, 13: 877314.

[78] He Y, Jiang Y, Yang Y, et al. Composition of fine particulate matter and risk of preterm birth: A nationwide birth cohort study in 336 Chinese cities. J Hazard Mater. 2022, 425: 127645.

[79] Feng Q, Chaemsaithong P, Duan H, et al. Screening for spontaneous preterm birth by cervical length and shear-wave elastography in the first trimester of pregnancy. Am J Obstet Gynecol. 2022, 227(3): 500.e1-500.e14.

[80] Wu T, Dong J, Fu J, et al. The mechanism of acentrosomal spindle assembly in human oocytes. Science. 2022, 378(6621): eabq7361.

[81] Hu W, Zeng H, Shi Y, et al. Single-cell transcriptome and translatome dual-omics reveals potential mechanisms of human oocyte maturation. Nat Commun. 2022, 13(1): 5114.

[82] Yao H, Gao CC, Zhang D, et al. Scm6A-seq reveals single-cell landscapes of the dynamic m6A during oocyte maturation and early embryonic development. Nat Commun. 2023, 14(1): 315.

[83] Dai XX, Pi SB, Zhao LW, et al. PABPN1 functions as a hub in the assembly of nuclear poly (A) domains that are essential for mouse oocyte development. Sci Adv. 2022, 8(43): eabn9016.

[84] Liu D, Chen Y, Ren Y, et al. Primary specification of blastocyst trophectoderm by scRNA-seq: New insights into embryo implantation. Sci Adv. 2022, 8(32): eabj3725.

[85] Zhai J, Guo J, Wan H, et al. Primate gastrulation and early organogenesis at single-cell resolution. Nature. 2022, 612(7941): 732-738.

[86] Xiong Z, Xu K, Lin Z, et al. Ultrasensitive ribo-seq reveals translational landscapes during mammalian oocyte-to-embryo transition and pre-implantation development. Nat Cell Biol. 2022, 24(6): 968-980.

[87] Zou Z, Zhang C, Wang Q, et al. Translatome and transcriptome co-profiling reveals a role of TPRXs in human zygotic genome activation. Science. 2022, 378(6615): abo7923.

[88] Yan R, Cheng X, Gu C, et al. Dynamics of DNA hydroxymethylation and methylation during mouse embryonic and germline development. Nat Genet. 2023, 55(1): 130-143.

[89] Wang C, Chen C, Liu X, et al. Dynamic nucleosome organization after fertilization reveals regulatory factors for mouse zygotic genome activation. Cell Res. 2022, 32(9): 801-813.

[90] Wu Y, Xu X, Qi M, et al. N(6)-methyladenosine regulates maternal RNA maintenance in oocytes and timely RNA decay during mouse maternal-to-zygotic transition. Nat Cell Biol. 2022, 24(6): 917-927.

[91] Xu R, Li S, Wu Q, et al. Stage-specific H3K9me3 occupancy ensures retrotransposon silencing in human pre-implantation embryos. Cell Stem Cell. 2022, 29(7): 1051-1066 e1058.

[92] Yu H, Chen M, Hu Y, et al. Dynamic reprogramming of H3K9me3 at hominoid-specific retrotransposons during human preimplantation development. Cell Stem Cell.2022, 29(7): 1031-1050 e1012.

[93] Yang M, Yu H, Yu X, et al. Chemical-induced chromatin remodeling reprograms mouse ESCs to totipotent-like stem cells. Cell Stem Cell. 2022, 29(3): 400-418 e413.

[94] Xu Y, Zhao J, Ren Y, et al. Derivation of totipotent-like stem cells with blastocyst-like structure forming potential. Cell Res. 2022, 32(6): 513-529.

[95] Mazid MA, Ward C, Luo Z, et al. Rolling back human pluripotent stem cells to an eight-cell embryo-like stage. Nature. 2022, 605(7909): 315-324.

[96] Cai Y, Song W, Li J, et al. The landscape of aging. Sci China Life Sci. 2022, 65(12): 2354-2454.

[97] Wu YW, Li S, Zheng W, et al. Dynamic mRNA degradome analyses indicate a role of histone H3K4 trimethylation in association with meiosis-coupled mRNA decay in oocyte aging. Nat Commun. 2022, 13(1): 3191.

[98] Zhang W, Xia S, Xiao W, et al. A single-cell transcriptomic landscape of mouse testicular aging. J Adv Res. 2022, S2090-1232(22)00286-7.

[99] Zhang H, Li C, Wen D, et al. Melatonin improves the quality of maternally aged oocytes by maintaining intercellular communication and antioxidant metabolite supply. Redox Biol. 2022 , 49: 102215.

[100] Wang L, Mei Q, Xie Q, et al. A comparative study of mesenchymal stem cells transplantation approach to antagonize age-associated ovarian hypofunction with consideration of safety and efficiency. J Adv Res. 2021, 38: 245-259.

[101] Qin X, Zhao Y, Zhang T, et al. TrkB agonist antibody ameliorates fertility deficits in aged and cyclophosphamide-induced premature ovarian failure model mice. Nat Commun. 2022, 13(1): 914.

[102] Jin X, Wang K, Wang L, et al. RAB7 activity is required for the regulation of mitophagy in oocyte meiosis and oocyte quality control during ovarian aging. Autophagy. 2022, 18(3): 643-660.

[103] Hua L, Chen W, Meng Y, et al. The combination of DNA methylome and transcriptome revealed the intergenerational inheritance on the influence of advanced maternal age. Clin Transl Med. 2022, 12(9): e990.

[104] Yu J, Shan J, Yu M, et al. The CGG repeat expansion in RILPL1 is associated with oculopharyngodistal myopathy type 4. Am J Hum Genet. 2022, 109(3): 533-541.

[105] Liang Q, He J, Li Q, et al. Evaluating the clinical utility of a long-read sequencing-based approach in prenatal diagnosis of thalassemia. Clin Chem. 2023, 69(3): 239-250.

[106] Liu Y, Chen M, Liu J, et al. Comprehensive analysis of congenital adrenal hyperplasia using long-read sequencing. Clin Chem. 2022, 68(7): 927-939.

[107] Liang Q, Liu Y, Liu Y, et al. Comprehensive analysis of fragile x syndrome: full characterization of the FMR1 locus by long-read sequencing. Clin Chem. 2022, 68(12): 1529-1540.

[108] Xie P, Hu X, Kong L, et al. A novel multifunctional haplotyping-based preimplantation genetic testing for different genetic conditions. Hum Reprod. 2022, 37(11): 2546-2559.

[109] Yan J, Qin Y, Zhao H, et al. Live Birth with or without preimplantation genetic testing for aneuploidy. N Engl J Med. 2021, 385(22): 2047-2058.

[110] Huang J, Rong L, Zeng L, et al. Embryo selection through non-invasive preimplantation genetic testing with cell-free DNA in spent culture media: a protocol for a multicentre, double-blind, randomised controlled trial. BMJ Open. 2022, 12(7): e057254.

[111] Xu C, Li J, Chen S, et al. Genetic deconvolution of fetal and maternal cell-free DNA in maternal plasma enables next-generation non-invasive prenatal screening. Cell Discov. 2022, 8(1): 109.

[112] Chen Y, Lu L, Zhang Y, et al. Clinical application of expanded noninvasive prenatal testing for fetal chromosome abnormalities in a cohort of 39, 580 pregnancies. Am J Med Genet A. 2022, 188(5): 1426-1434.

[113] Yao W, Suqing L, Di W, et al. Noninvasive prenatal testing of hereditary colorectal cancer syndromes using cell-free DNA in maternal plasma. Prenat Diagn. 2022, 42(5): 557-566.

[114] Kong L, Li S, Zhao Z, et al. Noninvasive prenatal testing of Duchenne muscular dystrophy in a twin gestation. Prenat Diagn. 2022, 42(4): 518-523.

[115] Shen H, Xu X, Fu Z, et al. The interactions of cap and lyn with the insulin signaling transducer cbl play an important role in polycystic ovary syndrome. Metabolism. 2022, 131: 155164.

[116] Liu Q, Tang B, Zhu Z, et al. A genome-wide cross-trait analysis identifies shared loci and causal relationships of type 2 diabetes and glycaemic traits with polycystic ovary syndrome. Diabetologia. 2022, 65(9): 1483-1494.

[117] Yang S, Zhao L, He W, et al. The effect of oral antidiabetic drugs on improving the endocrine and metabolic states in women with polycystic ovary syndrome: A systematic review and network meta-analysis. Drugs. 2022, 82(14): 1469-1480.

[118] Cao M, Zhao Y, Chen T, et al. Adipose mesenchymal stem cell-derived exosomal micrornas ameliorate polycystic ovary syndrome by protecting against metabolic disturbances. Biomaterials. 2022, 288: 121739.

[119] Lai Y, Ye Z, Mu L, et al. Elevated levels of follicular fatty acids induce ovarian inflammation via erk1/2 and inflammasome activation in pcos. J Clin Endocrinol Metab. 2022, 107(8): 2307-2317.

[120] Wang S, Mu L, Zhang C, et al. Abnormal activation of tryptophan-kynurenine pathway in women with polycystic ovary syndrome. Front Endocrinol (Lausanne). 2022, 13: 877807.

[121] Qi X, Nie Q, Pang Y, et al. Il-22 and its interaction with amino acid and glycolipid metabolite in polycystic ovary syndrome (pcos) patients. Chin Med J (Engl). 2022, 135(10): 1258-1260.

[122] Luo M, Chen YY, Pan XY, et al. Coli nissle 1917 ameliorates mitochondrial injury of granulosa cells in polycystic ovary syndrome through promoting gut immune factor il-22 via gut microbiota and microbial metabolism. Frontiers in Immunology. 2023, 14: 1137089.

[123] Wang Q, Sun Y, Zhao AL, et al. High dietary copper intake induces perturbations in the gut microbiota and affects host ovarian follicle development. Ecotoxicol Environ Saf. 2023, 255: 114810.

[124] Liu K L, He X, Huang JY, et al. Short-chain fatty acid-butyric acid ameliorates granulosa cells inflammation through regulating mettl3-mediated n6-methyladenosine modification of fosl2 in polycystic ovarian syndrome. Clinical Epigenetics. 2023, 15(1): 86.

[125] Zhou J, Pan XY, Lin J, et al. Effects of bushen yiqi huoxue decoction(sic)in treatment of patients with diminished ovarian reserve: a randomized controlled trial. Chinese Journal of Integrative Medicine. 2022, 28(3): 195-201.

[126] Li XF, Wang ZQ, Xu HY, et al. Effects of zishen yutai pills on in vitro fertilization-embryo transfer outcomes in patients with diminished ovarian reserve: a prospective, open-labeled, randomized and controlled study. Chinese Journal of Integrative Medicine. 2023, 29(4): 291-298.

[127] Xu ZT, Ruan XY, Xu X, et al. Efficacy and safety of Zi Gui Nv Zhen® capsules used in Tcm for fertility preservation in patients with diminished ovarian reserve. Gynecological Endocrinology. 2022, 38(1): 73-77.

[128] Zhou P, Deng F, Yang Z, et al. Ginsenoside rb1 inhibits oxidative stress-induced ovarian granulosa cell injury through akt-foxo1 interaction. Science China-Life Sciences. 2022, 65(11): 2301-2315.

[129] Mendez M, Fabregues F, Ferreri J, et al. Biomechanical characteristics of the ovarian cortex in poi patients and functional outcomes after drug-free iva. Journal of Assisted Reproduction and Genetics. 2022, 39(8): 1759-1767.

[130] Cai X, Jiang Y, Cao Z, et al. Mst1-mediated phosphorylation of Nur77 improves the endometrial receptivity in human and mice. EBioMedicine. 2023, 88: 104433.

[131] Lv H, Zhao G, Jiang P, et al. Deciphering the endometrial niche of human thin endometrium at single-cell resolution. Proc Natl Acad Sci U S A. 2022, 119(8): e2115912119.

[132] Zhang X, Li Y, Chen X, et al. Single-cell transcriptome analysis uncovers the molecular and cellular characteristics of thin endometrium. FASEB J. 2022, 36(3): e22193.

[133] Niu W, Zhang Y, Liu H, et al. Single-cell profiling uncovers the roles of endometrial fibrosis and microenvironmental changes in adenomyosis. J Inflamm Res. 2023, 16: 1949-1965.

[134] Lu YU, Miyamoto T, Takeuchi H, et al. PPARα activator irbesartan suppresses the proliferation of endometrial carcinoma cells via SREBP1 and ARID1A. Oncol Res. 2023, 31(3): 239-253.

[135] Xu Y, Hu J, Lv Q, et al. Endometrium-derived mesenchymal stem cells suppress progression of endometrial cancer via the DKK1-Wnt/β-catenin signaling pathway. Stem Cell Res Ther. 2023, 14(1): 159.

[136] Liu FT, Yang S, Yang Z, et al. An altered microbiota in the lower and upper female reproductive tract of women with recurrent spontaneous abortion. Microbiol Spectr. 2022, 10(3): e0046222.

[137] Dai J, Li Q, Zhou Q, et al. IQCN disruption causes fertilization failure and male infertility due to manchette assembly defect. EMBO Mol Med. 2022, 14(12): e16501.

[138] Chen L, Wang WJ, Liu Q, et al. NAT10-mediated N4-acetylcytidine modification is required for meiosis entry and progression in male germ cells. Nucleic Acids Res. 2022, 50(19): 10896-10913.

[139] Zhang X, Zheng R, Liang C, et al. Loss-of-function mutations in CEP78 cause male infertility in humans and mice. Sci Adv. 2022, 8(40): eabn0968.

[140] Kang JY, Wen Z, Pan D, et al. LLPS of FXR1 drives spermiogenesis by activating translation of stored mRNAs. Science. 2022, 377(6607): eabj6647.

[141] Li H, Huo Y, He X, et al. A male germ-cell-specific ribosome controls male fertility. Nature. 2022 , 612(7941): 725-731.

[142] Mazid MA, Ward C, Luo Z, et al. Rolling back human pluripotent stem cells to an eight-cell embryo-like stage. Nature. 2022, 605(7909): 315-324.

[143] Yu X, Liang S, Chen M, et al. Recapitulating early human development with 8C-like cells. Cell Rep. 2022, 39(12): 110994.

[144] Imamura S, Wen X, Terada S, et al. Human blastoid from primed human embryonic stem cells. bioRxiv. 2022, 2022.2006.2023.497328.

[145] Kagawa H, Javali A, Khoei HH, et al. Human blastoids model blastocyst development and implantation. Nature. 2022, 601(7894): 600-605.

[146] Tu Z, Bi Y, Zhu X, et al. Modeling human pregastrulation development by 3D culture of blastoids generated from primed-to-naïve transitioning intermediates. Protein Cell. 2023, 14(5): 337-349.

[147] Shen H, Yang M, Li S, et al. Mouse totipotent stem cells captured and maintained through spliceosomal repression. Cell. 2021, 184(11): 2843-2859.e2820.

[148] Xu Y, Zhao J, Ren Y, et al. Derivation of totipotent-like stem cells with blastocyst-like structure forming potential. Cell Res. 2022, 32(6): 513-529.

[149] Yang M, Yu H, Yu X, et al. Chemical-induced chromatin remodeling reprograms mouse ESCs to totipotent-like stem cells. Cell Stem Cell. 2022, 29(3): 400-418.e413.

[150] Min Z, Zhong K, Luo Y, et al. Protein expression landscape defines the formation potential of mouse blastoids from EPSCs. Front Cell Dev Biol. 2022, 10: 840492.

[151] Pham TXA, Panda A, Kagawa H, et al. Modeling human extraembryonic mesoderm cells using naive pluripotent stem cells. Cell Stem Cell. 2022, 29(9): 1346-1365.e1310.

[152] Zhang L, Li Y, Dong YC, et al. Transplantation of umbilical cord-derived mesenchymal stem cells promotes the recovery of thin endometrium in rats. Sci Rep. 2022, 12(1): 412.

[153] Lin Y, Dong S, Ye X, et al. Synergistic regenerative therapy of thin endometrium by human placenta-derived mesenchymal stem cells encapsulated within hyaluronic acid hydrogels. Stem Cell Res Ther. 2022, 13(1): 66.

[154] Zhang S, Zhang R, Yin X, et al. MenSCs transplantation improve the viability of injured endometrial cells through activating PI3K/Akt pathway. Reprod Sci. 2023.

[155] Yang S, Liu FT, Peng TL, et al. Efficacy and safety of autologous adipose tissue-derived stromal vascular fraction in patients with thin endometrium: a protocol for a single-centre, longitudinal, prospective self-control study. BMJ Open. 2022, 12(3): e057122.

[156] Wang B, Li L, Yu R. Exosomes from adipose-derived stem cells suppress the progression of chronic endometritis. Cell Transplant. 2023, 32: 9636897231173736.

[157] Gan JW, Chen J, Ma RL, et al. Metagenomics study on taxonomic and functional change of gut microbiota in patients with obesity with pcos treated with exenatide combination with metformin or metformin alone. Gynecological Endocrinology. 2023, 39(1): 2219342.

[158] Yang ZD, Fu HJ, Su HH, et al. Multi-omics analyses reveal the specific changes in gut metagenome and serum metabolome of patients with polycystic ovary syndrome. Frontiers in Microbiology. 2022, 13: 1017147.

[159] He YF, Shi LT, Qi YJ, et al. Butylated starch alleviates polycystic ovary syndrome by stimulating the secretion of peptide tyrosine-tyrosine and regulating faecal microbiota. Carbohydrate Polymers. 2022, 287: 119304.

[160] Yang R, Zhang Y, Liang X, et al. Comparative clinical outcome following individualized follitropin delta dosing in Chinese women undergoing ovarian stimulation for in vitro fertilization /intracytoplasmic sperm injection. Reprod Biol Endocrinol. 2022, 20(1): 147.

[161] 宋颖, 李蓉, 乔杰, 等. 国产重组人绒毛膜促性腺激素用于中国女性控制性超促排卵治疗中的有效性与安全性: 一项随机对照研究. 中华生殖与避孕杂志. 2022, 42(3): 239-244.

[162] Hu KL, Hunt S, Zhang D, et al. The association between embryo storage time and treatment success in women undergoing freeze-all embryo transfer. Fertil Steril. 2022, 118(3): 513-521.

[163] Zhang XD, Zhang Q, Han W, et al. Comparison of embryo implantation potential between time-lapse incubators and standard incubators: a randomized controlled study. Reprod Biomed Online. 2022, 45(5): 858-866.

[164] 雷淼, 黄铄, 罗莉, 等. 影响宫腔内人工授精活产率的临床因素分析. 中华生殖与避孕杂志. 2022, 42(5): 476-483.

[165] 张海琴, 迟洪滨, 李蓉. 授精次数、促排卵方案对宫腔内人工授精临床妊娠率和医疗花费的影响. 中华生殖与避孕杂志. 2022, 42(11): 1176-1181.

[166] Wang Z, Yang A, Bao H, et al. Effect of dehydroepiandrosterone administration before in vitro fertilization on the live birth rate in poor ovarian responders according to the Bologna criteria: A randomised controlled trial. BJOG. 2022, 129(7): 1030-1038.

[167] Liu X, Wen W, Wang T, et al. Increased versus standard gonadotrophin dosing in predicted poor responders of IVF:

an open-label randomized controlled trial. Hum Reprod. 2022, 37(8): 1806-1815.

[168] Zhou C, Yang X, Wang Y, et al. Ovulation triggering with hCG alone, GnRH agonist alone or in combination? A randomized controlled trial in advanced-age women undergoing IVF/ICSI cycles. Hum Reprod. 2022, 37(8): 1795-1805.

[169] Yang R, Li Q, Zhou Z, et al. Changes in the prevalence of polycystic ovary syndrome in China over the past decade. Lancet Reg Health West Pac. 2022, 25: 100494.

[170] Xu H, Feng G, Alpadi K, et al. A model for predicting polycystic ovary syndrome using serum AMH, menstrual cycle length, body mass index and serum androstenedione in Chinese reproductive aged population: a retrospective cohort study. Front Endocrinol (Lausanne). 2022, 13: 821368.

[171] Zhang J, Xing C, Cheng X, et al. Canagliflozin combined with metformin versus metformin monotherapy for endocrine and metabolic profiles in overweight and obese women with polycystic ovary syndrome: a single-center, open-labeled prospective randomized controlled trial. Front Endocrinol (Lausanne). 2022, 13: 1003238.

[172] Zheng X, Guo W, Zeng L, et al. In vitro maturation without gonadotropins versus in vitro fertilization with hyperstimulation in women with polycystic ovary syndrome: a non-inferiority randomized controlled trial. Hum Reprod. 2022, 37(2): 242-253.

[173] Feng X, Zhu N, Yang S, et al. Transcutaneous electrical acupoint stimulation improves endometrial receptivity resulting in improved IVF-ET pregnancy outcomes in older women: a multicenter, randomized, controlled clinical trial. Reprod Biol Endocrinol. 2022, 20(1): 127.

[174] Chen X, Hao C, Deng W, et al. Effects of the Zishen Yutai pill compared with placebo on live births among women in a fresh embryo transfer cycle: a randomized controlled trial. Obstet Gynecol. 2022, 139(2): 192-201.

[175] Kong F, Fu Y, Shi H, et al. Placental abnormalities and placenta-related complications following in-vitro fertilization: based on national hospitalized data in China. Front Endocrinol (Lausanne). 2022, 13: 924070.

[176] Liu Y, Li R, Wang Y. Clinical outcomes and placental pathological characteristics after fresh embryo transfer and frozen-thawed embryo transfer with different endometrial preparation protocols. Placenta. 2023, 131: 65-70.

[177] Bao J, Chen L, Hao Y, et al. Prognosis of congenital anomali es in conceptions following In vitro fertilization: a multicenter retrospective cohort study in China. Front Endocrinol (Lausanne). 2022, 13: 900499.

[178] Li L, Zhang N, Wu X, et al. Exposure to air pollution is associated with congenital anomalies in the population born by in vitro fertilization. Environ Res. 2022, 207: 112161.

[179] 北京市人类辅助生殖技术质量控制和改进中心专家组. 关于准备妊娠和辅助生殖技术助孕人群新型冠状病毒疫苗接种的专家建议. 中华生殖与避孕杂志, 2021, 41(4): 4.

[180] 王媛媛, 刘寒艳, 刘见桥, 等. 新冠病毒奥密克戎毒株流行性感染下辅助生殖机构及精子库疫情防控管理建议(第一版). 中华生殖与避孕杂志. 2023, 43(1): 1-6.

[181] 李文, 黄荷凤. 新型冠状病毒疫情期间备孕及孕早期管理专家共识. 中华生殖与避孕杂志. 2020, 40(3): 188-193.

[182] 中国女医师协会生殖医学专业委员会专家共识编写组. 辅助生殖领域拮抗剂方案标准化应用专家共识. 中华生殖与避孕杂志. 2022, 42(2): 109-116.

[183] 中国医师协会生殖医学专业委员会. 人类卵裂期胚胎及囊胚形态学评价中国专家共识. 中华生殖与避孕杂志. 2022, 42(12): 1218-1225.

[184] 李蓉, 石玉华, 李达. 反复种植失败临床诊治中国专家共识. 中华医学杂志. 2023, 103(2): 17-28.

[185] 闫丽盈, 朱小辉, 黄锦, 等. 脊髓性肌萎缩症胚胎着床前遗传学检测专家共识. 2022, 39(2): 129-134.

[186] Yang R, Li Q, Zhou Z, et al. Changes in the prevalence of polycystic ovary syndrome in China over the past decade. Lancet Reg Health West Pac. 2022, 25: 100494.

[187] Hao Y, Yang R, Li J, et al. Age-specific random day serum antimüllerian hormone reference values for women of reproductive age in the general population: A large Chinese nationwide population-based survey. Am J Obstet Gynecol. 2022, 227(6): 883.e1-883.e18.

[188] Wang Y, Fu Y, Ghazi P, et al. Prevalence of intimate partner violence against infertile women in low-income and middle-income countries: a systematic review and meta-analysis. Lancet Glob Health. 2022, 10(6): e820-e830.

[189] Yan J, Qin Y, Zhao H, et al. Live birth with or without preimplantation genetic testing for aneuploidy. N Engl J Med. 2021, 385(22): 2047-2058.

[190] Wang C, Gu Y, Zhou J, et al. Leukocyte telomere length in children born following blastocyst-stage embryo transfer. Nat Med. 2022, 28(12): 2646-2653.

[191] Liu Z, Gao P, Gao AY, et al. Effectiveness of a multifaceted intervention for prevention of obesity in primary school children in China: a cluster randomized clinical trial. JAMA Pediatr. 2022, 176(1): e214375.

[192] Zhao J, Yu Z, Sun X, et al. Association between screen time trajectory and early childhood development in children in China. JAMA Pediatr. 2022, 176(8): 768-775.

六、血液病领域研究进展

孙 葳　林 凡　黄晓军

北京大学人民医院，北京大学血液病研究所，国家血液系统疾病临床医学研究中心
造血干细胞移植治疗血液病北京市重点实验室

（一）CAR-T 细胞治疗研究进展

嵌合抗原受体 T 细胞（CAR-T）可通过直接靶向癌细胞并激活对肿瘤细胞的特异性免疫反应达到杀伤肿瘤的目的，已成为一种有前途的过继性 T 细胞免疫疗法，目前被用于治疗多种血液系统恶性疾病。2021 年，两款靶向 CD19 的商业化自体 CAR-T 细胞产品——阿基仑赛注射液（Axi-cel）和瑞基奥仑赛注射液（Rema-cel）先后在国内获批上市，用于治疗经过二线或以上全身治疗的复发或难治性大 B 细胞淋巴瘤（r/r LBCL）。2022 年度，中国研究者在 CAR-T 细胞治疗方面取得了多项重要进展。

1. CAR-T 临床研究的优化

我国学者们进一步探索提高 CAR-T 细胞治疗有效性的方法。在一项比较人源化和鼠源化 CD19/CD22 双靶点 CAR-T 治疗 B 细胞淋巴瘤的临床研究中，人源化的完全缓解（complete response，CR）率（75.0%）显著高于鼠源化产品（42.9%），而细胞因子释放综合征（cytokine release syndrome，CRS）发生率相似，提示人源化 CAR-T 有效性更好[1]。

2. 双靶点 CAR-T 的应用

双靶点 CAR-T 包括序贯输注两种靶点的 CAR-T 细胞和同时靶向双特异性靶点 CAR-T 细胞两种方式，是预防单靶点 CAR-T 输注后复发的重要措施。吴德沛团队公布了第一项比较 CD19 单靶点 CAR-T 细胞、CD19/CD22 双靶点 CAR-T 细胞、CD19 CAR-T 细胞序贯 CD22 CAR-T 细胞对 r/r B-ALL 治疗效果的数据。三组对应的 CR 率分别 83.0%、98.0% 和 95.2%，而组间不良反应发生率相似。这项研究首次证实，CD19/CD22 双靶点 CAR-T 细胞临床疗效明显优于 CD19 单靶点 CAR-T 细胞，而与序贯 CD19/CD22 CAR-T 组相似[2]。

3. 新靶点的开发

现阶段，CAR-T 治疗的靶点多集中在 B 细胞淋巴瘤或白血病。针对 T 淋巴细胞白血病（T-ALL），陆佩华/黄晓军团队开发了一种新型"自然选择"CD7 CAR-T 细胞（NS7CAR）。20 例 r/r T-ALL 和 T 淋巴母细胞淋巴瘤（T-LBL）患者接受了 NS7CAR 治疗，19 例达到了微小残留病（MRD）阴性 CR 且耐受良好[3]。黄河团队开发的通用型供者来源 CD7 CAR-T，应用 CRISPR/Cas9 基因编辑技术敲除 CD7/TRAC/RFX5 基因从而获得 CD7/CD3/HLA-II 阴性 CAR-T 细胞，以避免自我杀伤、移植物抗宿主病（graft versus host disease，GVHD）和异基因排斥效应。随后开展的 I 期临床研究纳入 12 名 r/r

CD7 阳性血液系统恶性肿瘤患者，治疗总体反应（OR）率为 82%，CR 率为 64%，且具有良好安全性[4]。上海交通大学团队针对 TCR β 链设计的 Vβ8 CAR-T 细胞治疗 T-ALL，体外研究表明其可有效杀伤 Vβ8⁺恶性 T 细胞，为下一步靶点开发提供基础依据[5]。急性髓细胞性白血病（acute myelogenous leukemia，AML）的 CAR-T 细胞靶点相对较少。基于抗 CLL1 的 CAR-T 细胞在体外和 AML 小鼠模型中表现出有效的肿瘤杀伤能力，同济医院团队首先评估了 CLL-1 CAR-T 细胞治疗 10 例 r/r AML 的安全性和有效性，CR 率为 70%（7/10）[6]。河北医科大学团队使用"自然选择"CD7 CAR-T 细胞在体外及移植瘤小鼠模型验证其可有效杀伤 CD7+AML 肿瘤细胞[7]。南方医科大学团队针对 r/r AML 伴 FLT3-ITD 构建双特异性位点 FLT3scFv/NKG2D-CAR-T 细胞，在体外及移植瘤小鼠模型均证实其与吉瑞替尼联合可有效杀伤 AML 肿瘤细胞[8]。华中科技大学团队发现 AML 伴 FLT3 或 *DNMT3A* 突变的患者高表达 CD44v6，针对 CD44v6 靶点设计相应 CAR-T 细胞，在体外实验已验证其有效性和特异性，其可能成为未来潜在靶点[9]。

4. CAR-T 结构改进

黄河团队利用 CRISPR/Cas9 基因编辑技术对 T 淋巴细胞的 PD1 进行精确敲除，并定点插入靶向 CD19 CAR 分子，构建了全新的非病毒定点整合 CAR-T 细胞（PD1-19bbz）。这种新型 PD1-19bbz CAR-T 细胞治疗 r/r B-NHL 的 CR 率为 87.5%（7/8），不良反应可控[10]。道培医院团队开发了一种基于 T 细胞受体（T cell receptor，TCR）复合物的新型 CAR-T 细胞（STAR-T 细胞）。CD19 STAR-T 细胞活化时间更快、肿瘤杀伤效果更好。在随后的 I 期临床研究中，STAR-T 细胞治疗难治、复发 B-ALL，输注后 30 天 CR 率为 100%[11]。我国学者将 C3aR 结构域导入共刺激结构域，体外实验表明改造后的 CAR-T 细胞可通过 Th 细胞扩增和记忆 T 细胞诱导，增强了抗肿瘤效应[12]。此外，具有 OX40 共刺激结构域 BCMA CAR-T 细胞在多发性骨髓瘤中也展现了持久的抗肿瘤细胞活性和增殖能力[13]。

（二）精准诊断研究进展

急性白血病的精准诊断对预后分层具有重要的指导意义。2022 年我国学者对精准诊断的研究进展如下。

在急性髓系白血病的分子精准诊断判断预后分层方面，陈赛娟团队利用转录组测序对 655 例 AML 进行分析，根据基因表达情况分成 8 个基因表达亚组，每个亚组都与不同的预后和药物敏感性相关，因此这种基于转录组的 AML 诊断分层具有临床可行性[14]。李军民团队系统地整合和分析了来自 1000 多个体外和体内敲除筛选的全基因组 CRISPR-Cas9 数据，以鉴定 AML 适应度基因。共有 280 个基因被鉴定为 AML 适应度基因，并进一步生成了 16 个基因的 AML 适应度（AFG16）评分，并在 2300 多名 AML 患者中显示出预后效能。AFG16 评分高的患者对诱导化疗的反应明显较差。体外药物筛选表明，AFG16 评分高的患者对细胞周期抑制剂 flavopiridol 和 SNS-032 更敏感，并表现出细胞周期信号通路显著激活[15]。钱思轩团队利用单细胞 RNA 测序分析原发难治性或短期复发 AML 患者骨髓的细胞状态和转录异质性。流式细胞术分析进一步证实，诊断时预先存在的 CD99+CD49d+CD52+Galectin-1+细胞与化疗耐药性有关，并且这些细胞在难治性患者的残留细胞中进一步富集，LGALS1 是化疗耐药 AML 的一个有前途的靶点[16]。常英军/黄晓军等首次通过随机队列和验证队列证实了基于 CD34+CD38⁻ 的白血病干细胞组合监测 MRD 的优越性，与传统 MRD 监测相比敏感性更高，该 MRD 监测方法应常规用于 AML 复发预测和预后分层中[17]。

急性混合细胞白血病和 B 前体急性淋巴细胞白血病的精准诊断研究较少。陈赛娟团队通过整合 89 名急性混合细胞白血病患者的二代测序和 RNA 测序数据，定义了具有不同突变和基因表达特征的 8 个分子亚群（G1～G8），研究结果表明整合基因组和转录组分析可以促进急性混合细胞白血病的精准诊疗[18]。程涛团队对 161 986 个单细胞转录组，通过结合单细胞 RNA 测序和 B 细胞受体测序来分析 B-ALL 在诊断、残留阳性和复发时的动态变化。差异分析发现残留阳性、难治性细胞和具有 MLL 重排的 B-ALL 中缺氧信号通路被激活。体外和体内实验证实抑制缺氧信号通路使白血病细胞对化疗敏感[19]。

（三）靶向药物治疗研究进展

基于血液系统恶性肿瘤发病机制的研究进展和二代测序技术在临床的广泛应用，已发现更多对血液系统恶性肿瘤预后有显著影响的关键突变和治疗靶点。近年来，新型靶向药物正在涌入临床应用，开启了我国靶向治疗的新时代。

1. 新型靶向药物的研发

在已获批上市的靶点药物方面，奥雷巴替尼作为国内首个且目前唯一获批上市的第三代 BCR-ABL 抑制剂，对 BCR-ABL 野生型及多种耐药突变型均有较强抑制活性，打破了中国伴 *T315I* 突变慢性髓细胞性白血病（chronic myelogenous leukemia，CML）患者的治疗瓶颈，为患者长期生存创造了新的可能。《2022 中国临床肿瘤学会（CSCO）恶性血液病诊疗指南》明确推荐奥雷巴替尼治疗伴 *T315I* 突变的耐药和既往 TKI 治疗失败和/或不耐受的 CML 患者。

泽布替尼是我国自主研发的结构优化的新一代 BTK 抑制剂，其结构更优化、靶点占有率更高、脱靶风险更低[20-22]，美国国立综合癌症网络（National Comprehensive Cancer Network，NCCN）2022 年 8 月更新的《慢性淋巴细胞性白血病/小淋巴细胞淋巴瘤（CLL/SLL）指南》已经将泽布替尼列为 CLL/SLL 的全面优先推荐，在 2022 年 CSCO 指南《布鲁顿酪氨酸激酶抑制剂治疗 B 细胞恶性肿瘤中国专家共识》中，泽布替尼治疗 CLL 也获得了全面 I 级推荐，这改变了 BTK 抑制剂治疗 CLL 的应用格局[23]。在靶点结构研发方面，曹宇团队开发了设计 CD19/CD22/CD3 三特异性抗体（tsAb）的新方法，即通过将抗 CD19 单链抗体（FMC63）和抗 CD22 纳米体（Nb25）位点特异性融合到 CD3 抗原结合片段（Fab，SP34）的确定位点。该方法可促进 CD19/CD22/CD3 介导的靶细胞和 T 细胞之间形成最佳的免疫突触，从而优化三特异性抗体的疗效[24]。

2. 新型靶向药物的临床研究

对于 unfit 患者和老年白血病患者，BCL2 抑制剂维奈克拉联合去甲基化药物的低强度化疗取得了良好疗效[25,26]。目前，研究者正在探索使用新型靶向药物一线治疗预后不良的年轻白血病患者。2022 年，苏州大学附属第一医院公布了使用维奈克拉联合地西他滨一线治疗 ELN 高危年轻成人 AML 的疗效数据：与传统诱导化疗方案相比，该方案的缓解率更高且不良事件更少。金洁团队发起的一项多中心临床试验发现，维奈克拉联合DA 方案诱导化疗的缓解率高达 91%[27]。

作为经典靶向治疗，1 代、2 代、3 代靶向 BCR-ABL1 的酪氨酸激酶抑制剂（TKI）的应用彻底改变了 CML 的治疗格局。江倩团队系列研究发现 ELTS 评分可精准识别可获益于早期使用 2 代 TKI 的患者，并开发了用于预测 1 代 TKI 治疗反应的实用模型以指导 CML 个体化治疗[28-30]。对于 TKI 耐药 CML，北京大学人民医院牵头的多中心前瞻性研究证实，我国自主研发的新型 3 代 TKI 奥雷巴替尼是一种安全、有效的治疗选择[31]。这些结果推动形成了以靶向治疗为基础、规范化监测和突变检测为中心的精准化治疗体系。

3. 靶向药物用于造血干细胞移植后维持治疗

新型靶向药物作为白血病患者造血干细胞移植后维持治疗取得了重要进展。刘启发/黄晓军团队发起的 3 期随机对照临床试验在国际上首次证实索拉非尼维持治疗可有效减少伴 FLT3-ITD 突变 AML 患者移植后复发，从而带来生存获益[32]。在使用 1 代和 2 代TKI 预防 Ph+ ALL 患者移植后复发的基础上，北京大学人民医院的队列研究结果显示，TKI 耐药 Ph+ ALL 患者移植后预防性使用 3 代 TKI 普纳替尼可显著降低复发率，进一步改善移植后生存[33]。

（四）造血干细胞移植研究进展

造血干细胞移植（hematopoietic stem cell transplantation，HSCT）已成为多种良恶性血液病治疗手段和治愈希望。中国造血干细胞移植登记组年度报告显示，2022 年全国194 个造血干细胞移植中心完成了 18 218 例 HSCT。基于 G-CSF/ATG 诱导免疫耐受的非体外去 T 细胞 HSCT（即"北京方案"）开启了"人人都有供者"的新时代，推动了单倍型 HSCT 的发展。

1. 挑战供者选择的经典原则

黄晓军团队发现急性白血病患者行单倍型相合（haploidentical donor，HID）移植比同胞全相合（matched sibling donor，MSD）移植具有更强大、更持久的移植物抗白血病（graft versus leukemia，GVL）作用[34]。我国多项大型随机对照研究数据显示，对 HSCT前疾病未缓解[35]或 MRD（matched related donor）阳性[34,36]急性白血病、高危急性白血病[37,38]而言，HID-HSCT 具有比 MSD-HSCT 更低的累积发病率（cumulative incidence rate，CIR）、更好的无白血病生存率（leukaemia-free survival，LFS）和总生存期（overall survival，OS）。

HID-HSCT 在非恶性血液病治疗中的应用也日益广泛。许兰平等证实 HID-HSCT 作为难治性重型再生障碍性贫血（severe aplastic anemia，SAA）的挽救性治疗或 SAA 一线治疗时均可获得与 MSD-HSCT 相似的长期生存率,并显著改善患者的健康相关生活质量水平[39,40]。基于上述结果,HID-HSCT 已成为我国 SAA 患者最主要的移植方式(占比 55%)。

2. 改善老年患者 HSCT 结局

近年来,研究者们正持续致力于改善老年患者 HSCT 临床结局。北京大学人民医院团队研究结果显示,老年中高危 AML 患者在 CR1 时进行 HID-HSCT 治疗的 CIR 较低,而 LFS 和 OS 均显著高于只接受化疗巩固者[41]。在供者选择方面,相比同胞全相合供者,选择年轻后代单倍型供者的移植后 CIR 和移植相关死亡率(transplant-related mortality,TRM)更低、长期预后更好[42]。

影响老年白血病患者行 HSCT 的主要因素是体能和造血干细胞移植合并症指数(HCT-CI)评分;HSCT 在老年白血病患者中得到开展在很大程度上应归功于预处理方案的改良。北京大学人民医院团队首次前瞻性探索用于老年骨髓增生异常综合征(myelo-dysplastic syndrome,MDS)或白血病 HID-HSCT 的改良骨髓性预处理(myeloablative conditioning,MAC)方案,该方案包含白消安+氟达拉滨+环磷酰胺+抗胸腺球蛋白。研究结果显示,改良 MAC 方案可使老年患者实现与年轻患者 HID-HSCT 相似的 TRM、CIR,且 LFS 和 OS 无差别[43]。这些结果有助于进一步改善老年白血病患者移植结局、扩大老年移植人群。

3. 难治/复发白血病的整体治疗策略

难治/复发白血病预后极差,黄晓军团队针对性地提出难治/复发白血病患者的整体治疗策略,包括:基于强化 MAC 方案 HSCT,移植后预防性供者淋巴细胞输注(DLI),序贯 MRD 和 GVHD 指导下的抢先干预性 DLI 和细胞免疫治疗。现有数据强有力地证明,对于难治/复发白血病患者,整体治疗策略是一种有效、安全、有前景的优化治疗策略[35,44,45]。黄晓军团队将 CD19 CAR-T 细胞应用于 HSCT 后 MRD 阳性 B-ALL 的抢先治疗。前瞻性研究表明,12 名 HSCT 后 MRD 阳性 B-ALL 患者在 CD19 CAR-T 细胞抢先治疗 1 个月后均实现了 MRD 阴性 CR,其中 9 名(75%)在治疗后中位随访 1 年时仍维持 MRD 阴性 CR[46]。黄晓军团队主导的一项前瞻性临床研究显示,接受基于整体治疗策略指导治疗的难治/复发 AML 患者,移植后 5 年的 CIR、TRM 和 LFS 分别为 31.5%、22.1%和 46.4%。在随访结束时,超过 90%的存活患者获得了满意的健康相关生活质量水平[45]。

(五)基因治疗研究进展

基因治疗是指将外源正常基因导入靶细胞,以纠正或补偿缺陷和异常基因引起的疾病。2022 年我国将基因疗法用于治疗包括血友病和地中海贫血在内的血液系统遗传性疾病取得了令人鼓舞的进展。

血友病 B 是由于编码凝血因子 IX(FIX)的 F9 基因突变导致患者体内 FIX 活性(FIX:C)显著降低的一种遗传性出血性疾病,基因治疗是有望治愈血友病 B 的唯一方法。以肝脏靶向腺相关病毒为载体、载有表达 FIX 高活性突变体（FIX-Padua）基因的血友病 B 基因治疗产品在临床试验中取得较好疗效[47]。现阶段，我国先后已有三家生物公司开发的基因治疗产品获批进入临床。其中 BBM-H901 是我国自主研发的首个获批进入临床的血友病 B 基因治疗产品，其安全性和有效性于 2022 年已得到验证[48]。另一项发表在 2022 年的研究显示，一名接受 BBM-H901 治疗的患者还成功进行了膝关节置换手术，术中无补充外源凝血因子IX，该研究进一步证实了 BBM-H901 对血友病治疗的有效性[49]。基于优异的疗效，该产品已分别获得美国食品和药物管理局孤儿药资格认定和我国国家药品监督管理局突破性治疗药物资格。

β-地中海贫血是常见的可遗传溶血性单基因疾病，其致病机制主要为 β-珠蛋白基因缺失或突变导致 β-珠蛋白生成障碍而引发溶血性贫血。2022 年 8 月，中南大学利用 CRISPR 技术通过编辑 BCL11A 红系特异增强子激活 γ 珠蛋白的表达，回输后的自体造血干细胞有效缓解了 β0/β0 型重度地中海贫血症状，其中 2 名儿童患者已成功摆脱输血依赖长达 2 年[50]。基于此，该基因编辑治疗药物 BRL-101 已获 NMPA 批准开展 I / II 期临床试验。另外一项也针对该靶点自主研发的 β 地中海贫血基因编辑药物 RM-001，已获批开展临床试验。

（六）我国血液病研究发展方向与趋势

近年来尽管靶向治疗和细胞免疫治疗在血液系统恶性疾病治疗方面迅猛发展，但现阶段我国治疗血液系统恶性疾病仍以骨髓移植为基石，并联合靶向和细胞免疫治疗。具有我国自主创新和知识产权的靶向和细胞免疫治疗产品仍然较少，因此未来需深化发病机制研究，发展原创性靶点研究。此外，发展精准诊断医学可使血液疾病患者在诊断后根据预后分层接受个体化的治疗，也是未来的发展方向。

参 考 文 献

[1] Huang L, Li J, Yang J, et al. Safety and efficacy of humanized versus murinized CD19 and CD22 CAR T-Cell cocktail therapy for refractory/relapsed B-cell lymphoma. Cells, 2022, 11(24): 4085.

[2] Liu S, Zhang X, Dai H, et al. Which one is better for refractory/relapsed acute B-cell lymphoblastic leukemia: Single-target (CD19) or dual-target (tandem or sequential CD19/CD22) CAR T-cell therapy? Blood Cancer J, 2023, 13: 60.

[3] Lu P, Liu Y, Yang J, et al. Naturally selected CD7 CAR-T therapy without genetic manipulations for T-ALL/LBL: first-in-human phase 1 clinical trial. Blood, 2022, 140: 321-334.

[4] Hu Y, Zhou Y, Zhang M, et al. Genetically modified CD7-targeting allogeneic CAR-T cell therapy with enhanced efficacy for relapsed/refractory CD7-positive hematological malignancies: A phase I clinical study. Cell Res., 2022, 32: 995-1007.

[5] Li F, Zhang H, Wang W, et al. T cell receptor beta-chain-targeting chimeric antigen receptor T cells against T cell malignancies. Nat Commun, 2022, 13: 4334.

[6] Jin X, Zhang M, Sun R, et al. First-in-human phase I study of CLL-1 CAR-T cells in adults with relapsed/refractory acute myeloid leukemia. J Hematol Oncol, 2022, 15: 88.

[7] Lu Y, Liu Y, Wen S, et al. Naturally selected CD7 CAR-T therapy without genetic editing demonstrates significant antitumour efficacy against relapsed and refractory acute myeloid leukaemia (R/R-AML). J Transl Med, 2022, 20: 600.

[8] Li KX, Wu HY, Pan WY, et al. A novel approach for relapsed/refractory FLT3 (mut+) acute myeloid leukaemia: synergistic effect of the combination of bispecific FLT3scFv/NKG2D-CAR T cells and gilteritinib. Mol Cancer, 2022, 21: 66.

[9] Tang L, Huang H, Tang Y, et al. CD44v6 chimeric antigen receptor T cell specificity towards AML with FLT3 or DNMT3A mutations. Clin Transl Med, 2022, 12: e1043.

[10] Zhang J, Hu Y, Yang J, et al. Non-viral, specifically targeted CAR-T cells achieve high safety and efficacy in B-NHL. Nature, 2022, 609: 369-374.

[11] Wang J, Zhang X, Zhou Z, et al. A novel adoptive synthetic TCR and antigen receptor (STAR) T-Cell therapy for B-Cell acute lymphoblastic leukemia. Am J Hematol, 2022, 97: 992-1004.

[12] Lai P, Chen X, Wang Y, et al. C3aR costimulation enhances the antitumor efficacy of CAR-T cell therapy through Th17 expansion and memory T cell induction. J Hematol Oncol, 2022, 15: 68.

[13] Tan J, Jia Y, Zhou M, et al. Chimeric antigen receptors containing the OX40 signalling domain enhance the persistence of T cells even under repeated stimulation with multiple myeloma target cells. J Hematol Oncol, 2022, 15: 39.

[14] Cheng WY, Li JF, Zhu YM, et al. Transcriptome-based molecular subtypes and differentiation hierarchies improve the classification framework of acute myeloid leukemia. Proc Natl Acad Sci U S A, 2022, 119: e2211429119.

[15] Jin P, Jin Q, Wang X, et al. Large-scale in vitro and in vivo CRISPR-Cas9 Knockout screens identify a 16-gene fitness score for improved risk assessment in acute myeloid leukemia. Clin Cancer Res, 2022, 28: 4033-4044.

[16] Li K, Du Y, Cai Y, et al. Single-cell analysis reveals the chemotherapy-induced cellular reprogramming and novel therapeutic targets in relapsed/refractory acute myeloid leukemia. Leukemia, 2023, 37: 308-325.

[17] Li SQ, Xu LP, Wang Y, et al. An LSC-based MRD assay to complement the traditional MFC method for prediction of AML relapse: a prospective study. Blood, 2022, 140: 516-520.

[18] Wang Q, Cai WZ, Wang QR, et al. Integrative genomic and transcriptomic profiling reveals distinct molecular subsets in adult mixed phenotype acute leukemia. Am J Hematol, 2023, 98: 66-78.

[19] Zhang Y, Wang S, Zhang J, et al. Elucidating minimal residual disease of paediatric B-cell acute lymphoblastic leukaemia by single-cell analysis. Nat Cell Biol, 2022, 24: 242-252.

[20] Xu W, Yang S, Zhou K, et al. Treatment of relapsed/refractory chronic lymphocytic leukemia/small lymphocytic lymphoma with the BTK inhibitor zanubrutinib: phase 2, single-arm, multicenter study. J Hematol Oncol, 2020, 13: 48.

[21] Zhou K, Zou D, Zhou J, et al. Zanubrutinib monotherapy in relapsed/refractory mantle cell lymphoma: a pooled analysis of two clinical trials. J Hematol Oncol, 2021, 14: 167.

[22] Song Y, Zhou K, Zou D, et al. Zanubrutinib in relapsed/refractory mantle cell lymphoma: long-term efficacy and safety results from a phase 2 study. Blood, 2022, 139: 3148-3158.

[23] 中国临床肿瘤学会(CSCO)淋巴瘤专家委员会. 布鲁顿酪氨酸激酶抑制剂治疗 B 细胞恶性肿瘤中国专家共识. 白血病•淋巴瘤, 2022, 31: 513-526.

[24] Zhao L, Li S, Wei X, et al. A novel CD19/CD22/CD3 trispecific antibody enhances therapeutic efficacy and overcomes immune escape against B-ALL. Blood, 2022, 140: 1790-1802.

[25] Jin H, Zhang Y, Yu S, et al. Venetoclax combined with azacitidine and homoharringtonine in relapsed/refractory AML: A multicenter, phase 2 trial. J Hematol Oncol, 2023, 16: 42.

[26] Xia L, Tian W, Zhao Y, et al. Venetoclax and Azacitidine in Chinese patients with untreated acute myeloid leukemia ineligible for intensive chemotherapy. Signal Transduct Target Ther, 2023, 8: 176.

[27] Wang H, Mao L, Yang M, et al. Venetoclax plus 3+7 daunorubicin and cytarabine chemotherapy as first-line treatment for adults with acute myeloid leukaemia: a multicentre, single-arm, phase 2 trial. Lancet Haematol, 2022, 9: e415-e424.

[28] Zhang XS, Gale RP, Huang XJ, et al. Is the Sokal or EUTOS long-term survival (ELTS) score a better predictor of responses and outcomes in persons with chronic myeloid leukemia receiving tyrosine-kinase inhibitors? Leukemia, 2022; 36: 482-491.

[29] Zhang XS, Gale RP, Zhang MJ, et al. A predictive scoring system for therapy-failure in persons with chronic myeloid leukemia receiving initial imatinib therapy. Leukemia, 2022, 36: 1336-1342.

[30] Zhang XS, Gale RP, Li ZY, et al. Predictive scoring systems for molecular responses in persons with chronic phase chronic myeloid leukemia receiving initial imatinib therapy. Leukemia, 2022, 36: 2042-2049.

[31] Jiang Q, Li Z, Qin Y, et al. Olverembatinib (HQP1351), a well-tolerated and effective tyrosine kinase inhibitor for patients with T315I-mutated chronic myeloid leukemia: results of an open-label, multicenter phase 1/2 trial. J Hematol Oncol, 2022, 15: 113.

[32] Xuan L, Wang Y, Huang F, et al. Sorafenib maintenance in patients with FLT3-ITD acute myeloid leukaemia undergoing allogeneic haematopoietic stem-cell transplantation: an open-label, multicentre, randomised phase 3 trial. The Lancet Oncology, 2020, 21: 1201-1212.

[33] Chen H, Xu LP, Zhang XH, et al. Safety and outcomes of maintenance therapy with third-generation tyrosine kinase inhibitor after allogeneic hematopoietic cell transplantation in Philadelphia chromosome positive acute lymphoblastic leukemia patients with T315I mutation. Leukemia Research, 2022, 121: 106930.

[34] Guo H, Chang YJ, Hong Y, et al. Dynamic immune profiling identifies the stronger graft-versus-leukemia (GVL) effects with haploidentical allografts compared to HLA-matched stem cell transplantation. Cell Mol Immunol, 2021, 18: 1172-1185.

[35] Yu S, Huang F, Fan Z, et al. Haploidentical versus HLA-matched sibling transplantation for refractory acute leukemia undergoing sequential intensified conditioning followed by DLI: an analysis from two prospective data. J Hematol Oncol, 2020, 13: 18.

[36] Chang YJ, Wang Y, Xu LP, et al. Haploidentical donor is preferred over matched sibling donor for pre-transplantation MRD positive ALL: a phase 3 genetically randomized study. J Hematol Oncol, 2020, 13: 27.

[37] Yu S, Huang F, Wang Y, et al. Haploidentical transplantation might have superior graft-versus-leukemia effect than HLA-matched sibling transplantation for high-risk acute myeloid leukemia in first complete remission: a prospective multicentre cohort study. Leukemia, 2020, 34: 1433-1443.

[38] Fan M, Wang Y, Lin R, et al. Haploidentical transplantation has a superior graft-versus-leukemia effect than HLA-matched sibling transplantation for Ph- high-risk B-cell acute lymphoblastic leukemia. Chin Med J (Engl), 2022, 135: 930-939.

[39] Xu ZL, Xu LP, Wu DP, et al. Comparable long-term outcomes between upfront haploidentical and identical sibling donor transplant in aplastic anemia: a national registry-based study. Haematologica, 2022, 107: 2918-2927.

[40] Xu LP, Xu ZL, Wang SQ, et al. Long-term follow-up of haploidentical transplantation in relapsed/refractory severe aplastic anemia: a multicenter prospective study. Sci Bull (Beijing), 2022, 67: 963-970.

[41] Sun YQ, Zhang XH, Jiang Q, et al. Comparison of haploidentical hematopoietic stem cell transplantation with chemotherapy in older adults with acute myeloid leukemia. Bone Marrow Transplant, 2023, 58: 491-497.

[42] Wang Y, Liu QF, Wu DP, et al. Improved survival after offspring donor transplant compared with older aged-matched siblings for older leukaemia patients. Br J Haematol, 2020, 189: 153-161.

[43] Sun YQ, Han TT, Wang Y, et al. Haploidentical stem cell transplantation with a novel conditioning regimen in older patients: A prospective single-arm phase 2 study. Front Oncol, 2021, 11: 639502.

[44] Wang Y, Liu QF, Wu DP, et al. Impact of prophylactic/preemptive donor lymphocyte infusion and intensified conditioning for relapsed/refractory leukemia: A real-world study. Sci China Life Sci, 2020, 63: 1552-1564.

[45] Yan CH, Wang Y, Sun YQ, et al. Optimized therapeutic strategy for patients with refractory or relapsed acute myeloid leukemia: long-term clinical outcomes and health-related quality of life assessment. Cancer Commun (Lond), 2022, 42: 1387-1402.

[46] Zhao XY, Xu ZL, Mo XD, et al. Preemptive donor-derived anti-CD19 CAR T-cell infusion showed a promising anti-leukemia effect against relapse in MRD-positive B-ALL after allogeneic hematopoietic stem cell transplantation. Leukemia, 2022, 36: 267-270.

[47] George LA, Sullivan SK, Giermasz A, et al. Hemophilia B gene therapy with a high-specific-activity factor IX variant. N Engl J Med, 2017, 377: 2215-2227.

[48] Xue F, Li H, Wu X, et al. Safety and activity of an engineered, liver-tropic adeno-associated virus vector expressing a hyperactive Padua factor IX administered with prophylactic glucocorticoids in patients with haemophilia B: a single-centre, single-arm, phase 1, pilot trial. Lancet Haematol, 2022, 9: e504-e513.

[49] Xue F, Wang P, Yuan Z, et al. Total Knee Arthroplasty after Gene Therapy for Hemophilia B. N Engl J Med, 2022, 387: 1622-1624.

[50] Fu B, Liao J, Chen S, et al. CRISPR-Cas9-mediated gene editing of the BCL11A enhancer for pediatric beta (0) /beta (0) transfusion-dependent beta-thalassemia. Nat Med, 2022, 28: 1573-1580.

七、口腔修复研究进展

王忠山[1]　程宇钊[1,2]　任　楠[1]

1. 中国人民解放军空军军医大学第三附属医院
2. 山西省人民医院

（一）口腔修复骨再生研究

骨缺损修复问题一直是再生医学研究领域的热点和难题。据统计，我国每年有超过

400 万例骨缺损患者，其中 79.35% 的患者需要进行植骨手术治疗。目前，骨再生研究面临调控机制尚不清楚、细胞间对话机制未完全阐明等困境。因此，我们迫切需要开发新的研究工具和再生技术[1]。

1. 骨组织修复再生与外泌体

骨组织的修复和再生是一个自我修复的过程，涉及多种细胞分子机制。成骨细胞和破骨细胞在骨组织损伤后被激活，参与修复与再生。为了确保骨骼的稳定性和完整性，这一过程需要精确调控。间充质干细胞（mesenchymal stem cell，MSC）[2]是修复再生领域的重要成分，在临床治疗中已经开始应用。研究表明 MSC 主要通过旁分泌发挥促修复再生作用，而外泌体是其分泌的主要物质之一[3]。外泌体作为细胞间信使，能够将重要的功能物质运输到细胞内，调节目的细胞的特定功能，从而发挥类似干细胞的促进修复再生的作用。移植外泌体既可以发挥干细胞的功能，又可以避免直接移植 MSC 的风险。此外，外泌体还能够在不同物种之间传递，不引起明显的免疫反应，为外泌体的直接应用提供了巨大优势[4]，显示出其在修复再生领域中广阔的应用前景。在骨组织再生修复中，MSC 外泌体通过将生物活性因子运输到靶向细胞，调控骨愈合过程，发挥重要作用。有研究表明 MSC 外泌体能够调节成骨细胞的增殖和活性，促进骨组织的修复再生[5]。此外，它们还能够促进同型干细胞的增殖并向成骨细胞分化，促进骨基质矿化及新组织填充，对骨组织再生修复起到重要作用[6]。

2. 骨组织免疫学

骨组织是免疫器官之一，参与全身免疫调节。在骨组织中，免疫细胞和细胞因子相互作用，形成复杂的免疫网络。骨创伤时，非特异性和特异性免疫细胞会先后到达骨折区，参与骨折的吸收和修复。如果骨创伤的免疫环境失调，会导致成骨细胞和破骨细胞之间的协调作用紊乱，从而延迟或阻碍骨折的愈合。因此，深入研究骨创伤微环境中免疫细胞之间的信号交流机制对于我们非常重要[7]。

在骨创伤微环境中，中性粒细胞、巨噬细胞作为首先被趋化而来的免疫细胞，不仅可以吞噬降解异物和死骨，还可作为抗原呈递细胞，活化特异性 T、B 淋巴细胞。T、B 淋巴细胞激活后将表达更多的免疫分子，直接或间接作用于成骨与破骨细胞，使之偏向成骨反应，促进骨形成[8]。有研究表明[9]，在创伤 3d 后分离的血肿液中，发现大量的中性粒细胞，而中性粒细胞在骨折早期可分泌多种细胞趋化因子，促进不同免疫细胞进入骨折区，介导炎症反应。当用重组人肿瘤坏死因子（rhTNF）进行局部治疗时，中性粒细胞和单核细胞向炎症区的趋化性增强。然而，这一效应仅在骨折后 4h 内有效。巨噬细胞分为 M1 型和 M2 型，前者参与促炎，后者参与抗炎和组织修复。在一项骨折免疫细胞群体的检测中[10]，观察到 M1 型巨噬细胞在骨折早期升高约 25%，且在第 7 天到达峰值，相对晚于中性粒细胞。同时，伴有大量分泌因子增加，如 IL-1α、IL-1β、IL-2、IL-17 和单核细胞趋化蛋白 1，这些因子将进一步作用于其他免疫细胞，放大早期免疫反应。而此时，M2 型巨噬细胞极少。在骨折愈合后期，可检测到 M2 型巨噬细胞频率升高，并超过 M1 型，逐步占主导地位。通过用 IL-4 和 IL-13 刺激可诱导 M2 型巨噬细胞极化，观察到骨生成增加。因此，巨噬细胞转化失衡与骨折愈合关系甚密[11]。上述研究表明，M2 型巨噬细胞不论是在体外诱导 MSC 分化还是在动物实验中均显示出强大的成骨作用。因此，深入研究 M2 型巨噬细胞的成骨作用对于进一步认知骨创伤愈合机制至关重要。

3. 骨组织细胞调控策略-水凝胶

水凝胶被广泛用于负载间充质干细胞（MSC）进行口腔疾病的细胞治疗和组织工程修复[12]。同时，水凝胶也被用于构建仿生的 MSC 微环境，以研究干细胞分化调控机制，并促进干细胞分化培养体系的发展[13]。一些学者制备了功能性水凝胶，它不仅可以促进软骨再生，还可以作为非甾体抗炎药和靶向炎症级联上游效应蛋白的传递载体[14]。近期的研究还设计了具有 M2 巨噬细胞的超声纳米水凝胶，通过超声刺激来释放激活巨噬细胞的代谢并促进其极化。该水凝胶还可以触发巨噬细胞分泌特定蛋白，加速骨髓间充质干细胞（bone marrow stem cell，BMSC）分化为成骨细胞，具有潜力用于骨再生治疗[15]。因此，模块化设计的仿生超短肽纳米纤维水凝胶为重建成骨免疫微环境提供了一种新的策略。

（二）口腔修复计算机辅助设计研究

口腔修复正迎来全数字化流程的临床应用发展趋势[16]。口腔修复计算机辅助设计（CAD）通过计算机辅助技术构建图像、处理模型以及虚拟化设计等手段，临床医生可以提前帮助患者预计修复效果，减少手术时间，提高患者满意度[17]。此外，CAD 技术与 3D 打印相结合，实现"即时"性修复体制作。另外，口腔全数字化的精准计算模式，使得微创牙体预备成为可能，让修复体兼具咬合功能的适配[18]。

1. 构建四维虚拟口腔

数字化技术口腔的四维 VDP 在三维 VDP 的基础上整合了患者在动态情况下，下颌运动轨迹数据，展示了患者在咀嚼功能状态下，口颌系统解剖结构是如何实现相应的功能运动[19]，从而为临床工作提供了高精度的参考价值，并有望缩短传统的治疗流程[20]。如今，四维 VDP 在口腔医学领域有了更多的应用优势，涵盖了诸多方面[21]。不仅从多维度的沟通模式提升效率[22]，甚至在口腔教学中也发挥了重要的作用，让口腔医学事业得到进一步发展[23]。此外，它们还在口腔美学功能重建、口腔颌面外科和正颌-正畸等领域有广阔的应用前景[24]。

2. 个性化口腔修复体设计

使用口腔修复全数字化可以提升各类修复体的美学效果[25]。通过 CAD/CAM 技术设计和制作修复体，实现咬合对接还原口腔中真实咬合情况[26]。然而，目前大多数 CAD 系统中的咬合设计仍然是基于静态而非动态咬合关系，并且是平均化而非个性化的。除此之外，这一过程还受神经、肌肉和关节等因素的影响[27]。因此，准确恢复动态咬合状态，并将其与数字化设计相匹配，进行个性化动态咬合数据重建，成为 CAD/CAM 全数字化流程当中的重要环节[28]。

3. 关于下颌运动轨迹的描记

数字化下颌运动轨迹描记系统的快速发展填补了传统机械式的不足[29]。其中一种新型的描记系统是超声定位式系统[30]，它通过非接触方式记录下颌运动轨迹，并进行动态咬合分析。然而，该系统存在一个问题，即难以直接与患者颌面部软硬组织结构数据进行拟合分析。为了解决这个问题，光学定位下颌运动轨迹描记系统应运而生[31]，该系统利用立体视觉技术和光学定位笔对牙列进行空间定位，具有高测量精度，均方根偏差约为 1μm。此外，该系统还能够导入口内扫描数据和颌骨锥形束 CT 数据，在软件中准确地匹配颌骨锥形束 CT 数据和下颌运动轨迹数据，从而提供更全面的分析信息[32]。通过这些新技术的引入和发展，下颌运动轨迹描记系统正逐渐成为研究和诊断颌面部问题的重要工具。

4. 牙列缺损的数字化修复

牙列缺损微创固定咬合重建是通过微创修复理念以及咬合重建来实现牙列缺损的修复和功能恢复[33]。这个过程包括微创修复、种植修复和咬合改变等多个步骤[34]。数字化技术在整个修复过程中发挥了重要作用，如全口扫描、CT、电子面弓等技术的应用[35]。数字化技术的应用可以优化修复流程，提高修复的准确性[36]。主要有以下几个方面的应用：首先，通过数字化技术确定微创功能性修复空间，包括恢复正常的颌面形态和保证咬合所需的最小空间；其次，可以设计可摘式调位咬合板，通过传统印模或口内扫描来获取修复空间的信息；然后，设计固定咬合板联合过渡性种植冠桥，以进一步稳定颌位和咬合关系；最后，通过数字化进行修复体制作[37]。

（三）口腔修复材料研究

随着研究人员对生物材料进行了深入探索，口腔修复材料在近年来取得了突破性进展[38]。更多耐久性、良好生物相容性和美学性的口腔修复材料被研发。其中，金属、陶瓷、高分子聚合物等已被广泛应用于临床[39]。特别是以树脂和陶瓷为主的非金属材料，由于其良好的生物相容性和美学效果，逐渐成为主流的口腔修复材料[40]。

1. 陶瓷类修复材料

（1）CAD/CAM 树脂陶瓷：这类材料主要是 CAD/CAM 树脂基陶瓷，包括两种类型：陶瓷浸润型聚合物和聚合物浸润型陶瓷[41]。这些瓷块的突出特性是：高负载、抗疲劳、优越的弹性模量与铣削特性。陶瓷浸润型聚合物适用于贴面、嵌体或高嵌体，而聚合物浸润型陶瓷适用于贴面、嵌体或高嵌体及单冠[42]。聚合物浸润型陶瓷的耐磨性优于陶瓷浸润型聚合物，但两者的耐磨性均不如陶瓷修复体。

（2）二氧化锆：二氧化锆是一种高密度的金属氧化物陶瓷材料[43]。传统的二氧化锆含有 3mol% 的钇稳定剂，具有出色的力学性能，但在口腔美学修复领域的应用受到限制，因为它不透明。通过增加钇的含量至 5mol%，可以增加二氧化锆结构中的立方相晶体，使更多的光线透过，提高材料的半透性，但强度会明显降低。相比含 5mol% 钇的氧化锆，含 4mol%钇的氧化锆具有更好的韧性、抗断裂性和半透性，适用于前牙美学区[44]。高透明度和多层色氧化锆瓷块的研发和市场推广，扩大了氧化锆在口腔修复领域的应用范围。

（3）玻璃基陶瓷材料：玻璃基陶瓷的抗断裂能力较低且脆性较高，需要通过黏接来增强机械强度[45]。白榴石增强玻璃陶瓷和二硅酸锂增强玻璃陶瓷相比长石质瓷具有更高的机械强度，可用于承重区，并保持优秀的光学性能，因此成为贴面、嵌体或前牙单冠的首选材料。临床研究表明，二硅酸锂增强玻璃陶瓷制作的单冠效果良好。改良版完全结晶型二硅酸锂增强玻璃陶瓷可以直接应用，无须进一步烧结[46]。

2. 聚醚醚酮及其复合材料在口腔修复领域的应用

聚醚醚酮（polyetheretherketone，PEEK）是一种新型复合材料，具有良好的生物相容性以及优异的机械性能，也是具有较高耐温性的高性能特种工程塑料，可长期应用于200℃高温环境，不会影响自身性质，化学稳定性极佳。由于其优越的性能特点，聚醚醚酮在口腔活动、固定以及种植修复领域中得到广泛的应用[47]。

在口腔修复学中，PEEK 材料被应用于牙冠、活动支架、基台、颌骨种植体等修复体的制作[48]。PEEK 的材料改性也是近年来口腔材料研究中的热门[49]。以 PEEK 材料为基质，添加不同种类比例的辅料（如羟基磷灰石、玻璃纤维等）以形成新型具有不同特性的新型材料，满足口腔修复的需要[50]。

①种植基台：由于基台龈下部分容易形成菌斑生物膜，可能引发炎症，所以材料表面应该尽量抑制致病菌的黏附[47]。与钛相比，PEEK 及其复合材料的表面润湿性和粗糙度可以有效降低口腔链球菌的黏附[49]。临床对照试验显示，氧化锆和 PEEK 基台在存留率和美学修复效果方面具有相似的表现[50]。

②中央螺丝：种植修复中的机械并发症主要包括种植体和螺丝的断裂[51]。PEEK 螺丝具有与骨皮质相似的弹性模量，并且断裂后更容易取出，相比于 Ti6Al4V 或锆制螺丝[52]。拉伸测试显示，PEEK 复合螺丝的抗拉强度随碳纤维含量的增加而提高，但只有含 50%碳纤维的 PEEK 螺丝的抗拉强度可以满足最低要求[53]。

③种植体：含碳纤维的聚醚醚酮复合材料 CFR-PEEK，其弯曲强度接近骨组织，25%的碳纤维含量可以满足种植体的力学性能要求[54]。通过冷等静压测试，研究发现，所有受试材料都可以满足口腔种植体的力学要求。近期的研究主要集中在表面改性方面，包括表面形貌的改变和不同涂层的应用[55]。

a. 表面形貌的改变（微米级粗糙度、纳米级粗糙度、表面多孔结构、润湿性）；

b. 不同涂层的加载（生物活性分子、天然聚合物、合成聚合物、生物活性及惰性涂层）。

④上部修复结构：种植义齿的上部修复结构通常包括与基台相连的冠、桥、支架等结构[56]。PEEK 具有轻巧、不易变色等特点，相比金属卡环具有更好的美观效果，而且可以实用于对金属过敏的患者[57]。研究表明，与聚甲基丙烯酸甲酯（polymethyl methacrylate，PMMA）及复合树脂相比，PEEK 不易着色，色稳性较高，但低于氧化锆[58]。

PEEK 在其他医学领域也有新进展。使用三维打印的 PEEK 支架修复下颌骨缺损，并通过三维有限元 FEM 模拟不同咀嚼运动中下颌骨的生物力学行为[59]，研究发现该支架安全稳定，能避免应力屏蔽效应，同时促进周围骨组织的重塑。通过使用三维铣削的 PEEK 赝复体[60]修复多例面部畸形患者，随访期间未出现并发症。此外，PEEK 个性化组织屏障膜与骨缺损组织完美匹配，具有良好的可操作性、结构稳定性[61]。目前，使用 PEEK 屏障膜[62]重建上颌牙槽骨多壁缺损，术后 CT 显示牙槽骨高度增加。通过评估不同厚度 PEEK 屏障膜的性能，发现 0.5～1.0mm 的厚度已满足骨组织再生手术的要求[63]。

（四）口腔修复机器人的应用研究现状

目前，机器人技术主要应用于科研和教辅领域，而在临床实际操作方面，能够直接使用的机器人还很少[64]。然而，随着口腔医学机器人研究与应用的不断深入和范围的不断扩大，口腔医疗、教学等领域的自动化和智能化程度将会越来越高[65]。未来甚至有可能实现口腔常见疾病治疗全自动化技术的应用[66]。

1. 机器人技术在口腔种植中的应用

机器人技术在口腔科学中主要用于种植手术[67]。目前使用的种植导板是一种被动刚性约束引导技术，但其引导精度、效率和自动化程度存在技术局限[68]。机器人通常由运动部和控制部构成，运动部采用多自由度机械臂模仿人类手臂功能，并完成各种作业。机器人自由度越大，灵活性越好，但结构复杂，对整体设计和控制要求更高[69]。

国内首台自主式口腔种植手术机器人（ADIR）是由赵铱民院士团队研制的[70]。该机器人通过导航系统在屏幕上直观显示器械与患者颌骨的位置关系，并通过控制系统进行位置和力的控制。根据 2021 年发布的动物实验结果，机器人组在种植体颈部和根部的偏差以及角度偏差方面表现优于导板组，具有较高的种植手术准确性[71]。

2. 牙体预备领域

牙体预备通常依赖于医师的主观判断和经验判断，但由于口腔空间不足且易产生手术盲区，以及长时间手部操作容易疲劳，导致预备体最终效果不理想，甚至存在一定误差[72]。为了实现更高效、精准的牙体预备，牙体预备机器人应运而生[73]。

3. 仿真咀嚼机器人

各类口腔修复体在实际应用中可出现腐蚀、磨损、折断破坏等失效情况，因此对修复材料进行磨损、变形、疲劳实验非常必要[74]。仿真咀嚼机器人可通过模拟人类咀嚼运动，对修复材料进行准确、客观的检测，愈发受到各国学者的关注[75]。

4. 未来口腔修复机器人发展趋势

（1）小型多功能修复机器人[76]：为了解决口腔修复机器人多种模式执行等问题，我们可以研发小型多功能专用机器人，用于牙体预备、种植窝洞制备等多项工作，以替代传统的工业机械臂[77]。

（2）算法优化：在口腔种植手术机器人中，手术导航平台建立在虚拟图像坐标系与现实手术坐标系配准的基础上[77]。同时，动态跟踪算法也对导航系统的跟踪速度有很大影响[78]。因此，我们需要进一步研究计算机配准算法和动态跟踪算法，以提高种植机器人的性能，并确保手术的安全性[79]。

（3）智能化：随着时间的推移，手术机器人将逐渐从机器人辅助手术级别发展到更智能的自主作业级别。这意味着手术机器人将具备更高的智能水平，能够自主完成手术任务[80]。

总之，口腔修复研究在多个领域取得了显著进展。研究人员正在不断探索新的材料、设计、工艺和技术，以提供更优质、更个性化的口腔修复服务。随着科学的进步，未来的口腔修复将变得更加精确、安全和高效。

参 考 文 献

[1] Chen J. Current advances in anisotropic structures for enhanced osteogenesis. Colloids Surf B Biointerfaces. 2023, 231: 113566.

[2] Han Y, Li X, Zhang Y, et al. Mesenchymal stem cells for regenerative medicine. Cells, 2019, 8(8): 886.

[3] Ding J, Wang X, Chen B, et al. Exosomes derived from human bone marrow mesenchymal stem cells stimulated by deferoxamine accelerate cutaneous wound healing by promoting angiogene-sis. Biomed Res Int, 2019, 2019: 9742765.

[4] Liao W, Ning Y, Xu HJ, et al. BMSC-derived exosomes carrying microRNA-122-5p promote proliferation of osteoblasts in osteonecrosis of the femoral head. Clin Sci (Lond), 2019, 133(18): 1955-1975.

[5] Zhao P, Xiao L, Peng J, et al. Exosomes derived from bone marrow mesenchymal stem cells improve osteoporosis through promoting osteoblast proliferation via MAPK pathway. Eur Rev Med Pharmacol Sci, 2018, 22(12): 3962-3970.

[6] Zhang L, Jiao G, Ren S, et al. Exosomes from bone marrow mesenchymal stem cells enhance fracture healing through the promotion of osteogenesis and angiogenesis in a rat model of nonunion. Stem Cell Res Ther, 2020, 11(1): 38.

[7] Schlundt C, ElKhassawna T, Serra A, et al. Macrophages in bone fracture healing : Their essential role in endochondral ossification. Bone, 2018, 106: 78-89.

[8] Bastian OW, Mrozek MH, Raaben M, et al. Serum from the human fracture hematoma contains a potent inducer of neutrophilchemotaxis. Inflammation, 2018, 41(3): 1084-1092.

[9] McCauley J, Bitsaktsis C, Cottrell J. Macrophage subtype and cytokine expression characterization during the acute inflammatory phase of mouse bone fractur erepair. J Orthop Res, 2020, 38(8): 1693-1702.

[10] Batoon L, Millard SM, Wullschleger ME, et al. CD169+ macrophages are critical for osteoblast maintenance and promote intramembranous and endochondral ossification during bone repair. Biomaterials, 2019, 196: 51-66.

[11] Zhao SJ, Kong FQ, Jie J, et al. Macrophage MSR1 promotes BMSC osteogenic differentiation and M2-likepolarization by activating PI3K/ AKT /GSK3B/ B-catenin pathway. Theranostics , 2020, 10(1): 17-35.

[12] Wechsler ME, Rao VV, Borelli AN, et al. Engineering the MSC Secretome: A Hydrogel Focused Approach. Adv Healthc Mater. 2021, 10(7): e2001948.

[13] Ju Y, Hu Y, Yang P, Xie X, et al. Extracellular vesicle-loaded hydrogels for tissue repair and regeneration. Mater Today Bio. 2022 , 18: 100522.

[14] Arifka M, Wilar G, Elamin KM, et al. Polymeric hydrogels as mesenchymal stem cell secretome delivery system in biomedical applications. Polymers (Basel). 2022, 14(6): 1218.

[15] Salinas CN, Anseth KS. Mesenchymal stem cells for craniofacial tissue regeneration: designing hydrogel delivery vehicles. J Dent Res. 2009, 88(8): 681-692.

[16] LeSage BP. CAD/CAM: Applications for transitional bonding to restore occlusal vertical dimension. J EsthetRestor Dent, 2020, 32(2): 132-140.

[17] Li Z, Meyers CA, Chang L, et al. Fracture repair requires TrkA signaling by skeletal sensory nerves. J Clin Invest, 2019, 129(12): 5137-5150.

[18] Tidehag P, Shen Z. Digital dentistry calls the change of ceramics and ceramic processes. Adv Appl Ceram, 2019, 118(1/2): 83-90.

[19] Du X, Qu F, Liu WC. Establishment of a three-dimensional virtual dental patient and its application in esthetic restoration. Int J Stomatol, 2018, 45(6): 695-702.

[20] Li Q, Bi M, Yang K, et al. The creation of a virtual dental patient with dynamic occlusion and its application in esthetic dentistry. J Prosthet Dent, 2021, 126(1): 14-18.

[21] Yuan Y, Liu Q, Yang S, et al. Four-dimensional superimposition techniques to compose dental dynamic virtual patients: a systematic review. J Funct Biomater, 2022, 14(1): 33.

[22] Kim YK, Yoon HI, Kim DJ, et al. Comparative analysis on intaglio surface trueness, wear volume loss of antagonist, and fracture resistance of full-contour monolithic zirconia crown for single-visit dentistry under simulated mastication. J Adv Prosthodont, 2022, 14(3): 173-181.

[23] 孙欣荣, 冯玥, 刘伟才. 多模态数据融合的可视化技术在咬合重建中的应用. 华西口腔医学杂志, 2022, 40(4): 468-475.

[24] Martinez-Bernal D, Vidovich C, Keenan C, et al. The use of virtual reality to reduce pain and anxiety in surgical procedures of the oral cavity: A scoping review. J Oral Maxillofac Surg, 2023, 81(4): 467-482.

[25] Stanley M, Paz AG, Miguel I, et al. Fully digital workflow, integrating dental scan, smile design and CAD-CAM: case report. BMC Oral Health, 2018, 18(1): 134.

[26] Spitznagel FA, Boldt J, Gierthmuehlen PC. CAD/CAM ceramic restorative materials for natural teeth. J Dent Res, 2018, 97(10): 1082-1091.

[27] Suganna M, Kausher H, Tarek Ahmed S, et al. Contemporary evidence of CAD-CAM in dentistry: A systematic review. Cureus, 2022, 14(11): e31687.

[28] de Oliveira Limírio JPJ, Gomes JML, Alves Rezende MCR, et al. Mechanical properties of polymethyl methacrylate as a denture base: Conventional versus CAD-CAM resin - A systematic review and meta-analysis of *in vitro* studies. J Prosthet Dent, 2022, 128(6): 1221-1229.

[29] Sójka A, Huber J, Kaczmarek E, et al. Evaluation of mandibular movement functions using instrumental ultrasound system. J Prosthodont, 2017, 26(2): 123-128.

[30] Revilla-León M, Zeitler JM, Kois JC. Digital maxillomandibular relationship and mandibular motion recording by using an optical jaw tracking system to acquire a dynamic virtual patient. J Prosthet Dent, 2022, 16: S0022-3913(22)00338-9.

[31] Huang X, Zou L, Yao R, et al. Effect of preparation design on the fracture behavior of ceramic occlusal veneers in maxillary premolars. J Dent, 2020, 97: 103346.

[32] Sun A, Yang Y, Gao H, et al. Integrating facial and intraoral scans for digital esthetic and occlusal design: a technical report. J Prosthodont, 2021, 30(8): 729-733.

[33] Khanagar SB, Al-Ehaideb A, Maganur PC, et al. Developments, application, and performance of artificial intelligence in dentistry a systematic review. J Dent Sci, 2021, 16(1): 508-522.

[34] Wulfman C, Koenig V, Mainjot AK. Wear measurement of dental tissues and materials in clinical studies: a systematic review. Dent Mater, 2018, 34(6): 825-850.

[35] Coachman C, Paravina RD. Digitally enhanced esthetic dentistry - from treatment planning to quality control. J Esthet Restor Dent. 2016, 28: Suppl 1: S3-4.

[36] 吴江, 王伟娜, 于海, 等. 应用数字化技术同期完成牙体及牙列缺损修复一例. 中华口腔医学杂志, 2020, 50(10): 754-756.

[37] Lo Russo L, Salamini A. Single-arch digital removable complete denture: A workflow that starts from the intraoral scan. J Prosthet Dent, 2018, 120(1): 20-24.

[38] Scaminaci Russo D, Cinelli F, Sarti C, et al. Adhesion to zirconia: a systematic review of current conditioning methods and bonding materials. Dent J (Basel), 2019, 7(3): 74.

[39] Venturini AB, Prochnow C, Pereira G, et al. Fatigue performance of adhesively cemented glass, hybrid and resin ceramic materials for CAD/CAM monolithic restorations. Dent Mater, 2019, 35(4): 534-542.

[40] al Piva A, Carvalho R, Lima AL, et al. Silica coating followed by heat treatment of MDP primer for resin bond stability to yttria stabilized zirconia polycrystals. J Biomed Mater Res B Appl Biomater, 2019, 107(1): 104-111.

[41] Luthra R, Kaur P. An insight into current concepts and techniques in resin bonding to high strength ceramics. Aust Dent J, 2016, 61(2): 163-173.

[42] Otto T. Up to 27 years clinical long term results of chairside Cerec 1 CAD/CAM inlays and onlays. Int J Comput Dent, 2017, 20(3): 315-329.

[43] Inokoshi M, Shimizu H, Nozaki K, et al. Crystallographic and morphological analysis of sandblasted highly translucent dental zirconia. Dent Mater, 2018, 34(3): 508-518.

[44] Sofi LR, Fekrazad R, Akbarzadeh M, et al. Effect of Er: YAG laser, sandblast and several types of universal bonding on shear bond strength of zirconia ceramic to composite resin. J Contemp Dent Pract, 2018, 19(10): 1246-1253.

[45] May MM, Fraga S, May LG. Effect of milling, fitting adjustments, and hydrofluoric acid etching on the strength and roughness of CAD-CAM glass-ceramics: A systematic review and meta-analysis. J Prosthet Dent, 2022, 128(6):

1190-1200.

[46] Laborie M, Naveau A, Menard A. CAD-CAM resin-ceramic material wear: A systematic review. J Prosthet Dent. 2022, 19: S0022-3913(22)00076-2.

[47] Ragupathi M, Mahadevan V, Azhagarasan NS, et al. Comparative evaluation of the wear resistance of two different implant abutment materials after cyclic loading: an *in vitro* study. Contemp Clin Dent, 2020, 11(3): 229-236.

[48] Türksayar A, Atsü SS. Fracture resistance of zirconia, polyetheretherketone, and polyetherketoneketone implant abutments after aging. Int J Oral Maxillofac Implants, 2021, 36(2): 332-340.

[49] Peng TY, Shih YH, Hsia SM, et al. *In vitro* assessment of the cell metabolic activity, cytotoxicity, cell attachment, and inflammatory reaction of human oral fibroblasts on polyetheretherketone (PEEK) implant-abutment. Polymers (Basel), 2021, 13(17): 2995.

[50] D'Ercole S, Cellini L, Pilato S, et al. Material characterization and *Streptococcus oralis* adhesion on polyetheretherketone (PEEK) and titanium surfaces used in implantology. J Mater Sci Mater Med, 2020, 31(10): 84.

[51] Hamed MT, Mously HA, Ghulman MM, et al. Impact of dental implant diameter on the efficiency of fatigue: A systematic review analysis. J Pak Med Assoc, 2021, 71(6): 1648-1654.

[52] Schwitalla AD, Abou-Emara M, Zimmermann T, et al. The applicability of PEEK-based abutment screws. J Mech Behav Biomed Mater, 2016, 63: 244-251.

[53] Stimmelmayr M, Lang A, Beuer F, et al. Mechanical stability of all-ceramic abutments retained with three different screw materials in two-piece zirconia implants-an in vitro study. Clin Oral Investig, 2020, 24(5): 1801-1806.

[54] Qin W, Li Y, Ma J, et al. Mechanical properties and cytotoxicity of hierarchical carbon fiber-reinforced poly (ether-ether-ketone) composites used as implant materials. J Mech Behav Biomed Mater, 2019, 89: 227-233.

[55] Lee WT, Koak JY, Lim YJ, et al. Stress shielding and fatigue limits of poly-ether-ether-ketone dental implants. J Biomed Mater Res B Appl Biomater, 2012, 100(4): 1044-1052.

[56] Ichikawa T, Kurahashi K, Liu L, Matsuda T, Ishida Y. Use of a Polyetheretherketone Clasp Retainer for Removable Partial Denture: A Case Report. Dent J (Basel), 2019, 7(1): 4.

[57] Tekin S, Değer Y, Demirci F. Evaluation of the use of PEEK material in implant-supported fixed restorations by finite element analysis. Niger J Clin Pract, 2019, 22(9): 1252-1258.

[58] Kang J, Zhang J, Zheng J, et al. 3D-printed PEEK implant for mandibular defects repair - a new method. J Mech Behav Biomed Mater, 2021, 116: 104335.

[59] Tosun B, Yanıkoğlu N. Evaluation of the effects of different surface modification methods on the bond strength of high-performance polymers and resin matrix ceramics. Clin Oral Investig, 2022, 26(4): 3781-3790.

[60] Zoidis P, Papathanasiou I. Modified PEEK resin-bonded fixed dental prosthesis as an interim restoration after implant placement. J Prosthet Dent, 2016, 116(5): 637-641.

[61] Anabtawi M, Thomas M, Lee NJ. The use of interlocking polyetheretherketone(peek)patient-specific facial implants in the treatment of facial deformities. a retrospective review of ten patients. J Oral Maxillofac Surg. 2021, 79(5): 1145.e1-1145.e9.

[62] Papia E, Brodde SAC, Becktor JP. Deformation of polyetheretherketone, PEEK, with different thicknesses. J Mech Behav Biomed Mater. 2022, 125: 104928.

[63] El Morsy OA, Barakat A, Mekhemer S, et al. Assessment of 3-dimensional bone augmentation of severely atrophied maxillary alveolar ridges using patient-specific poly ether-ether ketone (PEEK) sheets. J Clin Implant Dent Relat Res. 2020, 22(2): 148-155.

[64] Zhao J, Zhang ZQ, Zheng Q. Research status and development trend of robot safety. J Beijing Univ Aeronaut Astronaut, 2018, 44(7): 1347-1358.

[65] Han X, Tian W, Liu Y, et al. Safety and accuracy of robot-assisted versus fluoroscopy-assisted pedicle screw insertion in thoracolumbar spinal surgery: a prospective randomized controlled trial . J Neurosurg Spine, 2019: 1-8.

[66] Fiani B, Quadri SA, Farooqui M, et al. Impact of robot-assisted spine surgery on health care quality and neurosurgical economics: A systemic review.J Neurosurg Rev, 2020, 43(1): 17-25.

[67] Khan A, Meyers JE, Siasios I, et al. Next‑generation robotic spine surgery: first report on feasibility, safety, and learning curve.J Oper Neurosurg (Hagerstown), 2019, 17(1): 61-69.

[68] Vardiman AB, Wallace DJ, Crawford NR, et al. Pedicle screw accuracy in clinical utilization of minimally invasive navigated robot-assisted spine surgery. J Robot Surg, 2020, 14(3): 409-413.

[69] Morelli L, Guadagni S, Di Franco G, et al. Use of the new da Vinci Xi® during robotic rectal resection for cancer: a pilot matched-case comparison with the da Vinci Si.J Int J Med Robot, 2015, 30: 1281-1283.

[70] Bai SZ, Ren N, Feng ZH, et al. Animal experiment on the accuracy of the Autonomous Dental Implant Robotic System.J Chin J Stomatoli, 2021, 56(2): 170-174.

[71] Tsigarida A, Chochlidakis K, Fraser D, et al. Peri-implant diseases and biologic complications at implant-supported fixed dental prostheses in partially edentulous patients. J Prosthodont, 2020, 29(5): 429-435.

[72] Yuan F, Wang Y, Zhang Y, et al. An automatic tooth preparation technique: a preliminary study. J Sci Rep, 2016, 6: 25281.

[73] Raucci-Neto W, Raquel DSC, de Lima FA, et al. Thermal effects and morphological aspects of varying Er: YAG laser energy on demineralized dentin removal: an *in vitro* study. J Lasers Med Sci, 2015, 30(4): 1231-1236.

[74] Mystkowska J, Niemirowicz-Laskowska K, Łysik D, et al. The role of oral cavity biofilm on metallic biomaterial surface destruction-corrosion and friction aspects.J Int J Mol Sci, 2018, 19(3): 743.

[75] Ren LM, Yang JQ, Tan YS, et al. An intelligent dental robot.J Adv Robot, 2018, 32(12): 659-669.

[76] Jiang JG, Zhang YD, Wei CG, et al. A review on robot in prosthodontics and orthodontics. Adv Mech Eng, 2015, 7(1): 688-694.

[77] Wang HT, Peng XF, Lin BM. Research development of soft Robots. J South China Univ Tech (Nat Sci Ed), 2020, 48(2): 94-106.

[78] Li J, Shen Z, Xu WYT, et al. A compact dental robotic system using soft bracing technique. J IEEE Robot and Autom Lett, 2019, 4(2): 1271-1278.

[79] Zhao J, Zhang ZQ, Zheng Q. Research status and development trend of robot safety. J Beijing Univ Aeronaut Astronaut, 2018, 44(7): 1347-1358.

[80] Yang GZ, Cambias J, Cleary K, et al. Medical robotics-regulatory, ethical, and legal considerations for increasing levels of autonomy.J Sci Robot, 2017, 2(4): eaam8638.

八、中医药研究进展

王伽伯[1]　柏兆方[2]　迟　莉[1]　高　源[1]　孙　超[1]

1. 首都医科大学中医药学院

2. 中国人民解放军总医院第五医学中心全军中医药研究所

近年来，国家频繁发布相关政策，推动中医药行业积极发展。2022 年 3 月，国务院办公厅印发《"十四五"中医药发展规划》，明确了"十四五"期间中医药发展的指导思想、基本原则、发展目标、主要任务和重点措施，提出到 2025 年，中医药健康服务能力明显增强，中医药高质量发展政策和体系进一步完善，中医药振兴发展取得积极成效，在健康中国建设中的独特优势得到充分发挥。2022 年 6 月，国家中医药管理局、教育部、人力资源社会保障部、国家卫生健康委联合印发《关于加强新时代中医药人才工作的意见》，这是国家中医药管理局首次牵头制定的系统部署中医药人才工作的政策性文件。国家相关政策的出台，加快了中医药事业的发展与壮大。本文总结 2022 年我国中医药行业所取得的重要科技成果。

（一）中医诊治心脑血管疾病的主要进展

中医药在治疗慢性心衰中应用广泛，且具有显著的临床特色和疗效优势。《慢性心力衰竭中医诊疗指南（2022 年）》经中华中医药学会立项，由天津中医药大学第一附属医院、上海中医药大学附属岳阳中西医结合医院等 30 余家单位共同起草制订，于 2022 年 11 月 14 日发布[1]。该指南以慢性心衰的中医诊断和治疗为主要内容，检索相关的随机对照试验（randomized controlled trial，RCT）和 Meta 分析等质量较高的临床研究文献，制定出能体现中医药学特点的慢性心衰诊断、治疗、预防与调摄建议。该指南认为心衰的中医基本证候特征可用气虚血瘀概括，在此基础上本虚可有阴虚、阳虚的证型，严重时可出现阴阳两虚和阴竭阳脱，标实则兼有痰饮，指南根据不同证候提出相应的治疗方药和策略。

《不稳定型心绞痛中医诊疗专家共识》于 2022 年发布[2]。该专家共识经参考既往专家共识和诊疗指南，对古今文献进行挖掘整理，形成以不稳定型心绞痛的范围、术语以及定义、诊断、辨证、治疗、预防和调护等为主要内容的专家共识，为从事该病防治的中医、中西医结合临床医师提供指导性意见。

心肌缺血/再灌注（ischemia-reperfusion，I/R）损伤是一种典型的心血管疾病，其特征是心肌细胞损伤导致各种形式的细胞死亡。北京中医药大学、暨南大学、广州中医药大学等多个单位的研究团队合作，证明缺血触发心肌细胞中多不饱和脂肪酸（polyunsaturated fatty acid，PUFA）-磷脂的特异性氧化还原反应，在再灌注阶段启动强大的氧化损伤，花生四烯酸 15-脂氧合酶-1（arachidonic acid 15-lipoxygenase-1，ALOX15）是缺血引发的磷脂过氧化的主要介质。这一发现表征了心肌缺血损伤的新分子机制，丰富了中医理论"痰瘀互结"的科学内涵，为中医药早期干预 I/R 损伤提供了依据[3]。

丹参、红景天等活血类中药为治疗心血管疾病常用药物。浙江大学研究团队开发了 SpaTalk、Bulk2Space 等系列单细胞组学分析新工具以系统解析中药治病的科学原理。他们运用该工具在心肌梗死模型上阐明了各免疫细胞对心梗后损伤修复过程的动态调控作用，深入诠释了丹参酮 IIA 治疗心肌梗死的具体机制，也为其临床应用提供了科学数据[4]。该课题组还开发了一种基于质谱的测定法来评估血清和糖皮质激素诱导的蛋白激酶 1（serum and glucocorticoid induced protein kinase-1，SGK1）活性，运用该方法鉴定出一组结构相关的黄酮类化合物为新型 SGK1 抑制剂，发现了红景天中草质素（herbacetin，HBT）抑制 SGK1 抗心肌肥大的作用机制[5]。

（二）中医诊治内分泌疾病的主要进展

广安门医院专家团队提出以态靶辨证治疗糖尿病。按照该理念，他们将糖尿病分成脾瘅与消瘅，按照"郁-热-虚-损"分成四期，创新应用传统经方治疗各阶段糖尿病，并用循证医学的方法验证其有效性。在用药方面，采用经方新用的思路，借用经方的核心病机，将其引入到糖尿病治疗，例如，肝胃郁热证用大柴胡汤，胃肠实热证用大黄黄连泻心汤等，构建起糖尿病的现代中医诊疗框架[6,7]。

桑枝总生物碱片于 2020 年上市，是中国首个原创降血糖天然药物，其作用机制是抑制 α-葡萄糖苷酶活性。此外，桑枝总生物碱可以通过改善小鼠全身代谢降低体重的间接作用和增强 HepG2 细胞脂质代谢的直接作用，保护小鼠免受高脂肪饮食（high fat diet，HFD）诱导的非酒精性脂肪肝（non-alcoholic fatty live，NAFLD）的影响[8]。桑枝总生物碱对高脂导致的肥胖也有改善作用，其机制是改善脂肪氧化，而不是影响了食物的消耗[9]。

黄葵胶囊是中药黄蜀葵花的提取物。江苏省中医院联合法国巴黎公立医院集团比提耶-萨勒伯特医院伊莎贝拉团队共同开展"黄葵胶囊治疗糖尿病肾病（DKD）蛋白尿的多中心、双盲双模拟、随机对照临床试验"，结果显示对于糖尿病肾病（diabetic nephropathy，DKD）患者尿白蛋白肌酐比（albumin-to-creatinine ratio，ACR），黄葵胶囊与厄贝沙坦作用相当且更具优势，两者联合用药疗效更加显著，该研究为 DKD 蛋白尿患者提供了一种新的治疗方案[10,11]。

（三）中医诊治呼吸系统疾病的主要进展

新冠疫情使中医肺系病学科得到明显的发展。经过临床实践和总结，目前形成了中医药治疗新冠感染的诊疗方案和中西医结合的"中国方案"，筛选出金花清感颗粒、连花清瘟胶囊、血必净注射液和清肺排毒汤、化湿败毒方、宣肺败毒方等有明显疗效的"三药三方"，在新冠感染的治疗中发挥了重要作用。

2022年，金花清感颗粒、疏风解毒胶囊、荆银固表方等中医药治疗新冠病毒感染临床研究取得新进展。首都医科大学附属北京中医医院刘清泉教授团队联合巴基斯坦卡拉奇大学、香港浸会大学等团队，在巴基斯坦开展了金花清感颗粒治疗新冠病毒感染的多中心、随机、双盲、安慰剂对照临床研究，证实金花清感颗粒治疗新冠病毒感染可显著提高临床有效率，降低转重风险，缩短单项症状缓解时间[12]。安徽中医药大学第一附属医院杨文明教授团队牵头开展疏风解毒胶囊治疗奥密克戎变异株感染临床研究，证实疏风解毒胶囊能显著改善奥密克戎感染的临床症状，有效缩短症状持续时间，降低转重率，提高治愈率，缩短核酸转阴时间[13]。上海中医药大学附属曙光医院高月求教授团队开展荆银固表方改善新型冠状病毒感染轻症患者的随机双盲对照试验，证实荆银固表方可提高新型冠状病毒感染轻症患者的核酸转阴率，缩短核酸转阴时间及住院时间[14]。

（四）中医诊治消化系统疾病的主要进展

2022年中华中医药学会脾胃病分会发布《脾胃系病常用经典名方专家共识》，遴选出白头翁汤、半夏厚朴汤、保和丸、补中益气汤等100首脾胃系病常用经典名方[15]。该经典名方的遴选有助于脾胃系病的规范化诊疗、标准化教研。

中国中医科学院西苑医院脾胃病研究团队传承通降理论，指导开展了慢性胃炎伴癌前病变、功能性胃肠病等系列优势病种的研究[16]。团队提出"调中复衡"理论，在此基础上提炼出"治脾八法"和"八纲通胃法"，根据这些理论所创建的通降颗粒、健脾清化颗粒和温脾清胃颗粒作为院内制剂在应用或进入Ⅱ期临床试验。该理论的提出和应用对脾胃理论的传承创新具有重要意义。

慢性胃炎常出现慢性消化不良的症状。《2022中国慢性胃炎诊治指南》[17]推荐多种中药可缓解慢性胃炎的消化不良症状，甚至可能有助于改善胃黏膜病理状况，如摩罗丹、羔羊胃提取物维B12胶囊、胃复春等可用于萎缩性胃炎的治疗，荜铃胃痛颗粒、甘海胃康胶囊、养胃颗粒对上腹痛、上腹饱胀均有一定缓解作用。

脑-肠轴治疗功能性消化不良以及肠易激综合征等疾病是目前研究的热点，脑-肠-微生态轴这一概念在相关研究中渐受重视[18,19]。此概念在涵盖了脑、肠、微生态三者间交错影响的复杂关系的同时，也为研究中医药的整体取效机制提供了新的方向。研究发现针刺胃俞募配穴可以通过对脑边缘系统、胃部感觉矩阵等相关脑区的良性调控而发挥对患者胃运动功能的调节作用[20]，以半夏泻心汤为基础加减的中药复方治疗胃肠疾病，同时应进行心理疏导，以"药以治病，医以疗心"的思路获得了良好效果[21]。

中医药治疗克罗恩病等慢性难治性疾病获得新进展。上海中医药大学组织开展针灸、经方临床研究，证实针灸对药物不响应的轻中度活动性克罗恩病患者安全有效[22-24]。

非酒精性脂肪性肝炎成为 21 世纪肝病领域第二大肝脏疾病。中华中医药学会肝胆病分会组织制订了《非酒精性脂肪性肝炎中医诊疗指南》[25]。该指南的诊断标准为主症+次症 2 项，参考舌脉特点，即可诊断。该指南建议在运动和饮食的基础上，湿浊内停型采用胃苓汤加减治疗，湿热蕴结采用茵陈五苓散治疗，痰瘀互结证则以膈下逐瘀汤合二陈汤治疗，为中医诊断治疗非酒精性脂肪性肝炎提供了证据和标准。

我国是乙肝大国。然而，目前肝纤维化、肝硬化及伴有明显门静脉高压症的治疗都没有突破性进展。中国人民解放军总医院第五医学中心使用复方鳖甲软肝片联合抗病毒药物的中西医结合的"双抗"治疗方案，取得了突破性成果。研究结果显示：鳖甲软肝片+恩替卡韦（entecavir，ETV）治疗 5 年，肝纤维化逆转率为 76.7%；7 年累积肝癌（liver cancer，HCC）肝脏相关死亡发生率为 4.7%[0.2%]，显著低于 ETV 组的 9.3%[2.2%]，且无毒副作用，安全性好。与 ETV 治疗组相比，ETV+鳖甲软肝片治疗组在第 72 周即使不能实现纤维化转归，HCC 发生率也显著降低，这对 HCC 的预防具有重要的临床意义，也为慢乙肝"双抗"治疗策略提供了最高等级循证[26]。

（五）针灸推拿的研究进展和成果

中国中医科学院、中国中医科学院针灸研究所、中国中医药循证医学中心、北京中医药大学循证中医药临床研究与评价中心、广州中医药大学等国内的研究团队，联合加拿大、瑞士、美国等 9 个国家 48 家单位的 109 位国内外中西医临床专家、循证医学专家、流行病与统计学专家、临床指南专家、卫生经济学和卫生政策专家共同参与，对目前针灸随机对照临床试验、系统评价、临床实践指南及卫生经济学研究的现状和质量进行评价，并提出方法学建议，形成专家共识发表于《英国医学杂志》（*British Medical Journal*，BMJ）[27]。针灸专辑推动了以针灸为代表的中医药与循证医学的整合、应用和实践，为针灸在全球高质量的发展提供了借鉴和思考。

结直肠手术后的术后肠梗阻是一个常见的问题。该问题会显著延迟恢复，增加围手术期费用，并对病人的日常生活、身体和心理社会功能，以及健康产生负面影响。单中心、三组、前瞻性、随机对照临床试验研究发现，与单纯标准护理相比，标准护理结合电针治疗 ST36（而非 ST25）可显著提高腹腔镜择期结直肠癌切除术患者术后肠道功能的恢复[28]。

电针是临床上公认的治疗抑郁症和睡眠障碍的方法，但其治疗失眠和抑郁症的疗效尚不确定。2016 年 9 月 1 日至 2019 年 7 月 30 日，在上海的 3 家医院进行了一项为期 32 周的盲法、随机、假对照临床试验（8 周干预加 24 周观察随访）。患者随机接受电针治疗和标准护理、假针灸治疗和标准治疗，或仅接受标准护理作为对照，根据主要指标匹兹堡睡眠质量指数（Pittsburgh sleep quality index，PSQI）从基线到第 8 周的变化以及次要指标随访 12 周、20 周和 32 周时的 PSQI、活动描记术中记录的睡眠参数、失眠严重程度指数、汉密尔顿抑郁量表 17 项评分、焦虑自评量表评分等，发现电针组的睡眠质量在第 8 周显著改善，并在第 32 周持续改善[29]。

针灸治疗慢性紧张型头痛（chronic tension-type headache，CTTH）是否有效尚无定论。有研究从 2017 年 6 月至 2020 年 9 月招募了 218 名被诊断为 CTTH 的参与者，干预组的参与者在 8 周内给药 20 次真正的针灸治疗（TA 组），对照组的参与者接受了相同的浅表针灸疗程和治疗频率（SA 组），避免每个穴位的得气感，作为阴性对照。主要结果是随机化后 16 周（第 16 周）的应答率，并在第 32 周进行随访。结果发现，在第 16 周时，TA 组的 MHDs 减少率为 13.1±9.8 天，SA 组的 MHDs 减少率为 8.8±9.6 天（平均差异为 4.3 天）；在第 32 周，TA 组减少了 14±10.5 天，SA 组减少了 9.5±9.3 天（平均差异为 4.5 天）。此结果证明针灸（达到得气感觉）可以减少慢性紧张型头痛患者的平均头痛天数（每月）[30]。

（六）中医诊治肿瘤的主要进展

淫羊藿素软胶囊（从淫羊藿中提取、分离、纯化得到的中药活性单体药物阿可拉定）在 2022 年 1 月被国家药品监督管理局批准为中药 1 类新药，用于不适合或患者拒绝接受标准治疗，且既往未接受过全身系统性治疗的、不可切除的肝细胞癌，患者外周血复合标志物满足以下检测指标的至少两项：AFP≥400ng/mL；TNF-α<2.5pg/mL；IFN-γ≥7.0pg/mL。该药也已获得 2022 年《CSCO 原发性肝癌诊疗指南》和 2022 年《原发性肝癌诊疗指南》推荐用于晚期肝癌的治疗，成为肝癌标准治疗方案。III 期临床试验研究结果表明，相比华蟾素，阿可拉定在治疗病情较差的晚期乙型肝炎病毒（hepatitis B virus，HBV）相关 HCC 中可获得更长的长期生存率，降低了 57% 的死亡风险，其作用机制与下调炎症通路、改善肿瘤微环境有关。阿可拉定的疗效和靶向药物相当，比化疗药物更好，且不良反应显著低下，体现了中药的优势，是中药创新发展的一项成果[31-34]。

（七）中药毒性研究的主要成果

随着传统中医药理作用和临床疗效认知程度的逐渐提高，科学开展中药安全性研究，对临床合理使用中药防治疾病及促进中医药事业发展至关重要。为深入落实《中共中央国务院关于促进中医药传承创新发展的意见》的决策部署，2020 年，国家药品监督管理局发布了《关于促进中药传承创新发展的实施意见》，提出加强中药安全性研究，建立符合中药特点的安全性评价方法和标准体系。

针对中药安全性评价技术平台掣肘，军事医学研究院、中国中医科学院等研究团队创建了从早期毒性预测、毒性物质分析到毒性机制探寻的中药安全性研究新技术体系，系统揭示 7 大类常见不良反应中药（中药注射剂、马兜铃酸类、吡咯里西啶类生物碱类、含重（类）金属类、外用毒药类、"十八反"、其他有毒中药）产生毒性的物质基础、代谢特征、配伍禁忌和毒性机制。

为了从根本上破解中药安全性难题，中国人民解放军总医院第五医学中心和首都医科大学等团队，创造性建立中药药源性损害"客观辨识-科学析因-三维防控"全链条一体化关键技术体系，包括因果关系评价"整合证据链法"、基于"有故无殒"思想的病证毒理学、中药免疫特异质肝损伤"三因致毒"理论、基于系统辨靶论治的精准配伍控毒策略、中药安全风险"人-用-药"三维精准防控策略等。率先提出了中药新安全观，突破中药固有型毒性认知局限，开创中药特异质毒性、间接毒性和混合型毒性研究新领域，在国际上首次发现传统药物（何首乌）肝损伤易感基因，引领中药安全用药研究进入精准医学时代；以自主创新成果为核心，领衔制定国际首部中草药肝损伤临床评价与防控指南，先后成为中华中医药学会指南、国家药监局指导原则及 WHO CIOMS（国际医学科学组织理事会）国际共识，为国际传统药物肝损伤评价与防控贡献了"中国方案"，也为我国赢得了传统药物安全性标准制定的国际主导权。上述成果不仅用于中草药相关肝损伤，而且用于中草药相关肾损伤，技术指导何首乌、补骨脂、淫羊藿、大黄、细辛等 10 余种常用中药安全性评价与风险防控，使我国 3000 余种中药相关产品免遭不合理限禁，从根本上改变了我国应对中药安全性问题/事件"被动挨打"的局面。

近日，由中国医药生物技术协会药物性肝损伤防治技术专业委员会、中华医学会肝病学分会药物性肝病学组专家撰写的《中国药物性肝损伤诊治指南（2023 年版）》发表于《中华肝脏病杂志》，该指南收录了由何首乌致肝损伤的研究成果-HLA-B*35：01 等位基因是预测何首乌诱导肝损伤易感人群的潜在标志物。在该指南中的药物性肝损伤的新型生物标志物部分指出了一些与特定药物或特定中草药肝损伤风险相关的潜在生物标志物，如与何首乌肝损伤风险相关的人类白细胞抗原 HLA-B*35：01[35]。

中国人民解放军总医院第五医学中心肖小河研究员、柏兆方副研究员和首都医科大学王伽伯教授团队在新发现"有毒"中药安全性评价及风险防控方面取得原创性成果，提出并创新了中药毒性认知理论和方法，开辟了中药特异质毒性和间接毒性研究新领域，创建了病证结合的中药安全性评价模式和方法——病证毒理学，基于病证毒理学研究揭示了何首乌、淫羊藿、补骨脂等中药致肝损伤的客观性及特异质属性，系统阐释了其诱发免疫特异质肝损伤的成因机制，提出并证实了中药免疫特异质肝损伤"三因致毒"机制假说；发现了多种中药诱发特异质或间接毒性的物质往往为非直接毒性物质，由此提出了"中药毒性相关物质"的概念；结合中药毒性现代科学认知提出基于成分效应靶标互作的中药配伍减毒策略和方法，为全面揭示"有毒"中药毒副反应科学内涵并建立科学有效的风险防控对策提供了基础[36]。

中国人民解放军海军军医大学王红阳院士团队从三个医疗中心随机抽取 1256 份肝癌样本，利用改良生物分析和全基因组测序等方法发现，肝癌样本中马兜铃酸Ⅰ总体暴露率较低。同时，长期给予马兜铃酸Ⅰ几乎没有增加成年小鼠的肝脏肿瘤发生，而在幼龄小鼠中则相反。因此团队提出，马兜铃酸暴露不是成年期肝脏肿瘤发生的主要原因[37]。

中国人民解放军总医院第五医学中心肖小河科研团队从动物实验和临床角度明确提出并证实马兜铃酸致肝癌之说难以成立。动物实验结果表明机体在不同年龄阶段，其肝脏、肾脏对马兜铃酸毒性的应答方式和损害程度存在明显的差异，并据此首次提出马兜铃酸毒性时空异质性假说，深化了对马兜铃酸毒性损害的科学认知，为含马兜铃酸类中药安全性评价与风险防控提供新的视角和依据[38]。

中国中医科学院梁爱华教授团队研究发现马兜铃酸类化合物（AAAs）毒性存在较大差异，其中 AA-Ⅰ 的毒性最强，肾脏毒性和致癌性明确，AA-Ⅱ 次之，而 AA-Ⅳa、AA-Ⅰa 无明显毒性。马兜铃科中药不同品种的 AAAs 种类和含量差异很大，含马兜铃科中药复方制剂的 AAAs 与药味占比和制备工艺有关。因此，该团队提出"AAAs 种类不同，毒性各异，并非所有 AAAs 都有肾毒性和致癌性。含 AAAs 中药的毒性不应一概而论，监控 AA-Ⅰ和 AA-Ⅱ是关键"。对含 AAAs 的中药，不可因噎废食，应制定合理的用药方案和规范，以管控和避免用药风险[39]。

军事医学研究院高月教授团队针对中药减毒配伍研究中"毒性物质的不确定性"、"毒性发生的隐匿性"、"安全剂量的模糊性"、"毒-效关系的复杂性"和"个体差异的特殊性"等问题，提出应遵循"始于临床、证于基础、终于临床"的模式，通过构建"分子-细胞-器官-整体"多水平毒性确证、多药多物质相互作用和联合暴露、多层面循证、多"量-时-毒-效"转换、基础与临床生物标志物一致性求证等"五多一证"技术体系，系统研究其减毒增（存）效配伍的作用特征、单药和多药体内命运、毒性发生分子机制、"量-时-毒-效"转化规律及病证结合的有毒中药临床特征。通过研究"两类三种机制"赋予中医七情和合配伍理论新内涵，最终提出安全用药策略[40]。

中国中医科学院中药研究所叶祖光教授团队研究发现诃子、甘草与制草乌合用减毒机制主要是鞣花酸、甘草苷与乌头碱合用后，上调了 CYP2J3 表达，促进花生四烯酸（arachidonic acid，AA）代谢生成环氧二十碳三烯酸（EETs），进而降低心脏损伤的作用。与此同时，乌头碱配伍鞣花酸、甘草苷可上调 CYP1A2、CYP3A4 表达，减少乌头碱在体内蓄积时间，起到减毒作用[41,42]。该团队还构建附子方药数据库分析平台，考察附子与涉及 524 味的药物间的相互配伍关系，揭示了附子减毒增效的配伍规律[43]。

（八）中药研究新方法的建立

为促进中医药事业的传承和创新，加快中医药产业的发展，2019 年 10 月 20 日出台的《中共中央国务院关于促进中医药传承创新发展的意见》要求改革完善中药注册管理，及时完善中药注册分类，加快构建中医药理论、人用经验和临床试验相结合（简称"三结合"）的中药注册审评证据体系。2020 年 9 月 28 日，国家药品监督管理局发布了《中药注册分类及申报资料要求》，将中药分为 1 类中药创新药、2 类中药改良型新药、3 类古代经典名方中药复方制剂和 4 类同名同方药。由此，中药新药注册从 2007 年《药品注册管理办法》的 6 类变为 4 类，历经了重大改变，愈加符合中医药自身研发规律和特点。

在国家相关管理部门的整体统筹部署下，2022 年相关部门发布了《中药注册管理专门规定（征求意见稿）》《基于人用经验的中药复方制剂新药临床研发指导原则（试行）》《基于"三结合"注册审评证据体系下的沟通交流技术指导原则（试行）》《基于人用经验的中药复方制剂新药药学研究技术指导原则（征求意见稿）》等文件和技术标准，基本形成了中医药理论、人用经验、临床试验"三结合"的中药注册审评证据体系，积极探索建立中药真实世界研究证据体系中药注册审评证据体系。"三结合"的注册审评证据体系适用于符合中医药理论、具有人用经验的中药创新药（主要是 1.1 类中药复方制剂）、改良型新药（主要是 2.3 类中药增加功能主治）和古代经典名方中药复方制剂[44-46]。

2022 年 12 月 28 日，首个按古代经典名方目录管理的中药复方制剂（即中药 3.1 类新药）苓桂术甘颗粒通过技术审评，获批上市。该药品处方来源于汉•张仲景《金匮要略》，已列入国家中医药管理局发布的《古代经典名方目录（第一批）》。江苏康缘药业股份有限公司肖伟教授团队和上海中医药大学季光教授团队对苓桂术甘汤历代医籍、医案进行系统梳理，明确了关键信息，完成了药材基原、药用部位、饮片炮制、基准样品、制剂工艺等系统研究，建立了符合中药特点的全过程、多维度的质量控制体系，保障制剂质量稳定、可控。苓桂术甘颗粒的上市是深入发掘中医药宝库精华，推进古代经典名方向新药转化的一次生动实践。

青蒿原植物黄花蒿首个染色体级别基因组图谱破解。项目团队通过基因组分析揭示了青蒿素含量与紫穗槐二烯合酶基因拷贝数之间的相关性，为青蒿素生物合成及调控、黄花蒿优良品种选育提供了更加准确和全面的遗传背景，该发现有利于高青蒿素含量的黄花蒿选育[47]。

北京大学医学部曾克武教授和屠鹏飞教授团队以中药药效成分为工具探针，通过靶点"钩钓"技术系统揭示了蟾酥、五味子、野马追等中药代表性成分的直接靶点蛋白及参与疾病相关进程的分子生物学机制，为"清热解毒、补肾宁心、消肿利湿"等中药功效提供了微观证据，同时也提出了具备自主知识产权的免疫炎症、肿瘤、神经退行等重大疾病治疗新靶点[48-50]。

博奥生物集团有限公司、北京博奥晶方生物科技有限公司研究团队利用"超大规模的中药分子功能基因表达谱数据库"，筛选出多种具有调节血脂、血糖功效的天然植物，并利用多组学技术系统分析出麻竹降血糖的作用机理和药效物质基础[51]。

大连医科大学马骁驰教授团队提出分子拼接等化学生物学新策略，实现代谢酶、肠道菌等炎症代谢靶点的多维度实时、定量检测与识别，诠释部分常用中药发挥抗炎功效的物质基础和潜在分子机制，为阐明中医药科学内涵提供了有效的方法与工具，并获授权发明专利 10 项，开发 6 种检测试剂盒[52-58]。

参 考 文 献

[1] 中华中医药学会慢性心力衰竭中医诊疗指南项目组. 慢性心力衰竭中医诊疗指南. 2023, 64(7): 743-756.

[2] 张瑞芬, 苏和, 黄新生, 等. 不稳定型心绞痛中医诊疗专家共识. 中医杂志. 2022, 63(7): 695-700.

[3] Ma XH, Liu JH, Liu CY, et al. Alox15-launched pufa-phospholipids peroxidation increases the susceptibility of ferroptosis in ischemia-induced myocardial damage. Signal Transduct Target Ther. 2022, 7(1): 288.

[4] Jin K, Gao S, Yang P, et al. Single-cell RNA sequencing reveals the temporal diversity and dynamics of cardiac immunity after myocardial infarction. Small Methods. 2022, 6(3): 2100752.

[5] Zhang S, Wang Y, Yu M, et al. Discovery of herbacetin as a novel sgk1 inhibitor to alleviate myocardial hypertrophy. Adv Sci (Weinh). 2022, 9(2): 2101485.

[6] Wei Y, Ding QY, Yeung C, et al. Evidence and potential mechanisms of traditional Chinese medicine for the adjuvant treatment of coronary heart disease in patients with diabetes mellitus: A systematic review and meta-analysis with trial sequential analysis. J Diabetes Res. 2022, 2022: 2545476.

[7] Bao T, Wang S, Yang Y, et al. Exploring the regulation of jiangtang tiaozhi formula on the biological network of obese t2dm complicated with dyslipidemia based on clinical transcriptomics. Front Endocrinol (Lausanne). 2022, 13: 817147.

[8] Chen YM, Lian CF, Sun QW, et al. Ramulus mori (sangzhi) alkaloids alleviate high-fat diet-induced obesity and nonalcoholic fatty liver disease in mice. Antioxidants (Basel). 2022, 11(5): 905.

[9] Sun QW, Lian CF, Chen YM, et al. Ramulus mori (sangzhi) alkaloids ameliorate obesity-linked adipose tissue metabolism and inflammation in mice. Nutrients. 2022, 14: 5050.

[10] Sun X, Li P, Lin H, et al. Efficacy and safety of abelmoschus manihot in treating chronic kidney diseases: A multicentre, open-label and single-arm clinical trial. Phytomedicine. 2022, 99: 154011.

[11] Zhao J, Tostivint I, Xu L, et al. Efficacy of combined abelmoschus manihot and irbesartan for reduction of

albuminuria in patients with type 2 diabetes and diabetic kidney disease: A multicenter randomized double-blind parallel controlled clinical trial. Diabetes Care. 2022, 45(7): 113-115.

[12] Shah MR, Fatima S, Khan SN, et al. Jinhua qinggan granules for non-hospitalized COVID-19 patients: A double-blind, placebo-controlled, and randomized controlled trial. Front Med (Lausanne). 2022, 9: 928468.

[13] Zhang J, Liu L, Zhang G, et al. Treating patients infected with the SARS-CoV-2 omicron variant with a traditional Chinese medicine, Shufeng Jiedu capsule. Biosci Trends. 2022, 16(3): 238-241.

[14] Chen B, Geng P, Shen J, et al. Traditional Chinese medicine JingYinGuBiao formula therapy improves the negative conversion rate of SARS-CoV2 in patients with mild COVID-19. Int J Biol Sci. 2022, 18(15): 5641-5652.

[15] 骆云丰, 王萍, 周秉舵, 等. 脾胃系病常用经典名方专家共识. 中医杂志. 2022, 63(15): 1492-1496.

[16] 唐旭东, 吴皓萌. 基于消化系统疾病现代研究的脾胃理论传承与创新. 中医杂志. 2022, 63(2): 101-105.

[17] 房静远, 杜奕奇, 刘文忠, 等. 中国慢性胃炎诊治指南. 胃肠病学. 2022, 27(4): 193-224.

[18] 杨悦. 基于"脑-肠轴"探讨升阳益胃汤对肠易激综合征大鼠的影响. 2022. 黑龙江中医药大学硕士论文.

[19] 赵艺, 卢秉久. 基于"肝-脑-肠"轴理论探讨中医药论治肝纤维化. 中华中医药学刊. 2023, 41(6): 1-8.

[20] Yang JW, Wang LQ, Zou X, et al. Effect of acupuncture for postprandial distress syndrome: A randomized clinical trial. Ann Intern Med. 2020, 172(12): 777-785.

[21] 毛心勇, 倪文超, 国嵩, 等. 功能性消化不良脑-肠-微生态的研究及中医药治疗进展. 世界中医药. 2022, 17(22): 3247-3250+3257.

[22] Bao C, Wu L, Wang D, et al. Acupuncture improves the symptoms, intestinal microbiota, and inflammation of patients with mild to moderate crohn's disease: A randomized controlled trial. E Clinical Medicine. 2022, 45: 101300.

[23] Bao C, Wu L, Shi Y, et al. Long-term effect of moxibustion on irritable bowel syndrome with diarrhea: A randomized clinical trial. Therap Adv Gastroenterol. 2022, 15: 1-14.

[24] Wang Z, Xu M, Shi Z, et al. Mild moxibustion for irritable bowel syndrome with diarrhea (ibs-d): A randomized controlled trial. J Ethnopharmacol. 2022, 289: 115064.

[25] 赵文霞, 许二平, 王宪波, 等. 非酒精性脂肪性肝炎中医诊疗指南. 中西医结合肝病杂志. 2022, 32(11): 1059-1062.

[26] Ji D, Chen Y, Bi J, et al. Entecavir plus biejia-ruangan compound reduces the risk of hepatocellular carcinoma in Chinese patients with chronic hepatitis b. J Hepatol. 2022, 77(6): 1515-1524.

[27] Fei YT, Cao HJ, Xia RY, et al. Methodological challenges in design and conduct of randomised controlled trials in acupuncture. Bmj. 2022, 376: e064345.

[28] Yang JW, Shao JK, Wang Y, et al. Effect of acupuncture on postoperative ileus after laparoscopic elective colorectal surgery: A prospective, randomised, controlled trial. E Clinical Medicine. 2022, 49: 101472.

[29] Yin X, Li W, Liang T, et al. Effect of electroacupuncture on insomnia in patients with depression: A randomized clinical trial. JAMA Netw Open. 2022, 5(7): 2220563.

[30] Zheng H, Gao T, Zheng QH, et al. Acupuncture for patients with chronic tension-type headache: A randomized controlled trial. Neurology. 2022, 22(10): 1212.

[31] Yu Z, Guo J, Hu M, et al. Icaritin exacerbates mitophagy and synergizes with doxorubicin to induce immunogenic cell death in hepatocellular carcinoma. ACS Nano. 2020, 14(4): 4816-4828.

[32] Tao H, Liu M, Wang Y, et al. Icaritin induces anti-tumor immune responses in hepatocellular carcinoma by inhibiting splenic myeloid-derived suppressor cell generation. Front Immunol. 2021, 12: 609295.

[33] Zheng X, Gou Y, Jiang Z, et al. Icaritin-induced fam99a affects glut1-mediated glycolysis via regulating the jak2/stat3 pathway in hepatocellular carcinoma. Front Oncol. 2021, 11: 740557.

[34] 中华人民共和国国家卫生健康委员会. 原发性肝癌诊疗指南(2022 年版). 肿瘤综合治疗电子杂志. 2022, 8(2): 16-53.

[35] 中国医药生物技术协会药物性肝损伤防治技术专业委员会, 中华医学会肝病学分会药物性肝病学组. 中国药物性肝损伤诊治指南(2023 年版). 中华肝脏病杂志. 2023, 31(4): 355-384.

[36] 柏兆方, 王伽伯, 肖小河. 中药毒性认知创新与安全精准用药. 中国中药杂志. 2022, 47(10): 2557-2564.

[37] Fang ZE, Wang CY, Niu M, et al. Integration of transcriptomic and metabolomic data to compare the hepatotoxicity of neonatal and adult mice exposed to aristolochic acid i. Front Genet. 2022, 13: 840961.

[38] Chen S, Dong Y, Qi X, et al. Aristolochic acids exposure was not the main cause of liver tumorigenesis in adulthood. Acta Pharm Sin B. 2022, 12(5): 2252-2267.

[39] 田婧卓, 刘素彦, 高月, 等. 论含马兜铃酸中药的风险评估、安全用药与科学监管——马兜铃酸种类不同毒性各异, 检控马兜铃酸 i/ii 是关键. 中国中药杂志. 2022, 47(14): 3693-3700.

[40] 高月, 李川, 梁爱华, 等. 常用"有毒"中药减毒配伍研究进展及策略. 中国中药杂志. 2022, 47(8): 1989-1994.

[41] 黄鹤, 陈腾飞, 李晗, 等. 基于液质联用法测定乌头碱类生物碱在大鼠体内药代动力学研究. 世界中医药. 2022, 17(24): 3472-3475+3480.

[42] 李晗, 宋玲, 高云航, 等. 诃子、甘草与制草乌合用调控心脏代谢酶 cyp2j3 减毒机制. 中国实验方剂学杂志. 2023, 29(17): 88-95.

[43] 马丽娜, 叶祖光, 张广平. 从体外成分变化-体内代谢-生物效应拮抗解析附子甘草配伍减毒作用机制. 中国中药杂志. 2019, 44(19): 4165-4170.

[44] 安娜, 韩玲, 陈平雁. "三结合"中药注册审评证据体系下中药新药真实世界研究的思考. 中国新药杂志. 2022, 31(14): 1359-1363.

[45] 瞿礼萍, 唐健元, 张磊, 等. 我国中药注册分类的历史演变、现状与问题. 中国中药杂志. 2022, 47(2): 562-568.

[46] 杨忠奇, 高蕊, 胡思源, 等. 中药人用经验研究专家共识. 中国中药杂志. 2022, 47(18): 4829-4834.

[47] Liao B, Shen X, Xiang L, et al. Allele-aware chromosome-level genome assembly of artemisia annua reveals the correlation between ads expansion and artemisinin yield. Mol Plant. 2022, 15(8): 1310-1328.

[48] Liu TT, Yang H, Zhuo FF, et al. Atypical e3 ligase zfp91 promotes small-molecule-induced e2f2 transcription factor degradation for cancer therapy. E Bio Medicine. 2022, 86: 104353.

[49] Zhang XW, Feng N, Liu YC, et al. Neuroinflammation inhibition by small-molecule targeting usp7 noncatalytic domain for neurodegenerative disease therapy. Sci Adv. 2022, 8(32): eabo0789.

[50] Zhou X, Zhao S, Liu T, et al. Schisandrol a protects ages-induced neuronal cells death by allosterically targeting atp6v0d1 subunit of v-atpase. Acta Pharm Sin B. 2022, 12(10): 3843-3860.

[51] Luo K, Huang W, Qiao L, et al. Dendrocalamus latiflorus and its component rutin exhibit glucose-lowering activities by inhibiting hepatic glucose production via akt activation. Acta Pharm Sin B. 2022, 12(5): 2239-2251.

[52] Chang Y, Sun C, Wang C, et al. Biogenetic and biomimetic synthesis of natural bisditerpenoids: Hypothesis and practices. Nat Prod Rep. 2022, 39(11): 2030-2056.

[53] Yu Z, Gao J, Zhang X, et al. Characterization of a small-molecule inhibitor targeting nemo/ikkβ to suppress colorectal cancer growth. Signal Transduct Target Ther. 2022, 7(1): 71.

[54] Huo X, Li D, Wu F, et al. Cultivated human intestinal fungus candida metapsilosis m2006b attenuates colitis by secreting acyclic sesquiterpenoids as fxr agonists. Gut. 2022, 71(11): 2205-2217.

[55] Zhang W, Sun CP, Peng YL, et al. Isolation and identification of two new sargentodoxosides from sargentodoxa cuneata and their agonistic effects against fxr. Nat Prod Res. 2022, 36(14): 3665-3672.

[56] Sun CP, Zhou JJ, Yu ZL, et al. Kurarinone alleviated Parkinson's disease via stabilization of epoxyeicosatrienoic acids in animal model. Proc Natl Acad Sci USA. 2022, 119(9): 2118818119.

[57] Xin X, Shao B, Li Y, et al. New chemical constituents from the fruits of tetradium ruticarpum. Nat Prod Res. 2022, 36(7): 1673-1678.

[58] Zhang Y, Liu J, Wang Y, et al. Nucleosides and amino acids, isolated from cordyceps sinensis, protected against cyclophosphamide-induced myelosuppression in mice. Nat Prod Res. 2022, 36(23): 6056-6059.

九、免疫学研究进展

王冰晶　曹雪涛

中国医学科学院基础医学研究所

2022 年, 我国科研人员克服了新冠疫情带来的各种不利影响, 在免疫学研究的各个领域持续发力, 一方面深入解析免疫应答和免疫调控的根本机制, 为揭示免疫相关疾病发病机制并研制新型免疫治疗策略提供重要思路, 另一方面加强了免疫学与其他学科的交叉融合及转化应用, 利用数据科学理论与技术推动系统免疫学的发展, 并不断研发新的技术体系, 涌现出诸多具有重要科学和应用价值的研究成果。本文将总结过去一年我国免疫学领域的最新研究进展及代表性成果, 共同展望未来免疫学领域的重大挑战和前沿方向。

(一) 天然免疫识别和活化研究进展

天然免疫应答是机体抵抗病原体感染的第一道防线。天然免疫的有效启动和及时消退是机体高效清除病原体、修复组织损伤, 以及维持自稳的关键。天然免疫和炎症反应决定炎性疾病的发生发展，其调控机制一直是免疫学研究的关键性科学问题。核酸天然免疫识别是进化上高度保守的生物学机制，对于抵御病原微生物的入侵及组织稳态的维持都十分重要。环二核苷酸（cyclic dinucleotide，CDN）是自然界中广泛且重要的信使分子，哺乳动物细胞特异的 cGAS-cGAMP-STING 通路是天然免疫的活化过程中最关键性的信号通路。为全面了解不同来源及结构的 CDN 如何被识别，中国科学院生物物理研究所的研究人员解析了关键的 CDN 转运蛋白 SLC19A1 与哺乳动物内源 CDN、细菌代表性 CDN 及临床评价 CDN 药物等多个复合物的高分辨率电镜结构，揭示了其独特且多样的底物识别机制，为开发新一代 CDN 类药物提供了新思路[1]。除了经典的 cGAS-STING 信号传递，浙江大学徐平龙团队的研究报道了首条非经典的 cGAS-STING 信号通路，鉴定了天然免疫应答在翻译水平对细胞生理的调控功能，并阐明了该信号机制的关键生理与病理功能[2]，该研究是核酸识别在信号机制和功能基础理论上的突破，也为器官纤维化的治疗提供了新的理论依据及药物靶点。同时，在这项工作中建立的 STING 直接诱导的肺器官纤维化模型，将为核酸识别的生理病理功能研究提供极大的便利。香港科技大学刘凯课题组发现通过在中枢神经系统敲除 PTPN2 和外加 II 型干扰素可以激活神经元中包括 cGAS-STING 通路在内的干扰素刺激基因，从而促进中枢神经系统的轴突再生，提示神经系统损伤后的免疫反应可能同时完成了对抗入侵病原体和促进神经修复两种功能[3]。

表观遗传调控通过多种机制在先天免疫反应中起着至关重要的作用。甲基化和乙酰化是目前研究最多的表观遗传调控机制，许多炎症相关基因表达和机体免疫应答与病原菌宿主巨噬细胞基因组 DNA 的去甲基化和乙酰化有关，因此在天然免疫激活过程中受到精细的调控。浙江大学张龙团队将 SIRT1 介导的 DNA 结合域去乙酰化确定为干扰素上游转录因子 IRF3/7 激活的关键步骤[4]。研究人员发现在衰老人群的巨噬细胞中 SIRT1 的活性普遍降低，使得依赖 DBD 去乙酰化修饰激活的 IRF3/IRF7 无法发生液相分离，可能是导致天然免疫衰老的一个关键原因。这一发现提供了一种通过使用 SIRT1 激动剂来促进干扰素表达的治疗方法，这可能会逆转老年人的先天免疫衰老，极大地改善老年人病毒感染后的生存机会。另外，细胞代谢过程中所产生的各种代谢物也可以在调控免疫应答过程中通过翻译后修饰、表观遗传调控或作为辅助因子等发挥非代谢相关的调节功能。衣康酸是近年来在巨噬细胞中发现的具有显著抗炎活性的小分子代谢物。复旦大学叶丹课题组首次报道衣康酸是新的调控表观遗传的代谢物分子，且证实巨噬细胞中最主要的 DNA 去甲基化酶 TET2 是衣康酸抗炎的重要功能靶标[5]，提示可以将衣康酸作为小分子抑制剂，通过靶向 TET2 来开发治疗过度炎症反应包括细胞因子风暴综合征的全新抗炎药物。

（二）细胞死亡与免疫调节研究进展

细胞死亡可以触发产生多样化的免疫应答，对于保持机体稳态发挥关键作用。细胞焦亡（pyroptosis）作为一种依赖于 Gasdermin 家族蛋白（GSDM）在细胞膜打孔的可调控的细胞死亡，是近年来研究最多的炎症性细胞死亡类型之一。中国科学院上海巴斯德研究所刘星课题组在 Nature 杂志发表研究论文，首次发现并报道皮肤上皮细胞表达的 GSDMA 分子既作为外源病原感受器识别化脓链球菌毒力因子 SpeB，又作为免疫效应器在细胞膜上打孔释放炎性因子引起细胞焦亡及皮肤化脓坏死性病变，以控制病原菌进一步系统性感染[6]。该研究揭示了机体免疫防御应答中的一种新型机制，即 GSDMA 同时作为病原菌感受器和宿主效应因子，也为细菌感染相关疾病的临床治疗提供了新靶点和新思路。中国科学院微生物研究所刘翠华与北京师范大学邱小波团队合作发表在 Science 杂志的文章则揭示了结核病原菌脂磷酸酶通过劫持宿主泛素而重塑宿主细胞的膜脂组成，进而抑制细胞焦亡的病原免疫逃逸新机制[7]。该研究发现，从结核菌中分泌的蛋白磷酸酶 PtpB 可以在结核病原菌感染时，使质膜上的磷脂酰肌醇磷酸发生去磷酸化，进一步研究发现 PtpB 依赖一个特殊的泛素结合基序结合宿主泛素并激活其脂磷酸酶活性，导致质膜中磷脂丰度减少进而抑制 GSDMD-N 在质膜上的聚集和细胞焦亡，因此提供了结核病治疗的新思路和潜在新靶标。

此外，多个研究还深入解析了细胞焦亡关键蛋白 GSDM 家族成员的剪切和活化机制，揭示其在感染、自身免疫性疾病、肿瘤等发生发展中的作用。例如，中国科学院分子细胞科学卓越创新中心孙兵团队的研究揭示了 GSDMD 参与过敏原蛋白酶诱导的二型免疫反应过程中上皮细胞释放 IL-33 的分子机制[8]。发现蛋白酶暴露激活了上皮细胞的应激颗粒组装促进 IL-33 的核质转运，同时蛋白酶刺激诱导细胞产生 GSDMD 的功能片段在细胞膜上打孔，从而直接促进细胞质的 IL-33 进一步释放到细胞外。该项研究揭示了 IL-33 在无细胞死亡发生的情况下，如何响应过敏原蛋白酶刺激而从非上皮细胞核释放到细胞外的关键过程，为干预气道由 IL-33 驱动的过敏性疾病提出了新的治疗策略。浙江大学王迪课题组研究发现 GSDMD 在稳态情况下对于肠道杯状细胞分泌黏蛋白并形成黏液层从而维持肠道免疫稳态具有重要的调控作用，揭示了 GSDMD 蛋白以非焦亡方式参与介导肠道杯状细胞分泌型囊泡的外排，塑造肠道屏障稳态的重要生理作用，为 GSDMD 在非免疫细胞中独立于焦亡和炎症的其他功能增加了新的见解[9]。中国医学科学院基础医学研究所黄波团队研究发现人类胰腺导管腺癌（PDAC）细胞高水平表达 GSDME，通过 GSDME-YBX1-黏蛋白途径介导对胰腺酶消化的抗性，从而发挥超出已知成孔功能的促肿瘤作用，为 PDAC 与慢性炎症的发病机制提供了更深入的了解，激活 GSDME 的打孔活性或阻断胰腺酶抵抗的通路是胰腺癌潜在的治疗策略[10]。

炎症小体是哺乳动物免疫细胞中介导死亡与炎症的一种多聚蛋白复合物，主要由胞质中的模式识别受体如 NLRP 和 AIM2、凋亡相关斑点样蛋白及 caspase-1 前体蛋白组成。上海交通大学梁启明课题组的研究揭示了细胞受体 NLRP1 在卡波氏肉瘤相关疱疹病毒（KSHV）感染过程中通过识别其结构蛋白 ORF45 激活炎症小体的分子机制，揭示了一种全新的 NLRP1 非经典激活途径，丰富了人们对于 NLRP1 自抑制和活化的调控机制的认知范畴，为炎症小体活化机制的研究提供了新思路[11]。另外，中南大学吕奔教授团队利用前期脓毒症研究中获得的线索，揭示了细胞浆内存在温度感受器 ZBP1，受到高温刺激时能诱发 RIPK3 依赖的程序性细胞死亡。该研究揭示了高体温通过诱发 ZBP1 依赖的程序性细胞死亡在热射病发生发展中引起的致死效应，该生命现象虽然可能在抗感染免疫中发挥保护作用，但在持续性高体温作用下可导致多脏器损伤甚至死亡[12]。这一发现颠覆了既往的"高体温通过物理性损伤导致脏器功能衰竭"学术观点，展示了温度感应、程序性细胞死亡与脏器功能衰竭之间的内在联系，为热射病等危重症的防治提供了重要思路。

（三）适应性免疫应答与调控研究进展

适应性细胞免疫主要是由 T 细胞介导的免疫应答，对于机体有效清除病原体至关重要。不同效应功能的 T 细胞亚群在诱导免疫应答与耐受及多种疾病发展过程中发挥重要的调控作用，因此其分化和调节机制近年来一直是免疫学研究的热点。曹雪涛团队研究发现 lncRNA-GM 在 T 细胞介导的自身免疫性疾病的发生发展中发挥着重要的促进作用[13]，它通过靶向 Foxo1/mTOR 信号，促进 Th1/Th17 细胞分化并抑制 Treg 细胞分化，加剧了 $CD4^+$ T 细胞介导的自身免疫炎症的发生、发展，为 T 细胞亚群分化发育的分子机制增添了新的认识。上海交通大学李华兵研究员及合作团队研究揭示了 m1A 修饰催化酶 TRMT61A 通过催化新合成 tRNA 第 58 位腺嘌呤的甲基化，来提高 $CD4^+$ T 细胞激活后多种关键蛋白的翻译效率，进而促进 $CD4^+$ T 细胞的快速增殖[14]。这项工作首次将 tRNA 修饰与 T 细胞的功能变化连接起来，系统性地探究了 $CD4^+$ T 细胞扩增过程中控制翻译进程的具体机制，TRMT61A 介导的 tRNA-m^1A58 修饰可作为 $CD4^+$ T 细胞增殖调控的新型"翻译检查点"，将为临床上改造 $CD4^+$ T 细胞功能提供一种新的 RNA 表观遗传调控策略。华中科技大学黄波课题组研究证明 $CD8^+$ 记忆 T 细胞动员氨甲酰磷酸途径解毒氨以维持其长期生存[15]，揭示了尿素循环代谢对于维持记忆性 T 细胞的发育和长期存活具有重要意义，从全新的代谢途径解释了 T 细胞记忆形成这一基本的免疫学问题。

B 淋巴细胞是适应性免疫系统的重要组成部分，在抗原刺激下可分化为浆细胞和记忆 B 细胞。长寿浆细胞是一种居住在骨髓里的高度特化的抗体分泌细胞，可为人体提供数十年至终身的抗体保护，是体液免疫记忆的重要组成部分。清华大学祁海课题组通过对小鼠脾脏与骨髓浆细胞进行转录组与抗体分子层面的单细胞测序，首次对这些细胞进行了详细的归类，并鉴定出其中的长寿浆细胞类群。该项工作揭示了长寿浆细胞的分子特征，并为进一步研究它们的分化与维持机制奠定了基础，将来还可能帮助改善抗体疫苗以及针对抗体介导的自身免疫病开发出靶向浆细胞的精准治疗方法[16]。适当调节 B 细胞分化为浆细胞对于体液免疫同时防止抗体介导的自身免疫至关重要。南京医科大学研究团队发现去甲基化酶 JMJD1C 作为浆细胞分化和类风湿关节炎病理的关键负向调节因子，阐述了 JMJD1C 在免疫细胞中的非经典功能[17]。

适应性免疫细胞（T 细胞和 B 细胞）分别通过 T 细胞受体（TCR）和 B 细胞受体（BCR）识别抗原信号，把信号跨膜传递至胞内激活免疫反应，因此 T、B 细胞受体对于适应性免疫细胞的发育、分化、功能起着至关重要的作用。TCR 和 BCR 复合物信号转导，免疫激活的结构基础与分子机制问题一直是免疫学领域的重要基础科学问题。西湖大学施一公团队和哈尔滨工业大学黄志伟课题组在同期 *Science* 上背靠背发表了关于 B 细胞受体的晶体结构解析研究[18,19]。前者首次报道了人源 IgM 同种型 BCR 的高分辨率三维结构，揭示了膜结合的 IgM 与 Igα 和 Igβ 异源二聚体复合物组装的分子机制。后者揭示了 BCR 复合物亚基的组装、识别机制，以及发现不同亚型 BCR 尽管在膜内具有保守的组装模式，然而在细胞外却具有不同的组装模式。这两项工作不但回答了 BCR 如何组装这一重要科学问题，同时也为开发靶向 BCR 的免疫疗法用于治疗相关疾病提供了关键的结构基础。

（四）肿瘤微环境与免疫抑制研究进展

肿瘤微环境包括肿瘤细胞、基质细胞、肿瘤浸润的抑制性免疫细胞亚群，以及一系列生物活性介质，可以保护肿瘤组织逃脱机体的免疫监视并促进肿瘤进展，对于肿瘤免疫细胞的功能发挥具有重要的影响。肿瘤免疫微环境的异质性是肿瘤耐药、复发和预后差的重要原因之一，系统探究肿瘤免疫微环境的异质性对于治疗选择、疗效预测、方案优化及开发新的免疫治疗靶点等有重要指导作用。曹雪涛团队研究报道了肿瘤相关巨噬细胞（tumor-associated macrophage，TAM）中葡萄糖代谢通过增强溶酶体组织蛋白酶Cathepsin B 的 O 连接的 N-乙酰葡糖胺糖基化修饰促进了肿瘤转移和化疗抵抗，首次发现 M2 样 TAM 是肿瘤微环境中葡萄糖摄取能力最强的免疫细胞亚群，并揭示了肿瘤免疫代谢和肿瘤免疫逃逸的新型机制，有助于设计针对 TAM 葡萄糖吸收、O-GlcNAcylation修饰的肿瘤治疗方法。此外，该研究还揭示了翻译后修饰对溶酶体半胱氨酸蛋白酶蛋白水平的调控，有助于进一步探索特殊蛋白在溶酶体中稳定存在的分子机理，为肿瘤治疗提供了潜在的靶点[20]。浙江大学王迪课题组的研究确定了在离子紊乱的肿瘤微环境中，Kir2.1 作为 TAM 极化的关键调控分子。Kir2.1 通过代谢重编程调节 TAM 的极化，从而影响其免疫功能。使用 Kir2.1 的选择性抑制剂 ML133 与 PD-1 单抗的联合利用达到了更好的治疗效果，提示 Kir2.1 能够作为重塑 TAM 抗肿瘤能力的潜在靶点[21]。中国科学院生物物理研究所王立堃团队发现，肿瘤细胞在经历内质网应激的时候，能挟持转录因子XBP1 来产生胆固醇，并将其以小细胞外囊泡的形式分泌到细胞外，被肿瘤微环境中髓系来源的免疫抑制性细胞（myeloid-derived suppressor cell，MDSC）摄取，进而起到抑制抗肿瘤免疫的作用。XBP1 信号通路的抑制剂 KIRA8 能明显抑制肿瘤的生长，与 PD-1抗体联合具有更佳的治疗肿瘤的效果[22]。这项研究揭示了肿瘤细胞内 XBP1 信号通路调节肿瘤免疫的机制，发现内质网应激调控胆固醇合成、参与跨细胞信号传递的新功能，为开发新的抗肿瘤药物提供了新的视野。肿瘤相关成纤维细胞（tumor-associated fibroblast，TAF）是肿瘤免疫微环境中最丰富的间质细胞，其在介导肿瘤发生发展、治疗抵抗、免疫抑制的过程中发挥着重要的功能。中山大学刘卓炜团队在膀胱癌组织中首次鉴定出一类高表达尿素转运子 SLC14A1 的成纤维细胞新亚群[23]，证实了干扰素信号可以诱导这一亚群的分化，并通过分泌 WNT5A 活化肿瘤细胞 β-catenin 蛋白及其下游通路，从而增强肿瘤干性和介导化疗抵抗。该研究揭示了恶性肿瘤成纤维细胞亚群的多样性及其功能的差异性，论证了干扰素信号在促进免疫活化和介导肿瘤进展的两面性，对于开发靶向成纤维细胞的新型治疗方案有重要临床意义。曹雪涛团队通过单细胞测序确定了肺泡 2 型（AT2）上皮细胞的肿瘤极化亚群，通过肿瘤外泌体诱导谷胱甘肽过氧化物酶 3（GPX3）表达，进而促进 HIF-1α 诱导的 IL-10 产生。该研究结果揭示了肿瘤极化 GPX3+ AT2 细胞在促进肺癌转移灶形成中的作用，并为干预肿瘤转移提供了潜在的靶点[24]。除了宿主因素外，共生菌群已经被证实是肿瘤微环境的重要组成部分。复旦大学邵志敏团队通过多组学分析策略，成功鉴定出梭状芽孢杆菌属代谢产物氧化三甲胺（TMAO）能够诱导三阴乳腺癌细胞焦亡，进而增强免疫治疗的疗效。通过 TMAO 和 PD-1抗体联用，发现较高的 TMAO 水平能够增强免疫治疗的效果，且高胆碱饮食有助于提高肿瘤内部 TMAO 的水平[25]。这些发现提示，特定的微生物代谢物及其前体分子可作为调节肿瘤免疫微环境，从而改善免疫治疗效果的潜在干预策略。

随着高通量测序技术的深入发展和广泛应用，多个团队通过多组织单细胞转录组数据来分析阐明肿瘤免疫微环境的各种细胞亚群的特征和来源，从而鉴定识别与肿瘤进展或转移相关的关键性免疫细胞亚群。复旦大学储以微团队利用单细胞技术系统分析了结直肠癌不同阶段的肿瘤浸润 B 细胞，首次发现一群高表达亮氨酸 tRNA 合成酶 2（LARS2）的 B 细胞新亚群。这群细胞具有 TGF-β1 主导的调节性特征和亮氨酸营养偏好[26]。基于此，研究者从营养与代谢视角解析了肿瘤浸润 B 细胞获得调节功能的机制，并提出通过限制亮氨酸饮食清除该群细胞从而激活抗肿瘤免疫效应的潜在策略。北京大学张泽民团队在单细胞精度定义了肝癌的五种免疫微环境亚型，首次全面揭示肿瘤相关中性粒细胞（TAN）的异质性，验证 CCL4+、PD-L1+ TAN 两个关键的中性粒细胞亚群的促肿瘤机制，最终通过构建小鼠肝癌模型，深入证明靶向肿瘤相关中性粒细胞有望形成新的肝癌免疫治疗方案，这些成果为肝癌的基础研究和临床诊疗提供了关键信息[27,28]。他们还巧妙地通过分析原发癌和转移癌的肿瘤微环境数据的表型关联揭示了不同免疫亚群与其他组织细胞的交互关系，有可能为寻找免疫疗法的靶点提供新思路。陆军军医大学朱波团队在癌症患者和荷瘤小鼠中使用单细胞转录组谱系追踪，证明红系分化的髓系细胞（erythroid precursor-differentiated myeloid cell，EDMC）可以通过多种机制来减少 T 细胞介导的抗肿瘤反应，揭示了一种全新的肿瘤"挟持"下红系前体细胞转向髓系分化的造血发育模式，提出了 EDMC 这一新的免疫抑制细胞群体，丰富了现有对肿瘤相关髓系细胞来源的认识。这一发现提出了肿瘤局部 EDMC 浸润及贫血程度作为免疫检查点治疗疗效预测标志物的新理念，同时也为开发靶向肿瘤相关髓系细胞的免疫治疗联合策略提供了新思路[29]。中国医学科学院血液病医院石莉红团队与合作者通过结合单细胞转录组测序和单细胞 BCR 测序技术，利用健康儿童供者来源的骨髓单个核细胞绘制了儿童 B 细胞发育的参考单细胞图谱。通过定义从造血干细胞到成熟 B 细胞不同发育阶段的细胞，识别不同发育阶段细胞的关键基因，建立了针对不同发育阶段细胞的特异性基因集，为探索白血病细胞发病阶段提供参考依据[30]。中国医学科学院血液病医院程涛团队及其合作者共同对人体多个发育阶段组织器官的有核红细胞进行了单细胞转录组测序分析，构建了人类有核红细胞从胚胎到成年的细胞和分子全景图，对人体发育过程中多个器官有核红细胞的分子表征和异质性进行了系统分析，为红细胞领域提供了非常有价值的数据资源[31]。同时，他们还成功鉴定和验证了免疫红细胞亚群的存在，为机体稳态及疾病状态下的免疫调控网络提供全新的视角。

（五）肿瘤免疫治疗与免疫逃逸及治疗抵抗研究进展

以 PD-1/PD-L1 和 CTLA4 为主要靶向的免疫检查点疗法，以及嵌合抗原受体（chimeric antigen receptor，CAR）T 细胞治疗技术已经在多种实体瘤和血液肿瘤中取得了令人振奋的临床效果。肿瘤免疫治疗主要依赖活化的 T 细胞对肿瘤细胞的杀伤，无论是免疫检查点疗法还是 CAR-T 细胞疗法都是通过增强肿瘤特异性 T 细胞的杀伤能力实现的。但是 T 细胞在对肿瘤细胞杀伤过程中，会逐渐进入耗竭的状态。因此，研究调控影响 T 细胞功能障碍的信号通路有助于改善 T 细胞的杀伤功能，也是提升临床肿瘤免疫治疗的关键。浙江大学吕志民团队报道了肿瘤细胞瓦尔堡效应（Warburg effect）促进肿瘤免疫逃逸的分子机制[32]。该研究发现催化糖酵解途径中的第一步反应的关键代谢酶己糖激酶 2（HK2）在高葡萄糖环境从线粒体中解离，导致 NF-κB 激活依赖的 PD-L1 表达上调。HK2 抑制剂和抗 PD-1 抗体的联合治疗消除了肿瘤免疫逃逸，显著增强了免疫检查点阻断的抗肿瘤作用。这些发现阐明了由有氧糖酵解介导的 PD-L1 表达上调的新机制，并强调了 HK2 作为葡萄糖传感器和蛋白激酶在调节肿瘤免疫逃逸中的作用。上海交通大学邓刘福团队研究发现了肿瘤浸润性 CD8$^+$ T 细胞干性维持是调控肿瘤免疫性别差异的关键，而雄激素受体（AR）信号通路抑制干细胞样 CD8$^+$ T 细胞亚群的维持[33]。该研究揭示了肿瘤性别差异的免疫调节新机制，明确了免疫系统、内分泌系统和肿瘤间的内在联系，为靶向 AR 信号通路实现干细胞样 CD8$^+$ T 细胞的重编程提供了科学依据。雄激素剥夺与免疫检查点抑制剂的抗肿瘤免疫应答协同效应为优化肿瘤免疫治疗提供了新思路。中国科学院动物研究所王皓毅团队在体外获得具有典型耗竭特征的人原代 CAR-T 细胞耗竭模型，基于这一模型进行了候选基因的筛选，发现敲除转录因子 BATF 可以显著提高 CAR-T 细胞的体内外抗肿瘤活性。后续的机制研究中发现，BATF 直接靶向结合耗竭相关的多个关键基因并上调其表达，同时 BATF 靶向并调控效应及记忆 T 细胞相关基因的表达。因此，敲除 BATF 在提高 CAR-T 细胞抵抗耗竭能力的同时使得 CAR-T 细胞产生更多的中央记忆细胞亚群，进而提高了 CAR-T 细胞治疗实体瘤的效果[34]。

近年来的研究发现，免疫检查点疗法可显著增强 T 细胞应答，在肿瘤免疫治疗方面取得了突破性进展。虽然免疫检查点抑制剂已经在多种肿瘤中表现出显著的临床效果，但是仍然有很多患者对治疗无应答或者出现免疫耐受。因此，探寻有效的分子预测标志和联合治疗是实现精准免疫治疗和提高治疗效果的重要方法。陆军军医大学叶丽林团队与合作者在 *Cell* 杂志发表的文章通过高通量测序分析首次发现在肿瘤引流淋巴结中存在肿瘤抗原特异性的记忆 CD8$^+$ T 细胞，并证实了该群细胞在抗 PD-1 治疗中的关键作用[35]。该项研究打破了在肿瘤负荷下，只存在耗竭 T 细胞，不存在肿瘤特异性记忆 T 细胞的传统概念，进一步完善了抗 PD-1 的时空作用机制。同时提示需清扫淋巴结的肿瘤外科手术，清扫时可考虑从这些淋巴结中分选、扩增这些引流淋巴结抗原特异性记忆 CD8$^+$ T 细胞过继转输回术后病人，辅以免疫检查点治疗，可能会防止肿瘤术后复发或者转移。中山大学邝栋明团队通过分析经抗 PD-1 治疗的肝癌临床标本和小鼠肝癌标本，首次报道了抗 PD-1 治疗改变了肿瘤组织中抗体的特征，形成了唾液酸化修饰 IgG 抗体这一现象，并揭示了唾液酸化 IgG 抗体阻断巨噬细胞 I 型干扰素产生的机制，提出了抑制 IgG 抗体唾液酸化修饰联合抗 PD-1 的新型肝癌治疗策略[36]。流行病学研究发现长期抑郁、压力会加速肿瘤的发展并削弱肿瘤免疫治疗的效果，表明神经系统及其介导的应激反应在肿瘤生长和免疫调控中发挥重要作用。下丘脑-垂体轴是神经内分泌系统的重要组成部分，也是机体感应应激反应的重要调节中枢。中国科学技术大学生命科学与医学部周荣斌与合作团队深入探究了神经内分泌系统促进肿瘤相关的骨髓生成和免疫抑制机制，发现下丘脑-垂体轴及其产生的激素 α 促黑激素（α-MSH）在介导肿瘤诱导的髓系造血和免疫抑制中的关键作用，并提示其受体 MC5R 是癌症免疫治疗非常有前景的靶点，尤其是对免疫检查点治疗抵抗的患者[37]。

主流的免疫治疗是促进 T 细胞对癌细胞的细胞毒性作用，而诱导免疫细胞吞噬癌细胞成为下一代免疫治疗的重要思路。许多治疗性单克隆抗体能诱导巨噬细胞吞食癌细胞，包括 Fcγ 受体介导的吞噬，即抗体依赖细胞吞噬效应和阻断"别吃我"受体信号，例如，公认的巨噬细胞表面"别吃我"受体 SIRPa，可以识别广泛表达的 CD47，从而抑制巨噬细胞介导的吞噬作用。清华大学董忠军课题组首次发现淋巴细胞活化信号分子（SLAM）家族是一种新型"别吃我"受体，可以抑制巨噬细胞吞噬自身健康血液细胞。很多造血系统肿瘤高表达 SLAM 家族受体，该研究发现阻断 SLAM 家族受体可以增加巨噬细胞清除血液系统肿瘤[38]。因此 SLAM 家族受体有望成为新的免疫检查点分子，为肿瘤免疫治疗提供新的靶点。在实际治疗中，抗体诱导的肿瘤吞噬效果并不明显，尤其是在实体瘤。因此，阐明巨噬细胞如何有效地吞食癌细胞对设计下一代肿瘤免疫治疗有重要意义。中山大学苏士成团队通过对不同抗体介导的肿瘤吞噬模型的研究，揭示了肿瘤微环境谷氨酰胺的竞争抑制巨噬细胞内线粒体分裂和维持 WIP/WASP 相分离，从而抑制 PKC-θ 磷酸化 WIP 和 Actin 的极化，最终产生临床抗体耐药[39]。该研究为增强下一代肿瘤免疫治疗效果提供了新的思路，即通过靶向调控肿瘤微环境谷氨酰胺竞争的酶，促进肿瘤吞噬从而提高多个单抗的疗效。

（六）区域免疫研究进展

皮肤组织在体内起着物理屏障和免疫保护的作用，而皮肤免疫细胞的异常激活会诱发一些自身免疫性疾病。北京生命科学研究所陈婷研究团队在 *Nature* 杂志上发表研究论文，首次发现成纤维细胞对皮肤自身免疫病的发生至关重要，揭示了成纤维细胞与 CD8[+]T 细胞的相互关系在自身免疫病中的关键作用，也为其他器官自身免疫病发生机制的研究提供借鉴，为理解自身免疫疾病的机理提供了开创性的新思路[40]。华东师范大学赖玉平团队的研究则发现特应性皮炎和银屑病患者来源的角质形成细胞中 RNA 解旋酶 DDX5 下调。进一步的发现揭示 IL-17D 抑制角质形成细胞中 DDX5 的表达会加重皮肤炎症，提示 IL-17D 和 DDX5 可作为炎症性皮肤病的治疗靶点，也为特异性皮炎和银屑病的治疗提供了新的可替代药物[41]。

脂肪组织巨噬细胞（ATM）炎性反应激活是引发全身慢性炎症及代谢紊乱的关键步骤，而肥胖发生过程中，脂肪组织内的 ATM 的炎症反应如何激活仍有待阐明。香港大学徐爱民课题组发现在肥胖发生情况下，乳酸过度生成主要发生在脂肪细胞内，且脂肪来源的乳酸主要通过进入 ATM 指挥其发生极化和激活炎症反应。进一步分子机制研究发现，乳酸可直接结合脯氨酰羟化酶 2（PHD2）并抑制其活性，从而促进缺氧诱导因子的蛋白稳定性[42]。该研究首次揭示了乳酸分子作为反映机体能量状态的代谢信号分子来介导脂肪细胞和脂肪巨噬细胞之间的相互对话，完善了脂肪组织的免疫细胞如何感知并应对机体的营养代谢状态的了解，也为代谢相关药物的开发提供了新的思路。

肠道组织是体内重要的"免疫-代谢-菌群"交互调控器官，其稳态的维持对于肠道生理功能的发挥并抵抗病原微生物的侵入至关重要。中国科学院生物物理研究所范祖森团队的研究揭示了肠道上皮细胞新亚群 Tuft-2 细胞通过犁鼻器受体 Vmn2r26 识别细菌代

谢产物 *N*-undecanoylglycine 从而参与清除肠道抗病原菌，发挥肠道的免疫防御作用[43]。胰腺星状细胞（pancreatic stellate cell，PSC）在胰腺炎症微环境中被活化，通过多种不同作用机制参与胰腺组织纤维化。复旦大学林玉丽团队从基质细胞脂质代谢过程调节免疫功能这一全新角度，聚焦于脂蛋白及其代谢物对胰腺炎组织中 PSC 的影响及免疫调节，明确了脂蛋白在胰腺炎纤维化进展中的作用，提示控制胰腺组织局部 PSC 细胞的脂质代谢可以下调 2 型免疫应答，改善胰腺炎组织纤维化进展，为从代谢角度治疗胰腺炎组织纤维化提供了新思路，有很好的创新性和转化意义[44]。

肺脏作为重要的免疫器官，其免疫特性受到严格的调控，既要对病原进行清除又要避免过度炎症影响肺脏正常的呼吸功能。肺部聚集了一批特殊的细胞亚群和关键分子，上海交通大学沈蕾课题组首先发现 TGFβ1 诱导的 Neuropilin-1（Nrp1）是肺脏中 2 型固有淋巴样细胞（ILC2）的肺组织特异性标记，并进一步揭示了 Nrp1 通过调控 IL-33 受体 ST2 的表达水平调节肺 ILC2 的活化强度参与肺纤维化发生发展的作用和机制，为 Nrp1 作为临床治疗肺纤维化的新靶点提供了理论依据和研究基础[45]。中国医学科学院基础医学研究所何维团队与北京协和医院合作，在慢性鼻窦炎的发病机制与治疗新靶点研究领域取得新进展，他们通过对影响慢性鼻窦炎病程发生发展和亚型分化的内在分子机制进行研究，发现在鼻黏膜微环境中的 ALOX15+ 巨噬细胞可通过分泌趋化因子招募嗜酸性粒细胞、单核细胞和 TH2 细胞，在嗜酸性慢性鼻窦炎伴鼻息肉疾病发生发展过程中发挥重要作用，有望成为一个新的治疗性靶点[46]。

神经炎症和神经免疫激活已被证明在多种神经系统疾病的发生、发展中起作用，另外细胞因子和趋化因子也会反馈性调节中枢神经系统功能，影响大脑行为和功能。天津医科大学总医院神经内科刘强教授课题组发现多发性硬化患者的骨髓造血系统存在异常病变，揭示了骨髓异常髓系增生可驱动神经炎症和自身免疫反应进展的新机制。在此基础上提出通过再平衡骨髓造血系统，回归机体免疫稳态，从而减轻中枢神经系统自身免疫和炎性损伤的新理论，为神经系统疾病的创新治疗提供了新思路[47]。浙江大学研究团队发现小胶质细胞在稳态时阻止了下丘脑室旁核前交感神经元的过度激活，小胶质细胞组成性释放 PDGFB 促进传导钾电流的关键亚单位 Kv4.3 的表达。结果表明，驻留的小胶质细胞在维持交感神经流出的平衡方面具有非免疫作用，在维持神经元兴奋性和外周自主神经功能的动态平衡中起着重要作用，对预防心血管疾病非常重要[48]。

（七）新冠病毒感染免疫研究进展

新型冠状病毒于 2019 年底首次被发现后，迅速发展成为近几年来最重要的全球健康挑战问题。尽管疫苗和抗病毒药物的快速生产以及各种非药物公共卫生措施的全球实施，对于遏制疫情起到了重要的作用。但是随着新型冠状病毒的不断突变与进化，不断出现了诸多被世界卫生组织认定为"值得关切的变异毒株（variant of concern，VOC）"。2021 年 11 月，世界卫生组织确定了第五个 VOC 毒株并命名为奥密克戎（Omicron）。Omicron 变体对抗体和血清的中和具有显著的抗性，再加上 Omicron 极高的传染性使得病毒在短时间内就迅速取代其他毒株，在世界范围大流行。中国科学院、北京大学、复旦大学等多个研究团队相继在 *Cell*、*Nature* 和 *Science* 杂志上发表研究成果，较为系统地研究了 Omicron 变异株的病原学与免疫特性、加强针免疫所对应的一组广谱性中和抗体的特征分析、代表性广谱中和抗体的中和机制分析，以及冠状病毒识别人 ACE2 的内在规律。通过冷冻电镜研究，揭示了人血管紧张素转换酶 2 与多个 Omicron 亚变体（BA.1、BA.1.1、BA.2 和 BA.3）的受体结合域（RBD）的结合模式的结构基础，阐述了 Omicron 变异株传播迅速和免疫逃逸的分子机制，为广谱抗新冠抗体的设计和研发提供了新思路[49,50]。另外，研究发现 Omicron 突变株 BA.2.12.1、BA.4、BA.5 新亚型呈现出更强的免疫逃逸能力，并且对 Omicron BA.1 感染者康复后血浆出现了显著的中和逃逸现象[51,52]。并进一步探究了不同 Omicron 变异株呈现"趋同演化"现象的具体机制，即免疫印迹现象使得 Omicron 变异株突破感染刺激产生中和抗体表位多样性降低，导致免疫压力集中，从而加速了病毒的趋同进化[53]。这些研究展示了联合高通量单细胞测序技术和高通量深度突变扫描技术在抗体筛选表征工作上的强大应用潜力，结合逃逸图谱聚类和各个表位代表性抗体的结构分析，成功在单个抗体水平上解析出 Omicron 变异株突破感染康复者血浆中抗体的表位分布，以及其逃逸各类中和抗体的物理化学机制，并构建出新冠病毒 RBD 抗体结合表位、逃逸图谱、中和活性的综合数据库，为后续抗体药物和广谱疫苗的研发提供数据支撑。

（八）免疫技术和应用的研究进展

自疫苗发明以来，铝佐剂一直用于人类疫苗的研制。然而铝佐剂只能激活体液免疫，无法有效激活细胞免疫应答，抗病毒感染的效果非常有限。长期以来临床上使用的大多数佐剂被国外制药公司控制，包含其成分的疫苗冻融后导致疫苗活性大幅下降，所以对生产、储存以及运输都有极高的要求。因此，研制自主知识产权的免疫佐剂，对于新型、安全、高效疫苗的研发意义重大。江南大学胥传来研究团队发表在 *Nature* 杂志上的研究论文通过 H9N2 流感病毒感染的小鼠模型，验证了左手性免疫佐剂有效促进细胞免疫应答和体液免疫应答，维护了机体的健康和内环境稳定。左手性免疫佐剂产生抗体的滴度是传统商业化铝佐剂的 800 余倍，是右手性纳米佐剂的 1580 余倍。该研究不但为保护性疫苗研发提供了理论支撑，也为治疗性疫苗研发指明了方向[54]。

华东师范大学等研究团队在 *Nature* 杂志上发表的研究文章，首次报道了一种创新性非病毒定点整合 CAR-T 技术的开发及治疗复发难治性非霍奇金淋巴瘤的临床试验结果。该技术在不使用病毒载体的情况下，利用 CRISPR/Cas9 基因编辑技术将 CAR 序列插入到 T 细胞基因组的特定位点，一步实现 CAR 稳定整合和内源基因调控，有效解决了目前 CAR-T 技术存在的使用病毒和随机插入这两大问题[55]。定点整合 CAR-T 细胞可以实现 CAR 序列在 T 细胞特定位点的精确插入，因此显著提高了 CAR-T 产品的均一性，保证了 CAR-T 细胞临床治疗的安全性和有效性。无论是针对 PD-L1 高表达肿瘤患者的治疗，还是在 CAR-T 细胞回输剂量和阳性率较低的条件下，均显示出了良好的疗效，证明了其具有强大的肿瘤杀伤能力。在开展的治疗复发难治性非霍奇金淋巴瘤临床试验中，在接受治疗的 8 例患者中，未观察到 CAR-T 相关的神经毒性和 2 级以上细胞因子风暴，具有出色的临床安全性。中国科学院生物物理研究所彭华与合作团队共同开发了新一代高效、低毒的肿瘤特异性 IL-12 前体药物，该药物在外周保持无活性状态，当药物到达肿瘤，肿瘤中特异性高表达的基质金属蛋白酶（MMP14）切割 pro-IL-12 释放 IL-12 的生物活性，发挥抗肿瘤效果。进一步机制研究发现，pro-IL-12 可直接作用于肿瘤中的杀伤性 T 细胞，促进其分泌 IFNγ 发挥抗肿瘤作用[56]。研究提出并证明了通过 pro-IL-12 提供 T 细胞活化的第三信号，在解除 T 细胞免疫抑制的同时增强其活性，最终克服抗 PDL1 治疗的耐药性。

海军军医大学胡适课题组开发出一种能够携带大容量嵌合抗原受体组库信息的"合成免疫细胞组库"技术[57]。他们参照适应性免疫系统无须预设靶点而是依赖于多样性抗体来识别未知抗原特征的免疫学机制，采用合成生物学细胞重编程方法，实现对多克隆的工程化免疫细胞的控制，建立起具有"合成免疫"能力的工程化细胞群，最多可识别超过 100 万种未知抗原，可以在患者自身免疫能力不足以应对疾病挑战时，通过人工方法建立合成性的免疫系统。建立的"合成免疫力"不仅仅可以治疗恶性肿瘤，还可以用于其他疾病的治疗性研究，如炎症性疾病、感染类疾病等。在实施的过程中还可以获得针对未知抗原的合成性受体、抗体，并且可以进一步地鉴定这些靶点信息，因此还是一种非常好的靶点-药物筛选方法，可以广泛应用于临床前研究中，具有广阔的应用范围。

（九）总结与展望

通过总结 2022 年我国免疫学家在国际期刊发表的高影响力论文，可以看到我国免疫学研究继续保持了近年来整体上升的水平，很多优秀的工作都是之前研究成果的延伸和深入，并逐渐在一些研究领域形成特色和优势。相当多的研究结果是由基础与临床若干团队的合作完成，通过发挥我国丰富的疾病资源和临床样本优势，应用免疫学理论与方法研究免疫相关疾病的发病机制取得了显著的成果，对于新型药物的研发以及个体化治疗策略的制定具有重要参考意义。另外，单细胞测序技术已经广泛应用于目前的免疫学研究，多项成果通过单个细胞水平的研究绘制精确的免疫图谱，为免疫细胞分化、免疫应答调控和相关免疫疾病提供了更多的信息。同时随着高通量生物技术的发展，研究人员根据各自的需要已经开发了多种组学技术来表征不同但互补的生物信息，并通过人工智能技术进行大规模复杂的生物医学数据分析，必然会更进一步地推动促进测序与分析技术及免疫学发现的全面进展，从而在单个基因、细胞、组织与表型层面系统地理解疾病的发生发展过程。一些应用相关的研究也取得了令人欣喜的成果，这对于研究成果的临床转化和药物开发及产业化具有重要的意义。随着生物学的快速发展，我国免疫学家也将从理论基础、技术开发、转化应用等不同维度继续探索免疫学前沿领域课题，力争做出更多独创性引领性的研究成果，为我国健康事业的发展以及人民健康福祉做出贡献。

参 考 文 献

[1] Zhang QX, Zhang XY, Zhu YL, et al. Recognition of cyclic dinucleotides and folates by human SLC19A1. Nature, 2022, 612(7938): 170-176.

[2] Zhang D, Liu YT, Zhu YZ, et al. A non-canonical cGAS-STING-PERK pathway facilitates the translational program critical for senescence and organ fibrosis. Nature Cell Biology, 2022, 24(5): 766-782.

[3] Wang X, Yang C, Wang XJ, et al. Driving axon regeneration by orchestrating neuronal and non-neuronal innate immune responses via the IFNγ-cGAS-STING axis. Neuron, 2023, 111(2): 236-255.

[4] Qin ZR, Fang XW, Sun WH, et al. Deactylation by SIRT1 enables liquid-liquid phase separation of IRF3/IRF7 in innate antiviral immunity. Nature Immunology, 2022, 23(8): 1193-1207.

[5] Chen LL, Morcellw C, Cheng ZL, et al. Itaconate inhibits TET DNA dioxygenases to dampen inflammatory responses. Nature Cell Biology, 2022, 24(3): 353-363.

[6] Deng WY, Bai Y, Deng F, et al. Streptococcal pyrogenic exotoxin B cleaves GSDMA and triggers pyroptosis. Nature, 2022, 602(7897): 496-502.

[7] Chai QY, Yu SS, Zhong YZ, et al. A bacterial phospholipid phosphatase inhibits host pyroptosis by hijacking ubiquitin. Science, 2022, 378(6616): eabq0132.

[8] Chen W, Chen SF, Yan CH, et al. Allergen protease-activated stress granule assembly and gasdermin D fragmentation control interleukin-33 secretion. Nature Immunology, 2022, 23(7): 1021-1030.

[9] Zhang J, Yu QZ, Jiang DL, et al. Epithelial Gasdermin D shapes the host-microbial interface by driving mucus layer formation. Science Immunology, 2022, 7(68).

[10] Lv JD, Liu YY, Mo SQ, et al. Gasdermin E mediates resistance of pancreatic adenocarcinoma to enzymatic digestion through a YBX1−mucin pathway. Nature Cell Biology, 2022, 24(3): 364-372.

[11] Yang X, Zhou JF, Liu CR, et al. KSHV-encoded ORF45 activates human NLRP1 inflammasome. Nature Immunology, 2022, 23(6): 916-926.

[12] Yuan FF, Cai JZ, Wu JF, et al. Z-DNA binding protein 1 promotes heatstroke-induced cell death. Science, 2022, 376(6593): 609-615.

[13] Chen YL, Liu J, Zhang XM, et al. lncRNA-GM targets Foxo1 to promote T cell-mediated autoimmunity. Science Advance, 2022, 8: eabn9181.

[14] Liu YB, Zhou J, Li XY, et al. tRNA-m1A modification promotes T cell expansion via efficient MYC protein synthesis. Nature Immunology, 2022, 23(10): 1433-1444.

[15] Tang K, Zhang HF, Deng JH, et al. Ammonia detoxification promotes CD8+ T cell memory development by urea and citrulline cycles. Nature Immunology, 2022, 24(1): 162-173.

[16] Liu X, Yao JC, Zhao YS, et al. Heterogeneous plasma cells and long-lived subsets in response to immunization, autoantigen and microbiota. Nature Immunology, 2022, 23(11): 1564-1576.

[17] Yin YY, Yang XY, Wu SS, et al. Jmjd1c demethylates STAT3 to restrain plasma cell differentiation and rheumatoid arthritis. Nature Immunology, 2022, 23(9): 1342-1354.

[18] Su Q, Chen MY, Shi Y, et al. Cryo-EM structure of the human IgM B cell receptor. Science, 2022, 377(6608): 875-880.

[19] Ma XY, Zhu YW, Dong D, et al. Cryo-EM structures of two human B cell receptor isotypes. Science, 2022, 377(6608): 880-885.

[20] Shi QZ, Shen QC, Liu YF, et al. Increased glucose metabolism in TAMs fuels O-GlcNAcylation of lysosomal Cathepsin B to promote cancer metastasis and chemoresistance. Cancer Cell, 2022, 40(10): 1207-1222.

[21] Chen S, Xui WY, Chi ZX, et al. Tumor-associated macrophages are shaped by intratumoral high potassium via Kir2.1. Cell Metabolism, 2022, 34(11): 1843-1859.

[22] Yang ZL, Huo YZ, Zhou SX, et al. Cancer cell-intrinsic XBP1 drives immunosuppressive reprogramming of intratumoral myeloid cells by promoting cholesterol production. Cell Metabolism, 2022, 34(12): 2018-2035.

[23] Ma ZK, Li XD, Mao YZ, et al. Interferon-dependent SLC14A1+ cancer-associated fibroblasts promote cancer stemness via WNT5A in bladder cancer. Cancer Cell, 2022, 40(12): 1550-1565.

[24] Wang ZX, Zhu J, Liu YF, et al. Tumor-polarized GPX3+ AT2 lung epithelial cells promote premetastatic niche formation. Proceedings of the National Academy of Sciences, 2022, 119(32): e2201899119.

[25] Wang H, Rong XY, Zhao G, et al. The microbial metabolite trimethylamine N-oxide promotes antitumor immunity in triple-negative breast cancer. Cell Metabolism, 2022, 34(4): 581-594.

[26] Wang ZQ, Lu Z, Lin SL, et al. Leucine-tRNA-synthetase-2-expressing B cells contribute to colorectal cancer immunoevasion. Immunity, 2022, 55(6): 1067-1081.

[27] Liu YD, Zhang QM, Xing BC, et al. Immune phenotypic linkage between colorectal cancer and liver metastasis. Cancer Cell, 2022, 40(4): 424-437.

[28] Xue RD, Zhang QM, Cai Q, et al. Liver tumour immune microenvironment subtypes and neutrophil heterogeneity. Nature, 2022, 612(7938): 141-147.

[29] Long HX, Jia QZ, Wang LY, et al. Tumor-induced erythroid precursor-differentiated myeloid cells mediate immunosuppression and curtail anti-PD-1/PD-L1 treatment efficacy. Cancer Cell, 2022, 40(6): 674-693.

[30] Xu CL, He J, Wang HT, et al. Single-cell transcriptomic analysis identifies an immune-prone population in erythroid precursors during human ontogenesis. Nature Immunology, 2022, 23(7): 1109-1120.

[31] Zhang YC, Wang SC, Zhang JL, et al. Elucidating minimal residual disease of paediatric B-cell acute lymphoblastic leukaemia by single-cell analysis. Nature Cell Biology, 2022, 24(2): 242-252.

[32] Guo D, Tong YY, Jiang XM, et al. Aerobic glycolysis promotes tumor immune evasion by hexokinase2-mediated phosphorylation of IκBα. Cell Metabolism, 2022, 34(9): 1312-1324.

[33] Yang C, Jin JS, Yang YQ, et al. Androgen receptor-mediated CD8+ T cell stemness programs drive sex differences in antitumor immunity. Immunity, 2022, 55(7): 1268-1283.

[34] Zhang XY, Zhang CZ, Qiao MM, et al. Depletion of BATF in CAR-T cells enhances antitumor activity by inducing resistance against exhaustion and formation of central memory cells. Cancer Cell, 2022, 40(11): 1407-1422.

[35] Huang QZ, Wu X, Wang ZM, et al. The primordial differentiation of tumor-specific memory CD8+ T cells as bona fide responders to PD-1/PD-L1 blockade in draining lymph nodes. Cell, 2022, 185(22): 4049-4066.

[36] Wu RQ, Lao XM, Chen DP, et al. Immune checkpoint therapy-elicited sialylation of IgG antibodies impairs antitumorigenic type I interferon responses in hepatocellular carcinoma. Immunity, 2022, 56(1): 180-192.

[37] Xu YL, Yan JX, Ye T, et al. Pituitary hormone α-MSH promotes tumor-induced myelopoiesis and immunosuppression. Science, 2022, 377(6610): 1085-1091.

[38] Li D, Xiong W, Wang YD, et al. SLAMF3 and SLAMF4 are immune checkpoints that constrain macrophage phagocytosis of hematopoietic tumors. Science Immunology, 2022, 7(67): eabj5501.

[39] Li J, Ye YY, Liu ZH, et al. Macrophage mitochondrial fission improves cancer cell phagocytosis induced by therapeutic antibodies and is impaired by glutamine competition. Nature Cancer, 2022, 3(4): 453-470.

[40] Xu ZJ, Chen DM, Hu YC, et al. Anatomically distinct fibroblast subsets determine skin autoimmune patterns. Nature, 2022, 601(7891): 118-124.

[41] Ni XH, Xu Y, Wang W, et al. IL-17D-induced inhibition of DDX5 expression in keratinocytes amplifies IL-36R-mediated skin inflammation. Nature Immunology, 2022, 23(11): 1577-1587.

[42] Feng TS, Zhao XM, Gu P, et al. Adipocyte-derived lactate is a signalling metabolite that potentiates adipose macrophage inflammation via targeting PHD2. Nature Communications, 2022, 13(1): 5208.

[43] Xiong Z, Zhu XX, Geng JJ, et al. Intestinal Tuft-2 cells exert antimicrobial immunity via sensing bacterial metabolite N-undecanoylglycine. Immunity, 2022, 55(4): 686-700.

[44] Yang XG, Chen J, Wang J, et al. Very-low-density lipoprotein receptor-enhanced lipid metabolism in pancreatic stellate cells promotes pancreatic fibrosis. Immunity, 2022, 55(7): 1185-1199.

[45] Zhang JJ, Qiu JX, Zhou WY, et al. Neuropilin-1 mediates lung tissue-specific control of ILC2 function in type 2 immunity. Nature Immunology, 2022, 23(2): 237-250.

[46] Wang WQ, Xu Y, Wang L, et al. Single-cell profiling identifies mechanisms of inflammatory heterogeneity in chronic rhinosinusitis. Nature Immunology, 2022, 23(10): 1484-1494.

[47] Shi KB, Li HD, Chang T, et al. Bone marrow hematopoiesis drives multiple sclerosis progression. Cell, 2022, 185(13): 2234-2247.

[48] Bi QQ, Wang C, Cheng G, et al. Microglia-derived PDGFB promotes neuronal potassium currents to suppress basal sympathetic tonicity and limit hypertension. Immunity, 2022, 55(8): 1466-1482.

[49] Cui Z, Liu P, Wang N, et al. Structural and functional characterizations of infectivity and immune evasion of SARS-CoV-2 Omicron. Cell, 2022, 185(5): 860-871.

[50] Hong Q, Han WY, Li JW, et al. Molecular basis of receptor binding and antibody neutralization of Omicron. Nature, 2022, 604(7906): 546-552.

[51] Cao YL, Yisimayi A, Jian FC, et al. BA.2.12.1, BA.4 and BA.5 escape antibodies elicited by Omicron infection. Nature, 2022, 608(7923): 593-602.

[52] Li C, Zhan WQ, Yang ZL, et al. Broad neutralization of SARS-CoV-2 variants by an inhalable bispecific single-domain antibody. Cell, 2022, 185(8): 1389-1401.

[53] Cao YL, Jian FC, Wang J, et al. Imprinted SARS-CoV-2 humoral immunity induces convergent Omicron RBD evolution. Nature, 2022, 614(7948): 521-529.

[54] Xu LG, Wang XX, Wang WW, et al. Enantiomer-dependent immunological response to chiral nanoparticles. Nature, 2022, 601(7893): 366-373.

[55] Zhang JQ, Hu YX, Yang JX, et al. Non-viral, specifically targeted CAR-T cells achieve high safety and efficacy in B-NHL. Nature, 2022, 609(7926): 369-374.

[56] Xue DY, Moon B, Liao J, et al. A tumor-specific pro-IL-12 activates preexisting cytotoxic T cells to control established tumors. Science Immunology, 2022, 7(67): eabi6899.

[57] Fu WY, Lei CH, Wang CQ, et al. Synthetic libraries of immune cells displaying a diverse repertoire of chimaeric antigen receptors as a potent cancer immunotherapy. Nature Biomedical Engineering, 2022, 6(7): 842-854.

十、药学研究进展

杜冠华　王守宝　袁天翊　张　雯　宋俊科

中国医学科学院药物研究所

"十四五"是我国开启全面建设社会主义现代化国家新征程、向第二个百年奋斗目标进军的第一个五年，也是医药工业向创新驱动转型、实现高质量发展的关键五年。2022年是"十四五"规划的第二年，也是"十四五"规划各项政策落地全面实施的关键一年。医药工业包括化学药制剂、原料药、中药饮片、中成药、生物药品、辅料包材、制药设备、医疗器械、卫生材料等，是关系国计民生、经济发展和国家安全的战略性产业，是建设健康中国的重要基础。面对新形势新要求，为应对制约行业发展的突出问题，推动我国医药工业向创新驱动转型，并加快实现高质量发展，整体发展水平跃上新台阶，产业创新取得新突破，本文对 2022 年我国药学研究的主要进展与存在问题进行回顾，并就我国药学研究的发展方向和趋势进行展望。

（一）2022 年我国药学研究的主要进展

1. 系统规划，突出规范，为高医药产业质量发展打造新引擎

2022 年 1 月，工业和信息化部、国家发展和改革委员会等九部门联合印发《"十四五"医药工业发展规划》。坚持生命至上，将保障人民群众健康作为根本目标，优化供给结构，提高供给质量，完善供应保障体系，提升药品可及性，使行业发展成果更好服务健康中国建设、更多惠及全体人民群众。坚持创新引领，把创新作为推动医药工业高质量发展的核心任务，加快实施创新驱动发展战略，构建开放创新生态，提高创新质量和效率，加快创新成果产业化，为医药工业持续健康发展打造新引擎。

国家药监局等部门发布了一系列药品临床研究指导原则及征求意见稿，科学引导药学科研机构和企业合理地研发药物。国家药品监督管理局药品审评中心陆续颁布了《药物临床试验方案审评工作规范（征求意见稿）》《化学合成多肽药物药学研究技术指导原则（征求意见稿）》《化药口服固体制剂连续制造技术指导原则（征求意见稿）》《药品标准管理办法（征求意见稿）》。《关于化学原料药再注册管理等有关事项的公告（征求意见稿）》，进一步完善了化学原料药批准通知书发放、再注册及登记号注销等事项要求。

另外，《基于人用经验的中药复方制剂新药临床研发指导原则（试行）》和《基于"三结合"注册审评证据体系下的沟通交流技术指导原则（试行）》是基于现阶段对中药研发规律和特点的认识、共识，创新性提出的中医药理论、人用经验和临床试验相结合的中药注册审评证据体系。

在药品生产方面，国家药品监督管理局综合和规划财务司公开征求《药品标准管理办法（征求意见稿）》意见，进一步规范和加强药品标准的管理工作，明确药品标准管理工作的基本原则、管理职责、工作程序和各方责任义务等。此外，《疫苗生产流通管理规定》《药品生产质量管理规范-细胞治疗产品附录（征求意见稿）》《药品生产质量管

理规范—临床试验用药品附录（征求意见稿）》《药品年度报告管理规定》《药包材生产质量管理规范（征求意见稿）》等，涉及疫苗生产流通、药材生产经营、质量控制、监督检查等方面，多方位为药品安全提供法律保障。《中华人民共和国药品管理法实施条例（修订草案征求意见稿）》明确提出对批准上市的相关儿童新药和罕见病新药分别给予不超过 12 个月和不超过 7 年的市场独占期限，在引导和激励罕见病、儿童用药方面迈出了实质性的一步。为进一步推进药品监管信息化建设，加快以信息化引领监管现代化进程，国家药品监督管理局发布了《药品监管网络安全与信息化建设"十四五"规划》，从信息化层面提出推进药品智慧监管的发展战略和建设规划，促进国家药品安全及高质量发展，助力药品智慧监管能力提升。

2. 批准新药数量较前有所减少，质量明显提高

近年来，我国积极推进药品审评审批制度改革，我国药品注册申请受理量、审结量大幅增长。2022 年国家药品监督管理局药品审评中心以优异成绩通过了世界卫生组织疫苗国家监管体系评估，在 2022 年重点开展了以下工作：一是持续推动新冠病毒疫苗和治疗药物应急审评工作，优化应急审评工作机制；二是继续深化药品审评审批制度改革，鼓励以临床价值为导向的临床急需药品研发创新；三是加快推动中药审评审批机制改革；四是推进仿制药一致性评价，完善仿制药技术指导原则体系；五是推进审评体系和审评能力现代化建设。

2022 年国家药品监督管理局药品审评中心批准的上市新药，虽与 2021 年相比数量有所减少，但不乏一些潜在 First in Class 和 Best in Class 产品，具有重要临床意义。例如，全球首款 PD-1/CTLA-4 双特异性抗体卡度尼利单抗、全球首款葡萄糖激酶激活剂（GKA）类药物多格列艾汀。多格列艾汀是过去近十年来糖尿病领域首个全新机制的原创新药，也是首次在中国推出的 2 型糖尿病全球首创新药，该药作用于胰岛、肠道内分泌细胞以及肝脏等葡萄糖储存与输出器官中的葡萄糖激酶靶点，改善 2 型糖尿病患者血糖稳态失调。

2022 年，新冠病毒防治疫苗和小分子口服药物依旧是新药研发的热点。国家药品监督管理局药品审评中心对多个抗新冠药物采取了应急审批，使其能更快应用于临床，为2022 年底疫情全面解封、平稳度过感染高峰奠定了基础。2022 年 2 月，国家药品监督管理局药品审评中心应急附条件批准辉瑞新冠治疗口服药物 Paxlovid（奈玛特韦片/利托那韦片组合包装）进口注册；2022 年 3 月附条件批准智飞龙科马重组新型冠状病毒蛋白疫苗（CHO 细胞）上市注册申请；2022 年 7 月应急附条件批准河南真实生物科技有限公司阿兹夫定片增加治疗新冠病毒肺炎适应证注册申请。2022 年 12 月，应急审评审批并附条件批准默沙东公司新冠病毒治疗药物莫诺拉韦胶囊（商品名称：利卓瑞/LAGEVRIO）进口注册。

2022 年有多款抗肿瘤新药在国内获批上市，相比其他疾病领域占比最高。其中包括多款免疫检查点抑制剂、小分子药物和中药创新药。这些新药的上市为我国肿瘤患者提供了更多新的治疗选择。肿瘤免疫治疗逐渐占据了重要地位，甚至成为焦点。在 2022年，有多款 PD-1 靶点新药获得批准，其中包括斯鲁利单抗、普特利单抗和 PD-1/CTLA-4

双抗卡度尼利单抗。除了免疫疗法，还有多款小分子抗肿瘤药物获得批准上市。瑞维鲁胺片适用于治疗高瘤负荷的转移性激素敏感性前列腺癌（mHSPC）患者。林普利塞片为我国自主研发并拥有自主知识产权的创新药，适用于既往接受过至少两种系统性治疗的复发或难治滤泡性淋巴瘤成人患者。甲苯磺酰胺注射液是一款针对实体瘤的创新型化学药物，是我国首次批准的经纤维支气管镜肿瘤内局部注射的化学消融药物，同时也是首个适应证为减轻中央型非小细胞肺癌成人患者的重度气道阻塞的药物，填补了呼吸介入药物治疗的空白。

近年来，一系列措施有力有效、最大程度地激发并释放了中药创新的活力和潜能，推动了产业高质量发展。2022 年，国家药品监督管理局药品审评中心共受理中药注册申请 1558 件。以注册申请类别统计，受理中药新药临床试验申请 57 件（包括创新中药 39 件），新药上市许可申请 14 件（包括创新中药 10 件），同名同方药上市许可申请 2 件，补充申请 344 件，境外生产药品再注册申请 4 件，直接行政审批 1137 件。2022 年批准 10 个中药新药上市。其中，创新药品种 5 个，有 3 个为从单一植物、动物、矿物等物质中提取得到的提取物及其制剂（含中药创新药 1.2 类和原中药 5 类），2 个复方制剂（含中药创新药 1.1 类和原中药 6 类），分别是淫羊藿素软胶囊（1.2 类）、广金钱草总黄酮胶囊（1.2 类）、黄蜀葵花总黄酮口腔贴片（1.2 类）、芪胶调经颗粒（1.1 类）、参葛补肾胶囊（1.1 类）。2022 年暂无中药改良型新药获批上市。2022 年中药新药申请上市中，1.1 类新药（中药复方制剂）占 70%；获批临床试验的新药中，1.1 类新药占 64%。可见，1.1 类新药目前仍是研发热点。"三结合"审评体系对研发指导作用已经有所体现，利用人用经验数据支持注册的局面曙光初现，但是临床填补空白的药物还不多。

在仿制药一致性评价方面，2022 年全年共有 1899 项仿制药通过一致性评价。从药品品种来看，通过一致性评价企业最多的药品品种是盐酸氨溴索注射液，该品种在 2021 年过评数量也位居第二，说明受呼吸系统疾病影响，该祛痰药物的仿制药入局者较多。为了鼓励医药企业参与一致性评价，2022 年，国家第七批集采工作中一致性评价成为药品带量采购质量入围的标准依据。为了更好地推进一致性评价，国家药品监督管理局药品审评中心在逐步完善仿制药技术指导原则，如 2022 年 1 月发布了《化学仿制药晶型研究技术指导原则（试行）》，11 月发布了《化学仿制药口服调释制剂乙醇剂量倾泻试验药学研究技术指导原则》等，从技术层面推进和完善一致性评价相关工作，使我国仿制药的研发更加正规，利于人们用上质优价廉的药物。

3. 新兴前沿技术的突破为药学科学发展提供保障

2022 年，我国科学家在前沿生物技术领域频现重大突破，这一系列研究成果将为药学科学发展提供保障，引起深远的影响。

（1）中英研究团队创建出基于原核细胞的新型人造细胞构建系统，在人造细胞研究领域取得了重大突破。

（2）在脑科学领域，中国南京邮电大学团队开发出可交互式人工神经元，实现了脑机接口之间模态匹配的双向交互，可解读神经递质中的化学信息。

（3）在基因编辑领域，上海科技大学研究团队开发出高效微型基因编辑工具

CRISPR-SpaCas12f1，为基因治疗和工程化微型 CRISPR 系统提供了新思路。上海科技大学团队将"CRISPR 基因编辑"和"Cre 基因重组"两大底层工具，融合成颠覆性的"高通量、泛组织"基因功能解码技术 iMAP，能将小鼠基因的解码速度提高至少 100 倍。该研究工作还利用 iMAP，成功描绘出世界首张"扰动图谱"，展示小鼠 90 个蛋白编码基因分别在 39 种组织细胞的基本功能，将催生覆盖全部基因和组织，并解码整部"生命天书"的"全景扰动图"，后者将成为未来人们探索生命奥秘时必不可少的"世界地图"。iMAP 性能稳健、操作简单、易于普及、用途广泛，有助于实现基因解码领域从"0 到 1"的技术突破。

（4）华大生命科学研究院团队基于自主 DNA 纳米球测序技术，研发出高精度大视场空间转录组技术，将认识生命的分辨率推进到 500nm 的亚细胞级，相比过去同类技术，分辨率提升 200 倍，视野大小提升 483 倍。华大基于该技术联合中国科学院、南方科技大学、华中农业大学及广东省人民医院等团队在国际上首次绘制出小鼠、果蝇、斑马鱼、拟南芥和蝾螈等重要模式生物迄今最高精度、最全面的时空基因表达数据集，并发现过程中起关键调控作用的全新细胞类型。该系列成果发表后在国际上引起热烈反响，推动成立了以中国科学家主导的时空组学全球联盟，吸引来自 25 个国家 190 余科研团队参与。

（5）在干细胞领域，中国科学院动物研究所科研团队与中国科学院分子细胞科学卓越创新中心团队等首次实现哺乳动物完整染色体的可编程连接，创建出一系列具有 19 对染色体的全新核型的实验小鼠，在实验室以人工设计的方式实现自然界中经过数百至数万年才能实现的核型演化事件。该研究发现染色体长度的限制，揭示染色体重排对生殖的影响，证实基因组组装的稳健性是染色体演化的重要基础，为哺乳动物染色体结构改造、动物新核型亚种的创造，以及染色体结构变异疾病的模拟提供可行的技术路线，开启了哺乳动物染色体遗传改造的新领域。

（6）疫苗研发方面，中国研发出全球首款冻干新冠 mRNA 疫苗，可在 25℃下保持长期稳定；中山大学开发出四价嵌合型新冠疫苗，可同时免疫多种变异毒株。

（二）重点领域有待加快创新发展，加快我国药学研究全方位提升

1. 源头创新和国际竞争力依然薄弱

随着近年来中国经济结构的转型，如何依靠创新持续驱动经济发展成为国家面临的主要挑战。但是，相对于欧美等创新大国来说，中国的科技创新能力，尤其是源头创新能力依然偏弱。我国的创新能力及国际竞争力与我国的国际地位不够匹配，创新对我国发展的驱动作用仍显不足。

首先，在药物研究方面，中国创新药数量、质量仍显不足，缺乏具有开创性影响的重磅品种。药物技术标准方面差距显著，我国的药品安全有效性评价方法和技术，以及技术指导原则主要来自国外，创新药品国际标准制定主要由美国食品药品监督管理局主导。

其次，我国与发达国家的差距还体现在创新型高端科技人才的明显匮乏，尤其是能

够把握世界科技前沿和做出重大科技创新成果的战略科学家及领军人才少之又少，我们的人才培养模式亟待进一步完善，以从根本上提升我国的创新能力。

2. 中医药是中国传统医学的重要宝藏，亟待守正创新，推动其现代化

我国高度重视中医药工作，特别是党的十八大以来，把中医药工作摆在了更加突出的位置，出台了一系列促进中医药发展的重大举措。当前，中医药国际影响力有了一定提升，但也要清醒地看到，中医药的国际竞争力仍然亟须提升，需要紧抓中医药现代化的机遇与挑战，创新发展中医药行业，聚焦中医药产业高质量发展中关键技术的攻关，包括提升中药品质、挖掘经典名方和验方、加强新药研发等，推动中医药现代化与国际化，从而实现"守中医之正，创医学之新"。

3. 我国药学研究体系但仍落后于社会需求

近年来，我国学者在药学研究领域进行了大量的研究与探索，在中药和天然药物研发方面具有独特优势，在人才培养、论文发表、创新药物研制等方面取得了显著的成绩，研究成果得到国际同行认可。但是，相对于国际先进发达国家水平和日益增长的社会需求，我国药学研究体系仍然存在明显短板。首先，随着现代科学的不断发展，我国药学研究体系仍面临严峻挑战，无法满足社会快速发展的需求。其次，药物品种研究仍需要加强，尤其是研发具有国际市场竞争力的原创产品、重磅产品，是具有重要意义的工作。再有，药学人才是推动药学研究改革发展、推进健康中国建设的重要保障，培养具有开拓创新能力和发展潜力的优秀人才是药学教育中必须认真对待和亟待解决的问题。我国药学研究体系发展正面临新的历史时期，社会需求不断增加，发展任务十分艰巨，机遇与挑战同在，困难和制约因素亟待克服。

（三）我国药学研究的发展方向和趋势

1. 深化改革，优化发展环境，努力为创新药物提供坚实平台

经过多年发展，虽然我国的医药产业规模已十分庞大，财力资本和人力资源规模也较为丰富，但是科技创新水平与产业竞争力仍不够强。今后，应该在发展过程中着重解决下列一些问题。首先，创新驱动发展战略规划有待完善，自主创新理念仍需提升，创新驱动发展扶持政策需加大力度，提升创新创业动力。其次，对知识和人才的尊重需要加强，创新创业激励机制不够健全，自主创新环境需进一步优化，政府推进科技创新的政策效应未能充分显现，有利于创新创业的政策落地还存在不同障碍，限制了创新资源的集聚和创新动能的充分释放。另外，我国在实施创新驱动发展战略过程中，应该对科技与经济脱节问题引起足够重视，其中包括科研成果转化率低的问题。科技成果转化是世界性难题，我国在这方面同样面临不少问题。

2. 强化基础研究对医药事业创新驱动的支撑

基础研究的意义在于源头创新，对于任何高技术产业而言，基础研究价值的占比都是极高的。从严格意义来说，基础研究是现代医药产业的源头，如果没有基础研究，医

药产业赖以生存的一切现代科学技术均无从谈起，当然，与此相关的生物医药产业也不可能存在。基础研究的理论突破为生物医药产业的技术创新铺平了道路，不但决定着医药行业的发展方向和潜力，而且为制药企业提供新的手段、工具和工艺，从而推动医药事业的创新发展与巨大进步。我国应该进一步明确基础研究发展的新思路，做出适应新形势的全面部署。

3. 持续推进世界一流药学研究体系建设与时俱进，积极探索药学科学发展新模式

我国现代药学科学发展已经过一个多世纪的历程，在艰难曲折的发展过程中，不仅为中华民族的健康提供了保障，还为世界药学科学的发展做出了重要贡献。随着科学技术的发展与进步，我国药学学科的发展积极与传统医药、现代医学、现代新兴技术、应用开发及人文科学相整合。在当前形势下，药学研究体系建设应该以习近平新时代中国特色社会主义思想为指导，持续面向国家重大需求，服务人民生命健康，聚焦"颠覆性"和"原创性"技术，加强药学与人工智能、新材料、智能制造等硬科技领域的交叉融合，着力推动产教深度融合、打造优势学科集群、建设形成处于"领跑"和"并跑"水平的高峰药学研究体系。药学教育要坚持立德树人，提升药学人才培养质量，借助"双一流"建设，坚持"四个服务"，聚焦立德树人根本任务，进一步统筹世界一流药学学科群建设，为药学研究培养适应时代发展的创新型人才。

4. 中医药产业规模显著提升，现代化之路任重道远

近年来，中药产业快速发展，产业规模和水平显著提升。中药饮片、中药材与中成药构成中药产业三大支柱。根据国家药品监督管理局发布的《药品监督管理统计年度数据（2022年）》，2022年中药生产企业4569家（其中含中药饮片生产企业2250家），占全国药品生产企业总数的57.3%。专营中药材、中药饮片的药品经营企业486家，其中批发企业459家，零售连锁企业27家。截至2022年12月31日，全国共有中成药生产企业2319家，中药饮片生产企业2250家，已完成上市备案的中药配方颗粒生产企业73家。

虽然中药产品生产工艺水平有了很大提高，基本建立了以药材生产为基础、工业为主体、商业为纽带的现代中药产业体系。但中医药现代化仍处于初级阶段，生产技术落后、药材质量、工艺粗糙等长期遭人诟病问题也依然存在，如何守正创新，切实推进中医药高质量发展成为关注的焦点。另外，国际化将作为中医药健康长远发展的重点突破方向。

（四）药理学发展推动药学全面发展

1. 药理学研究创新性突出，支撑创新药快速发展

现代药物研究进入了以药物靶点为主要作用机制的认识阶段，药物靶点的发现、确证和药物的研发关系密切，成为药物创新研究的关键技术和核心内容。

2022年，中国药理学家对药理学基础理论进行了创新性研究，取得显著成绩，发现

了新的靶点，深入认识了一些靶点的生理、病理和药理学意义，逐步推动由靶点向新药研发的进程。

1）二甲双胍作用靶点 PEN2

二甲双胍不仅在治疗 2 型糖尿病方面拥有显赫地位，还被发现具有抗肿瘤和延缓衰老等多重功效。中国研究团队经过多年的艰辛科研，终于揭示了二甲双胍的作用机制，发现了一种名为 PEN2 的蛋白质，它正是二甲双胍的靶点。该研究不仅发现了二甲双胍的直接作用靶点，还从分子层面详细勾画出了二甲双胍发挥功能的路径，为二甲双胍的广泛用途提供了科学支持，为治疗代谢性疾病和延缓衰老的研究开辟了新的途径。

2）阿尔茨海默病靶点卵泡刺激素

老年女性更容易患上阿尔茨海默病，这一疾病导致认知能力的急剧下降。研究发现，这与绝经过渡期内脏脂肪堆积、能量平衡失调和骨质流失紧密相关。以往研究指出，抑制卵泡刺激素（follicle stimulating hormone，FSH）在小鼠体内可降低脂肪量，刺激产热，促进骨量增加，降低血清胆固醇水平。2022 年 3 月，中国的研究团队及其国外合作者在 *Nature* 杂志上发表的一项研究中，进一步揭示了 FSH 与阿尔茨海默病之间的深刻联系。这项研究表明，FSH 直接影响大脑中的海马和皮质神经元，加速了淀粉样蛋白 β 和 Tau 蛋白的沉积，进而损害了小鼠的认知能力，这两者是阿尔茨海默病的典型特征。通过抑制神经元中的 C/EBPβ–δ-分泌途径，研究团队成功地阻止了 FSH 对这些小鼠的影响，进而消除了阿尔茨海默病样表型。这些发现不仅突显了血清中 FSH 水平在绝经期阿尔茨海默病病理生理中的因果关系，也为在阿尔茨海默病、肥胖、骨质疏松和血脂异常等多重病症治疗中开发单一 FSH 阻断剂提供了前所未有的机遇。这项研究的结果深化了人们对阿尔茨海默病发病机制的认识，同时也为开发综合性疾病治疗策略带来了崭新的希望。

3）胆固醇外排靶点 ASGR1

随着高浓度胆固醇引发心血管疾病的案例不断增加，降低胆固醇水平已成为预防和治疗心血管疾病的至关重要的手段。2022 年 8 月，中国研究团队在 *Nature* 杂志上发表了一篇重要研究论文，引起了广泛的关注。研究团队的工作聚焦于 ASGR1 蛋白，他们的发现表明抑制 ASGR1 蛋白能够促使胆固醇从血液排出，进入胆汁，并通过粪便排出体外。这一发现在降低血液和肝脏脂质水平方面表现出显著的疗效，对于减轻动脉粥样硬化和改善脂肪肝等疾病具有重要意义。为了实现这一疗效，研究人员开发了特定的 ASGR1 中和抗体，这些抗体能够有效地刺激胆固醇外排。而与他汀类药物以及依折麦布等降脂药物的联合应用，更进一步展示了出色的协同降脂效果。胆固醇在多种疾病的发病机制中都扮演着关键角色，包括心血管疾病、脂肪肝和神经退行性疾病等。这项研究成果为研发能够促使胆固醇外排的降脂药物奠定了重要的科学基础。它不仅揭示了胆固醇代谢的新机制，更为未来的药物开发提供了新的创新方向。

4）肿瘤治疗靶点 α-促黑细胞刺激素

2023 年 8 月，中国研究团队的最新成果在 *Science* 杂志上刊登，详细介绍了下丘脑-垂体轴以及其衍生的 α-促黑细胞刺激素（α-MSH）在调控肿瘤诱导的髓系造血和免疫抑制中的关键作用。这项研究的发现对于深入了解肿瘤的免疫逃逸机制以及开发创新性的治疗策略具有重要意义。研究结果揭示，在免疫检查点治疗中，不论是对于对治疗敏感还是抵抗的肿瘤模型，利用多肽抑制剂来阻断 α-MSH 的受体 MC5R，均能够有效地抑制肿瘤的生长。更为引人瞩目的是，当 MC5R 多肽抑制剂与抗 PD-1 抗体联合使用时，可以显著提高免疫检查点治疗的效果，这为肿瘤治疗带来了新的组合治疗策略。此外，研究团队还在非小细胞肺癌和恶性头颈癌患者的血清样本中发现 α-MSH 的浓度明显升高，并且与外周血中的骨髓来源抑制性细胞（myeloid-derived suppressor cell，MDSC）比例呈正相关。这一关联表明 α-MSH 可能在肿瘤引发的免疫抑制中扮演了重要角色。这项研究深入剖析了肿瘤微环境中下丘脑-垂体轴及其产物 α-MSH 在肿瘤生长和免疫抑制中的作用机制。这一发现为肿瘤治疗领域提供了新的视角，表明 MC5R 有望成为潜在的肿瘤免疫治疗靶点，为创新药物的研发和临床应用提供了有力的科学依据。

5）抑郁症靶点 SERT（5-羟色胺转运体）-nNOS（神经元型一氧化氮合酶）

2022 年 10 月，*Science* 杂志发布了一项引人瞩目的研究成果，中国研究团队开创性地发现了一种全新、迅速起效的抗抑郁药物靶点，即 SERT（5-羟色胺转运体）-nNOS（神经元型一氧化氮合酶）。更为引人关注的是，该团队成功合成了一种解偶联剂，该剂可以迅速发挥作用，可能克服了第三代抗抑郁药物在治疗过程中可能受限于 5-羟色胺自身受体脱敏的问题，为下一代抗抑郁药物的研发铺平了道路。这一突破性的研究受到了同行评价的高度关注，被 *Science* 杂志列为研究亮点。此靶点的发现是抗抑郁药物领域的一次重大理论突破。随着抑郁症在全球范围内成为一种普遍的心理健康问题，寻找更加高效、快速起效的治疗方法变得尤为紧迫，这项研究为未来抗抑郁药物的发展提供了新的思路。

6）阿尔茨海默病靶点 PLD3

经国内外研究团队协作，2022 年 11 月于 *Nature* 杂志发表了一项关于阿尔茨海默病的重要发现，该研究揭示了 β-淀粉样蛋白沉积周围异常的轴突球状体膨大病变结构，这些结构严重干扰了神经信号传导，极大地影响了神经网络的正常功能。这一发现深刻地启示了阿尔茨海默病的发展机制。这些轴突球状体在阿尔茨海默病的病理生理中扮演着重要的角色，它们阻碍了神经元之间的正常通信，导致认知功能逐步下降。并且，这项研究不仅仅停留在发现问题的层面，还深入探讨了调控这些异常结构的潜在分子机制。研究人员发现，溶酶体蛋白 PLD3 在这一过程中扮演了重要角色，它似乎可以作为调控轴突球状体膨大病变的关键分子靶点。这一发现为寻找阿尔茨海默病的治疗方法提供了新的线索，或许可以通过干预 PLD3 蛋白的功能，阻止或减轻这些异常结构的形成，从而保护神经网络的正常工作。

7）自噬起始复合物 FIP200

自噬在细胞中起到"清道夫"功能，对抵抗多种应激和维持细胞稳态至关重要，寻找决定自噬体形成信号是一个长期悬而未决的难题。中国科学院生物物理研究所团队研究发现，自噬诱导时，内质网表面发生钙瞬变，并触发 FIP200 自噬起始复合物发生液-液相分离，形成的 FIP200 凝聚体与内质网膜蛋白结合并定位于内质网，成为自噬体起始位点。该成果揭示内质网表面钙瞬变是启动自噬体形成的关键信号，极大促进人们对自噬分子机制的理解，并对探究内质网钙失调导致的神经退行性疾病等相关疾病中自噬异常的机理有重要意义。

总的来说，这些靶点的发现不仅揭示了药物的作用机制，更为疾病的理解和治疗提供了新的视角和方法。这些研究为药物研发、临床治疗和健康管理带来了新的希望，为人类的健康福祉做出了积极贡献。未来，随着对于药物作用机制的深入探索，我们有理由相信会有更多的靶点被揭示，为疾病治疗领域带来更多突破性的进展。

2. 药物作用机制研究不断深入，指导临床合理用药作用显著

认识药物的作用机制能够更好地指导临床用药，对于实现合理用药，提高治疗效果，减少不良反应和药源性疾病具有重要意义。近些年来，我国药理学家在药物作用机制的研究方面不断深入、取得突破，为临床药物的应用提供指导并为现有药物适应证扩大奠定基础。

（1）二甲双胍是治疗 2 型糖尿病的一线药物，但上市 65 年来，其作用靶点始终是一个谜。厦门大学团队历经 7 年科研攻关，发现一种称为 PEN2 的蛋白质是二甲双胍的靶蛋白。该研究不仅发现二甲双胍的直接作用靶点，还从分子角度勾画出二甲双胍行使功能的路线图。团队还筛选到一个能模拟辟谷效应（卡路里限制）的化学药物（俗称"辟谷精"），具有降糖、治疗脂肪肝的效果；发现"辟谷精"和二甲双胍均借道先前发现的葡萄糖（卡路里限制）感知通路，从而偶联到 AMPK 长寿相关通路，达到治疗糖尿病和脂肪肝等重大代谢性疾病以及延缓衰老等作用。这一工作明确了二甲双胍作用靶点，进一步发掘二甲双胍的药效特点，也为二甲双胍临床合理应用提供了新的见解。

（2）传统中药临床应用受到限制，很大程度上与作用机制不明确相关。为此，中国科学家开发利用多种新技术，助力中药药效作用机制研究。包括开发了 SpaTalk、Bulk2Space 等系列单细胞组学分析新工具；以中药药效成分为工具探针的靶点"钩钓"技术；超大规模的中药分子功能基因表达谱数据库结合多组学技术；分子拼接等化学生物学新策略，实现代谢酶、肠道菌等炎症代谢靶点的多维度实时、定量检测与识别技术等。基于这些技术，多个传统中药的作用靶点逐渐明晰，并明确中药活性成分、发现新的候选药物。其中具有代表性的是发现红景天中草质素为新型 SGK1 抑制剂，可用于缓解心肌肥大，这为临床红景天提取物用于改善心绞痛提供了理论基础，也为该药物的进一步开发利用奠定了实验依据。

（3）丙肝特效药索非布韦被称为人类攻克丙肝历程上的一座里程碑，然而 2015 年，美国食品药品监督管理局报告了患者在联合服用索非布韦和抗心律失常药物胺碘酮后，出现严重心动过缓的案例，但其中的原因并不明确。2022 年武汉大学团队与国外团队合作报道了索非布韦或其类似物可以增强胺碘酮对 L 型钙离子通道的抑制作用，该工作对药物设计产生了深远影响。例如，通过分子对接技术发现，仅需要改变索非布韦的磷酸手性就可以打破分子之间的相互作用，提高抗丙肝药物的安全性。这对于药物作用机制以及毒性机制的研究，更好地使现有药物安全应用于临床，同时对药物副作用研究带来新的启示。

（4）在脑血管疾病治疗方面，高复发是缺血性脑血管病防治的世界难题，但各国指南推荐的阿司匹林单一抗血小板治疗效果有限，而叠加其他药物的联合抗血小板治疗的

临床研究均因无效或增加严重出血风险而失败，因此联合治疗曾被国际指南禁用于缺血性脑血管病。首都医科大学附属北京天坛医院团队在国际上首次提出的阿司匹林叠加氯吡格雷的短程双通道双效应联合治疗方案改写了欧美等多国指南。该方案可使复发风险相对降低 23%，被评价为开启了脑血管病基因指导治疗的新时代。

3. 基础研究为药物创新奠定持续发展的基础

生命科学研究作为药学研究的基础科学，药理学研究直接关系到对生命科学的认识，关系到人类健康过程的认识和调控。2022 年，在基础研究方面一系列颠覆性、突破性的科学发现，为药学科学事业持续健康发展指明了前进的新方向，更好地服务于医药产业持续健康发展，造福全人类。

（1）新冠病毒奥密克戎株不断突变，在全球引起多轮疫情。解析新冠突变株的体液免疫逃逸机制对于新冠疫苗研发和疫情防控具有重要指导意义。北京大学团队联合中国科学院生物物理研究所团队和中国食品药品检定研究院团队，率先研究报道新冠病毒奥密克戎及其亚型变异株的体液免疫逃逸特征与分子机制。该系列研究增进了世界新冠疫情防控的科学认识，为广谱新冠疫苗和抗体药物的研发方向提供了重要数据参考和理论支持。

（2）人类合子基因组如何激活是长久以来的一个未解之谜。清华大学、山东大学课题组通过开发超灵敏翻译组与转录组联合测序技术，首次绘制人类早期胚胎发育的翻译图谱。该研究通过寻找基因组激活时期高翻译的转录因子，鉴定出 TPRX1/2/L 家族蛋白，证明其对人类合子基因组激活和早期胚胎发育起到重要调控作用。该成果初步认识了人类胚胎程序初始启动的重大基础科学问题，为治疗不孕不育、改善辅助生殖技术提供了新的思路。

近三年，我国医药科学在研究方向、研究技术和创新成果方面取得积极进展，药物化学、药物分析、药物制剂等方面取得重要进展，尤其是药理学的发展，在临床合理用药、新药研发和生命科学进步方面发挥了积极作用。我国药学科学发展进入了突出创新快速发展的新的历史时期。

参 考 文 献

[1] Ma T, Tian X, Zhang B, et al. Low-dose metformin targets the lysosomal AMPK pathway through PEN2. Nature, 2022, 603(7899): 159-165.

[2] Xiong J, Kang SS, Wang Z, et al. FSH blockade improves cognition in mice with Alzheimer's disease. Nature, 2022, 603(7901): 470-476.

[3] Wang JQ, Li LL, Hu A, et al. Inhibition of ASGR1 decreases lipid levels by promoting cholesterol excretion. Nature, 2022, 608(7922): 413-420.

[4] Xu Y, Yan J, Tao Y, et al. Pituitary hormone α-MSH promotes tumor-induced myelopoiesis and immunosuppression. Science, 2022, 377(6610): 1085-1091.

[5] Sun N, Qin YJ, Xu C, et al. Design of fast-onset antidepressant by dissociating SERT from nNOS in the DRN. Science, 2022, 378(6618): 390-398.

[6] Yuan P, Zhang M, Tong L, et al. PLD3 affects axonal spheroids and network defects in Alzheimer's disease. Nature, 2022, 612(7939): 328-337.

十一、疫苗创新技术研究进展

马 磊 杨昭庆 王佑春
中国医学科学院医学生物学研究所

新发突发传染病不断出现，严重危害人类健康，疫苗是预防控制传染病最有效的措施之一。尽管如此，结核、艾滋病等重大传染病还没有较为有效的疫苗，流感、新冠等病原体不断变异，疫苗研发依然面临着挑战。疫苗创新技术的发展关乎着人民健康福祉、经济发展、国家安全和社会稳定。

在全球新冠病毒感染（COVID-19）疫情新形势下，对疫苗创新技术提出了更高的要求，同时也为该领域的发展带来了新的机遇与挑战。新冠疫情期间，全球以前所未见的研发速度和力度使疫苗创新技术的发展及应用跃上了一个新台阶，而且随着疫情的进展及病毒的变异，疫苗研发的技术和品种也需不断地迭代升级，需要研制出一系列新型的疫苗，为新冠疫情防控以及最终战胜疫情发挥重要作用。"十四五"是我国医药工业向创新驱动转型、实现高质量发展的关键五年[1]。在此次应对疫情过程中彰显了新技术和政策的重要性，我国形成了一系列创新技术平台及新的政策体系，不仅极大地促进了新冠疫苗和新药的研发，也将对后疫情时代创新疫苗研发产生深远影响。新一轮的科技革命和产业革命正在孕育，积极加快相关疫苗创新技术研究，把握核心科学技术，加快发展现代产业体系，推动政策、经济体系优化升级，为保障人民群众健康、经济发展及国家安全将起到有力的促进作用[2]。然而，制约研究及产业发展的问题依旧突出，前沿原始创新突破能力有待提高，协同产业生态发展模式尚未形成，高附加值产品及原料国际竞争优势有待提高。因此，进行 2022 年我国疫苗创新技术研究最新进展梳理和思考，将为后疫情时代的理论及技术创新突破提供重要的启示与经验。

（一）2022 年中国疫苗创新技术研究的主要进展

1. 新冠疫情期间，新冠疫苗应急攻关取得了系列成果

2019 年新冠疫情暴发以来，在党中央的坚强领导下举国围绕新冠病毒的生物学特征、流行病学特征、感染重症医疗救治进行科研攻关。疫苗研发首先作为应急科研攻关的重中之重进行了布局。中国人民解放军军事科学院军事医学研究院陈薇院士团队与康希诺生物联合开发的腺病毒载体新冠疫苗和国药集团中国生物新冠灭活疫苗成为首批国家药品监督管理局（NMPA）批准附条件上市的新冠疫苗，为全球战胜疫情注入信心。随着疫情的发展及新冠变异株的不断出现，后续疫苗创新技术的迭代升级速度也在不断提升。

截至 2022 年底，全球累计确诊病例超 6 亿 5818 万例，全球累计死亡病例超 668 万例。全球共有 382 种新冠疫苗候选产品，其中 183 种进入临床研究阶段。全球新冠候选疫苗的研发共涉及 11 种技术平台，其中采用重组蛋白技术平台、病毒载体技术平台、RNA 技术平台、灭活疫苗技术平台研制出的候选疫苗数量占前 4 位。免疫途径方面鼻

喷免疫剂型有 16 种候选疫苗，数量仅次于肌肉免疫途径的候选疫苗[3]。

表 1　截至 2022 年 12 月全球已批准使用的新冠疫苗

疫苗	机构	首批/紧急使用时间	上市国家/地区
中国疫苗			
众爱可维	国药中生（北京）	2020 年 12 月	中国、阿联酋等
众康可维	国药中生（武汉）	2021 年 2 月	中国等
克尔来福	科兴生物	2021 年 2 月	中国、巴西等
克威莎	康希诺	2021 年 2 月	中国、巴基斯坦等
智克威得	智飞生物	2021 年 3 月	中国
可维克	康泰生物	2021 年 5 月	中国
科维福	中国医学科学院医学生物学研究所	2021 年 5 月	中国
重组新冠病毒疫苗	国药集团中国生物研究院	2021 年 8 月	阿联酋
Mvc-Cov1901	基亚生物科技	2021 年 8 月	中国台湾
SCB-2019（CpG1018/铝佐剂）	三叶草生物	2022 年 12 月	中国
威克欣	威斯克生物/四川大学	2022 年 12 月	中国
SCTV01C	神州细胞	2022 年 12 月	中国
鼻喷流感病毒载体新冠肺炎疫苗	北京万泰/厦门大学	2022 年 12 月	中国
国外疫苗			
Ad26.COV2.S	强生	2020 年 7 月	美国
Sputnik V	俄罗斯流行病与微生物学研究所	2020 年 8 月	俄罗斯
BNT162b2	BioNTech、辉瑞、复星医药	2020 年 12 月	美国、英国、加拿大
mRNA-1273	Moderna	2020 年 12 月	美国、德国、加拿大
AZD-1222	阿斯利康	2020 年 12 月	英国
Covaxin	巴拉特生物	2021 年 1 月	巴西、印度等
CoviVac	脊髓灰质炎及病毒性脑炎研究所	2021 年 2 月	俄罗斯
Peptide vaccine	俄罗斯国家病毒学和生物技术研究中心	2021 年 2 月	俄罗斯
Jcovden	Janssen	2021 年 2 月	美国
Sputnik Light	俄罗斯流行病与微生物学研究所	2021 年 5 月	俄罗斯、委内瑞拉等
COVIran Barekat	Shifa Pharmed	2021 年 6 月	伊朗
Zycov-D	Zydus-Cadila	2021 年 8 月	印度
CORBEVAX	Biological E	2021 年 12 月	印度
NVX-CoV2373	Novavax	2021 年 12 月	欧洲
Sputnik M	俄罗斯流行病与微生物学研究所	2021 年 12 月	俄罗斯
MT-2766	Medicago	2022 年 2 月	加拿大
VLA2001	Valneva SE	2022 年 3 月	巴林等
GBP510	SK 生物	2022 年 6 月	韩国
GEMCOVAC-19	Gennova Biopharmaceuticals	2022 年 6 月	印度
BNT162b2 原始株/Omicron BA.4/BA.5 二价	BioNTech、辉瑞、复星医药	2022 年 8 月	美国
mRNA-1273.214	Moderna	2022 年 8 月	英国
mRNA-1273.222	Moderna	2022 年 8 月	美国
BNT162b2 原始株/Omicron BA.1 二价	BioNTech、辉瑞、复星医药	2022 年 9 月	美国

从中国创新疫苗技术平台方面来说，纳入紧急使用的新冠疫苗开发平台包括非复制病毒载体疫苗、灭活疫苗、mRNA 疫苗、蛋白疫苗等，代表产品包括克尔来福、众爱可维、克威莎（注射剂和吸入剂）、威克欣、SCB-2019（CpG1018/铝佐剂）、SCTV01C 等，进入临床阶段中的疫苗共有 20 种，并在积极探索二价以上的多价新冠疫苗。已上市或纳入紧急使用疫苗以针对新冠原始毒株类型为主，而国内目前处于临床试验阶段的疫苗多为二价及以上的新冠疫苗，提供针对变异株的防护[4-6]。新冠疫苗的应急攻关助推了我国生物医药科技行业创新能力的变革和提升，取得了一系列成果，以下对 2022 年最新成果进行回顾。

1）重组蛋白新冠疫苗研究取得突出进展

作为国家重点布局的研发路线之一，多款重组蛋白新冠疫苗于 2022 年获批紧急使用。其中，安徽智飞龙科马生物制药有限公司与中国科学院微生物研究所联合研发重组新冠病毒蛋白疫苗（CHO 细胞）是国内第四款获批紧急使用的新冠病毒疫苗，也是国际上第一个获批临床使用的新冠病毒重组亚单位蛋白疫苗。此后，珠海丽珠生物有限公司与中国科学院生物物理研究所合作研发的重组新冠病毒融合蛋白疫苗（CHO 细胞）、威斯克生物有限公司与四川大学华西医院联合研发的重组新冠病毒疫苗（Sf9 细胞）、北京神州细胞生物技术集团股份公司的重组新冠病毒二价（α/β 变异株）S 三聚体蛋白疫苗（CHO 细胞）和浙江三叶草生物有限公司的重组新冠病毒蛋白亚单位疫苗（CHO 细胞）也先后获批准紧急使用，为我国新冠疫苗接种提供了更多选择[7]。

多价重组蛋白疫苗研究中，谢良志团队设计并开发了一种基于 SARS-CoV-2 α 和 β 变异体的双价疫苗 SCTV01C，在角鲨烯基水包油佐剂 SCT-VA02B 存在下，SCTV01C 对抗原匹配的 β 变异体显示出显著的保护效果，在小鼠身上显示出对 Omicron 亚型（BA.1BA.1.1、BA.2BA.3 和 BA.4/5）的交叉中和能力。后续工作中又以 SARS-CoV-2 变异株 Alpha、Beta、Delta 和 Omicron BA.1 的三聚体 Spike 蛋白为基础，添加角鲨烯水包油佐剂 SCT-V A02B，开发了一种四价新冠肺炎疫苗 SCTV01E。研究表明，该疫苗具有突出的广谱交叉保护优势。与单价疫苗相比，基于原始株和 Omicron BA.1 的双价疫苗对已测试的突变（包括 Omicron BA.1 和 BA.2 亚突变体）表现出更全面和更强的中和效力[8]。2022 年 12 月，神州细胞 2 价 S 三聚体蛋白疫苗（SCTV01C，商品名：安诺能 2）已被纳入紧急使用，是国内第一款新冠多价疫苗。

2）新冠疫苗新剂型研究取得较好的进展

呼吸道黏膜免疫是呼吸道疫苗最理想的免疫途径。现各国正在深入开展呼吸道黏膜免疫的基础研究，以帮助实现呼吸道黏膜疫苗的设计愿景。

我国新冠呼吸道黏膜疫苗技术处于世界前沿水平，已批准了康希诺生物的腺病毒载体吸入疫苗和万泰生物的鼻喷流感病毒载体疫苗。万泰生物的鼻喷流感病毒载体疫苗在 2022 年获批紧急使用，该疫苗是一种减毒活病毒载体疫苗，采用鸡胚培养的减毒流感病毒作为载体，插入新冠病毒 S 蛋白 RBD 基因序列构建而成。为了进一步提高喷鼻式新冠疫苗预防感染和降低病毒传播的效果，香港大学陈鸿霖教授团队在本实验室前期研究的基础上，进一步开发出新型流感病毒载体鼻喷式新冠疫苗——DelNS1-RBD4N-DAF。在插入的 RBD 序列上引入了 4 个糖基化位点和细胞膜锚定蛋白——衰变加速因子

（decay accelerating factor，DAF），使 RBD 表达在细胞膜上，大大增加了疫苗免疫小鼠之后产生的中和抗体水平，同时也证明了该疫苗可以完全防止流感病毒 H1 和 H3 亚型的感染[9]。

在前期研制了重组人 5 型复制缺陷型腺病毒载体新冠原始株疫苗 Ad5-S-WT（NB2001）基础上，Omicron 变异株出现后研究人员仅用 24 天就构建了重组人 5 型腺病毒载体 Omicron 疫苗 Ad5-S-Omicron（NB2155），该研究表明，在原始株灭活疫苗免疫背景的基础上鼻喷 Ad5-S-Omicron 疫苗序贯加强免疫，能够建立针对 Omicron 多个亚型的广谱上呼吸道黏膜和系统性免疫反应，对有效预防 Omicron 变异株的感染与阻断传播具有重要意义[10]。

综上，Omicron 变异株的黏膜免疫途径疫苗的研究和开发尚处于早期阶段，呼吸道黏膜结构复杂多样，黏膜免疫机制、特异性免疫平衡等尚不明确，限制了黏膜免疫技术疫苗的开发。然而，针对呼吸道病原体的黏膜免疫途径的疫苗具有诸多优点，最重要的是方便免疫和能够激活呼吸道黏膜免疫应答，此免疫途径在应对呼吸道病原体的变异感染方面具有重要应用前景。

3）国产新冠疫苗升级加速，多价广谱苗研发成趋势

免疫原的设计和优化是疫苗开发的核心技术，为解决病毒持续变异引起的免疫逃逸现象，我国采用重组蛋白技术平台研制的涵盖 SARS-CoV-2 变异株 Alpha、Beta、Delta 和 Omicron 的四价疫苗已获批紧急使用；基于结构和功能设计的广谱疫苗尚无相应产品上市，通过抗原嵌合、共有抗原设计和多靶点组合等方式，研制针对新冠病毒变异株的广谱疫苗是未来疫苗研究的重要方向，该类型疫苗处于临床前或临床研发的早期阶段。

陈薇院士团队从合成文库中筛选出一组针对 SARS-CoV-2 RBD 的靶向纳米抗体（nanobodies，NBS），并设计了一种对多种变异株具有广谱中和作用的双异位纳米抗体 NB1-NB2[11]。并将人 IgG1-Fc 与 NB1-NB2 融合，构建了重链抗体 NB1-NB2-Fc，对新的 Omicron 变异株 B.1.1.529 具有较强的亲和力和较强的中和活性。该研究团队还发现 ZWD12 单抗通过阻断 S 蛋白与 ACE2 受体结合，对 SARS-CoV-2 变异株 Alpha、Beta、Gamma、Kappa、Delta 和 Omicron 表现出强大而广泛的中和作用，表明 ZWD12 结合的 RBD 表位是设计广谱疫苗的合理靶点[12]。在后续工作中进一步全面分析了 Omicron 突变对抗体表位的影响，并根据结合模式对这些抗体进行了分类，发现 H-RBD 类抗体的表位受 Omicron 突变的影响比其他表位小得多，冷冻电镜结果表明，这类抗体利用了一种保守的机制来中和 SARS-CoV-2[13]，这些表位的分析为选择、设计广谱抗原提供了依据。

总的来说，广谱疫苗研究主要结合变异特点分析其共同特征，以期设计出一种疫苗能够针对这些共同特征诱导免疫反应。虽然研发广谱疫苗面临巨大挑战，但通过这些研究能够促进疫苗抗原设计、计算生物学、结构生物学、人工智能和分子流行病学技术等基础技术的发展，开展基于结构和功能的保守表位、多价联合、多株嵌合的抗原优化设计，研发多种高效广谱疫苗，为后疫情时代的通用疫苗设计提供参考[14]。

2. 新兴前沿基础技术的突破为疫苗研发提供保障

2022 年药物临床试验登记与信息公示平台年度登记总量达 3410 项，较 2021 年仍有

小幅增长，其中以受理号登记的生物制品临床试验为 829 项，对比 2021 年新药临床试验登记数据，占比情况保持一致。2022 年，除新冠疫苗应急攻关取得了系列成果外，其他创新疫苗也取得了较好进展。据公开资料显示，我国自主研发的全球首个双载体 13 价肺炎疫苗在江苏省上市，双载体可以避免单一载体蛋白竞争辅助性 T 细胞而对多糖免疫应答产生抑制作用；国药集团上海生物制品研究所自主研发的国内首个全新剂量的婴幼儿四价流感病毒裂解疫苗获批上市，首次接种年龄扩大至 6 月龄及以上人群；沃森生物二价人乳头瘤病毒（HPV）疫苗获批，成为第二款获批上市的国产二价 HPV 疫苗；国药集团长春生物制品研究所生产的冻干人用狂犬病疫苗（Vero 细胞）获得批签上市；百克生物旗下的首款国产带状疱疹疫苗正式获批上市，是国内首个适用于 40 岁及以上人群的带状疱疹减毒活疫苗。另外，重组带状疱疹疫苗、冻干带状疱疹减毒活疫苗、轮状病毒灭活疫苗（Vero 细胞）、冻干人用狂犬病疫苗（人二倍体细胞）、基于百白破疫苗为基础的多联多价疫苗、不同表达系统的多价人乳头瘤病毒疫苗、多价手足口病疫苗、多价肺炎球菌结合疫苗、通用型流感疫苗等创新疫苗研发工作进展较快。

总的来说，疫苗产品开发会涉及众多基础技术的研究，包括蛋白质组学、基因组学、病毒结构、免疫与感染及分子相互作用等，基础技术支撑对创新性疫苗的研制至关重要，决定了疫苗的创新程度、研发速度，以及产品效果。

免疫原的设计和优化是疫苗开发的核心技术，国外 mRNA 新冠疫苗的成功得益于维持融合前构象的疫苗抗原设计，此核心技术也使得长期没有解决的 RSV 疫苗获得成功。为解决病毒持续变异引起的免疫逃逸现象，国外学者结合计算生物学、结构生物学、人工智能和分子流行病学技术，开展基于结构和功能的保守表位、多价联合、多株嵌合的抗原优化设计，研发了多种高效广谱疫苗，目前正在进行临床前或者临床研究评价。

CRISPR-Cas 系统的发现引领了基因编辑领域突破性发展，技术改进将追求精准化、灵活化、迷你化，促进基因编辑疗法的临床应用。CRISPR-Cas 系统的广泛应用推动了相关生物医药技术的发展。2022 年 9 月，基于良好的临床试验结果，美国 Vertex 公司和 CRISPR Therapeutics 启动 exa-cel 疗法的上市申请，有望于 2023 年获批上市。目前已有多项研究利用 CRISPR-Cas 系统构建开发动物疫苗候选毒株[15-17]。譬如利用 CRISPR-Cas9 系统构建伪狂犬病病毒基因缺失的疫苗候选毒株；利用 CRISPR-Cas9 系统敲除非洲猪瘟病毒强毒株中的非必需基因 8-DR，为后续非洲猪瘟疫苗的研制奠定基础；利用 CRISPR-Cas9 系统敲除毒力因子，并将异源基因插入禽类易感的疱疹病毒科传染性喉气管炎病毒基因组中，以产生多价禽疱疹病毒重组疫苗等。CRISPR-Cas 系统通过基因敲除、替换或插入对病毒基因组进行修饰，构建具有多种重组基因疫苗候选毒株，为人用病毒性疫苗的研究提供了一条新的有效途径[17-19]。

酶促 DNA 合成将引领新一轮的 DNA 合成技术革命，实现长片段 DNA 高效率、高精度、低成本合成，极大地拓展 DNA 的应用范围，推动合成生物学的巨大进步。中国团队实现酶促 DNA 合成的重大突破：2022 年，中国科学院天津工业生物技术研究所江会锋团队通过生物信息学的技术筛选到高效催化活性的鸟类 TdT，通过理性设计和高通量筛选策略，获得新 ZaTdT-R335L-K337G 突变体，该突变体大幅提升了对氧氨基修饰核苷酸（3'-ONH$_2$-dNTPs）的特异性识别和催化合成能力，从而解决长片段 DNA 合成的难题[20]。许多类型疫苗的开发都需要合成 DNA，包括 DNA、mRNA 和病毒载体疫苗。该技术的发展能够与新一代疫苗平台技术相结合，快速按需合成 DNA，可以在几天内就从新型病原体的基因序列数据到构建出一系列候选疫苗。进一步通过开发合成 DNA 疫苗能够针对每个患者疾病中表达的独特新抗原量身定制免疫反应，这将使肿瘤疫苗研发迎来重大机遇[21,22]。

国外重组蛋白新冠疫苗和 mRNA 新冠疫苗的快速研发和规模化生产应用，依赖于安全稳定的脂质体递送技术，递送技术涵盖了合成制备、给药途径、位点靶向、代谢和毒理等方面的技术。目前，成熟的核酸药物递送系统有 GalNac（N-乙酰半乳糖胺）偶联修饰、脂质纳米颗粒（lipid nanoparticle，LNP）和重组腺相关病毒（recombination adeno-associated virus，rAAV）载体。近些年来，外泌体作为一种新型的递送系统引起了研究人员的广泛关注。递送系统的突破需要大量的基础和临床研究积累，随着技术的发展，递送技术将会给疫苗及免疫治疗发展带来新突破。

3. 监管及政策创新助力创新疫苗快速研发

政策支持、技术创新、市场扩容多管齐下，中国的疫苗技术创新实现了从跟跑、并跑到领跑的突破，品种从无到多，从弱到强，从自产自用到国外引进，再到自主创新，实现了从疫苗大国向疫苗强国的转变。尤其是新冠疫苗的快速研发，成为疫苗发展的重大转折点。

2022 年，新冠疫情全球大流行仍处于发展阶段，病毒不断变异进一步增加了疫情的不确定性，我国疫情防控"外防输入、内防反弹"压力持续增大，人民群众对疫苗药品的期待不断增高，国际社会对我国疫苗药品安全的关注度与日俱增。在这种形势下，党和国家始终坚持人民至上、生命至上，尊重科学、遵循规律，以高效应对疫情形势变化的工作机制和举措，全力服务保障疫情防控工作大局。国家监管部门及时制定和发布研发阶段相关技术指导原则，为加快新冠疫苗和药物临床前和临床研究提供技术指导，同时保证了新冠疫苗和药物的研制质量。随着疫情防控形势和病毒株的不断变化，国家监管机构也对相关指导原则进行了实时更新和补充，以适应新冠疫苗和药物研发的监管需要。2020 年下半年，国家药监部门密集发布了《新型冠状病毒预防用疫苗临床评价指导原则》《新冠肺炎疫情期间药物临床试验管理指导原则》《新型冠状病毒预防用疫苗研发技术指导原则》《新型冠状病毒预防用疫苗非临床有效性研究与评价技术要点》《新型冠状病毒预防用疫苗临床研究技术指导原则》《新型冠状病毒预防用 mRNA 疫苗药学研究技术指导原则》等一系列指导原则，为新冠疫苗和药物的临床研究提供了技术指南，并分别于 2021 年 5 月和 2022 年 3 月进行更新[23]。

疫苗是一种特殊的药品，目标人群与药品有所区别。不同种类的疫苗非临床评价及临床试验研究的重点和技术难点存在差异，疫苗的非临床评价及临床试验研究重点均要基于疫苗本身特征做好药效学研究和安全性评价。非临床评价及临床试验研究是疫苗上市的重要环节，附条件批准、优先审评、特别审评等通道及评价体系的完善加快了疫苗从非临床研究到上市的速度，这也让新冠疫苗的研发获批得到提质增速。未来，政策及评审技术的不断创新及突破必然能提升审批质量及效率，将给创新疫苗的研发带来更多的机遇。

（二）与国际先进技术相比，我国疫苗创新技术研究的优势和不足

1. 疫苗研发及产业化规模投入持续增长，源头创新和国际竞争力依然薄弱

据国家药品监督管理局药品审评中心（CDE）网站药品评审信息，2022 年 1 类创新药生物制品申请 483 个品种（受理号 670 个），其中预防用生物制品 19 个，治疗用生物制品 464 个。2022 年生物制品 1 类新药获批上市有 6 个品种，适应证包含实体瘤、宫颈癌等，均为单抗注射液[24,25]。与 2021 年相比，生物制品的申报比重（生物制品/申报总量）有所下降，创新药的申报比重（生物创新药/生物制品）连续两年保持在 30%以上。总体来说，我国生物制品研发领域的创新能力得到了飞速提升，从创新技术意义上来说，这种提升并不仅仅是体系在创新产品的增加，更意味着通过新冠应急攻关使我国的创新研发能力及产业、监管的应急能力得到了大幅提升[26,27]。

2022 年我国在基础研究和关键核心技术攻关方面取得新进展，国家创新能力综合排名上升至世界第 11 位。新冠疫情应急攻关期间，疫苗生产能力随着大量资金投入和大量设备购进，无论是硬件还是软件方面均已得到明显地提升。然而，由于基础研究的理论知识积累和技术积累严重不足，在一些关键技术和关键原料方面，与国际先进水平差距依然显著。例如，我国疫苗在佐剂、递送系统、疫苗免疫原设计等技术层面同欧美国家存在差距，某些技术将会成为我国疫苗产业发展的"卡脖子"技术。除此之外，我国同全球一样面临新冠病毒、流感病毒等为代表的呼吸道病毒的威胁，由于其快速变异和免疫力不持久的问题，目前所有的疫苗技术平台难以解决此重大挑战。欧美等发达国家已经开始系统布局高效广谱疫苗的研发。因此我国必须一方面要快速补短板，另一方面要尽快做好顶层设计，系统布局高效广谱疫苗的研发，避免再次落后于欧美国家。

2. 我国病原及天然产物资源具备优势，应用基础研究差距仍然显著

在本次新冠疫情中，充分体现了我国在病原体以及病料资源方面具备优势，第一时间进行了病毒结构研究及感染模型建立，最早分离获得了疫苗生产用毒株，并快速启动疫苗研发、临床研究及规模化生产，创造了"中国速度"。然而，针对特定病原的应用基础研究与国际先进水平差距仍然显著。因此，充分利用我国具备的病原及病料资源优势，积极开展应用基础研究，才能在疫苗免疫原设计、分析、筛选等创新技术平台上，缩小与国际先进水平的差距，同时也能够为我国疫苗产业带来了重要变革，拓宽传染病的可防疫类型[28]。

相对于传统疫苗，创新疫苗技术路线也在我国不断推进但也需要不断完善、提升，尤其在抗原设计、佐剂研制方面应加强研究力度。随着纳米技术、新型生物材料以及佐剂作用机制的研究不断深入，国际前沿主要朝着 DC 佐剂、复合佐剂、黏膜佐剂和纳米佐剂等多元化趋势发展，CpG 1018 作为佐剂已批准上市，相对铝佐剂而言可诱导产生更强的抗原特异性体液免疫反应[29,30]。由于新型应用型佐剂生产难度高、制造工艺技术复杂、质量控制标准要求严格等原因，当前我国的疫苗企业在佐剂研发上大部分仍停留

在铝剂或基于铝佐剂改良的水平，我国尚无研制出具有应用价值的创新性佐剂。我国在天然产物研发方面具有独特的资源优势，需积极利用资源加强应用基础研究，同时也要推动多学科交叉融合，为新型疫苗递送系统构建及新型佐剂开发提供理论基础。

3. 新冠疫苗研发积累了大量研发模式经验，全链条协同创新模式仍有不足

疫苗的研发需要经过多个阶段，包括前期的基础研究、动物试验、临床试验、规模化大生产、监管审批、上市销售等，只有每个阶段都不断地进行优化和改进，才能使疫苗研发的全链条顺利推进。国外各个制药公司和科研机构之间的合作是常态，疫苗成功研发也往往是多方共同合作的结果。

相比国际疫苗企业，我国新型疫苗市场呈现出"多、小、散"的局面，不利于重磅新型疫苗的开发，限制了新型疫苗的发展，同时同质化产品的激烈竞争还会导致销售投入高，削弱企业的盈利。创新疫苗研究技术壁垒较高，往往需要8～15年的研发和高额的资金投入，因此高效的协同创新模式，是确保研发成果及时、高效投入使用的关键。既往疫苗的研发大多是按步骤进行，呈现"串联"的模式，美国国立卫生研究院发挥了项目引导和牵引的作用，辉瑞、阿斯利康、默克和莫德纳等公司快速开展了公司与公司、公司与研究机构的紧密合作，突出各自优势和模块化研究特点，汇聚了大规模资金、人才和技术力量，有效提高了研发速度，在短时间内生产出了新型新冠疫苗，表明提前规划疫苗研发及生产平台体系，在完善的知识产权体系下，紧密协同、快速产出，这为未来应对新发突发传染病提供可借鉴的合作模式[31,32]。

（三）后疫情时代我国疫苗创新技术研究的挑战与策略

1. 针对潜在的新发突发传染病风险，需要建立多种新型疫苗研发技术平台，保障应急性疫苗研发及规模化生产需求

新突发传染病的发生给公共卫生安全和社会经济带来了巨大风险，其主要特点是突发性和不可预见性，一旦发生就是遭遇战。因此，提前做好疫苗研发平台的技术储备尤为重要。新冠疫苗的快速研发成功，无论是我国的灭活疫苗还是欧美的 mRNA 疫苗，都依赖于已有平台技术的储备。然而，目前这些传统和创新技术平台均未能完全满足应对高变异病毒的需求，未来将面临病毒偶尔暴发、演变成大流行的风险和挑战。

面对这些挑战，我们应该加强：

（1）疫苗各类平台技术的开发和储备，如在疫苗方面包括重组疫苗、核酸疫苗、病毒载体疫苗，以及新型的纳米颗粒疫苗、新型佐剂等。同时要形成涵盖从产品研发、中试、临床试验、规模化生产、产品评价各环节的全链条平台体系，建立健全分子、细胞和动物水平的基础和应用研究平台或研究中心，将长期服务于抗病毒研究和需求，真正为国家新发和突发传染病的应急应对发挥重要的科技支撑作用。

（2）针对不同病原体进行技术和资源储备。世界卫生组织于 2016 年推出了应对新突发传染病的蓝图（Blueprint）计划，列出了需要优先研究高致病性病原体，并不断更新。我国也应紧跟国际新突发传染病研发方向，针对特定病原体开展相应疫苗研发，对于具有潜在大流行风险的病原体，做好模拟疫苗的储备（mock vaccine stockpile），着力

研发广谱疫苗，做好资源和产品储备。

（3）建立符合国际标准的平台体系。新突发传染病疫苗必然是全球公共卫生产品，我国在积极引进、自主研发先进技术平台的基础上，应建立符合国际标准的研发、生产和监管的技术平台体系，在满足我国人民传染病防控需求的同时，让中国的防控产品走向世界，惠及全球。

2. 加强基础研究和源头创新，提升研发创新能力，支撑保障疫苗高速度及高质量研发模式

基础研究和源头创新在疫苗研发中扮演着至关重要的角色。基础研究和源头创新不仅局限于基础理论创新和科学发现，也为创新技术平台提供支撑和保障以解决基础性难题和挑战。很多创新性疫苗都是在基础研究和源头创新的基础上产生的。

针对突发性传染病疫苗的基础研究和源头创新，需要深入了解病毒的生命周期、传播机制、致病机理、免疫应答特性、变异进化规律等，以寻找病毒的薄弱环节，发现新靶点、新机制、新结构，为创新疫苗研究提供理论基础。进一步拓宽和积累创新疫苗的设计思路，开发基于病毒结构的免疫原设计、新型佐剂和递送系统等免疫增效手段，建立新型疫苗的体外和动物模型评估工具等。

虽然基础研究和源头创新可以推动自主创新疫苗研发，引领技术和品种突破，但基础研究和源头创新是一项长期工程，应该建立相应的政策机制，让研究人员尽可能地避免短期的成果压力，更关注长远的发展和影响，能够耐得住寂寞，不断地将研究深入下去。而且也应鼓励科研人员关注不同学科领域的交叉和融合，实现跨学科发展，探索新的研究方法和技术，打通从基础研究到临床转化的科学路径，建立不同技术路线的产学研用一体化技术平台，最终建立一个完善的创新生态系统。

3. 建立与疫苗快速研发相匹配的合作模式和资金保障机制，提高疫苗的研发能力

国外疫苗的研发大多是按"串联"模式合作研究，充分发挥各创新主体的优势，实现强强联合，达到 1+1>2 的效果。我国面临最大的问题是科研机构与企业联系不够紧密，未能形成有效的全链条研发模式。

因此，在布局多种技术路线的情况下，发挥各创新主体的技术优势，加强产学研用等不同创新主体的合作、衔接和联合攻关，实现更多"串联"模式的合作方式，充分发挥各创新主体的优势，吸引更多的资金支持，完善资金保障机制，快速、高效地推进产品研发。在此过程中，需完善资源共享体系（包括数据共享）、成果转化体系（包括利益分配机制）以及知识产权体系，减少重复投入和风险，形成灵活和高效的协同创新模式。

4. 加快优化和完善新型疫苗研发的评审流程和技术标准

在新冠疫情期间，全球药品监管机构采取了提前介入、滚动审评、紧急使用授权和附条件批准的模式，在多个环节突破传统机制，极大地提高了审评审批效率。同时，在

不断完善的监管科学支撑下，也推动了疫苗快速研发的进程。但是，在评价创新疫苗全生命周期中的质量、安全性和有效性方面，仍然还有很多环节制约着新突发传染病疫苗的研发，如对创新疫苗、创新佐剂以及脂质体等还缺乏充足的评价标准、体系和流程，尤其对新突发传染病产品的有效性评价和临床试验缺乏有针对性、适应性的评价方法和标准，限制了新型疫苗以及原材料的研发进程。

基于我国目前已有的监管体系，还应该前瞻性地布局建立健全可应对多技术路线新型疫苗的评价和审评审批体系。在基于当前对创新产品作用机制认知的基础上，加速建立和完善产品质量相关的评价方法和标准，适时制定和更新产品研发和评价所需的技术指导原则，不断健全适合创新产品研发的审评标准和机制，是鼓励和促进创新产品研发的关键环节。

总之，疫情以来疫苗的研究和应用经验必将对未来传染病的控制和疫苗研发具有重要的借鉴和启示意义。未来的创新疫苗研究可以借鉴这种多平台开发策略、模块化国际合作与信息共享模式、快速研发和政策支持体系以及疫苗全球产能协调与供应链公平分配机制，以提高疫苗研发的科学性、快速性、可用性和适应性，推进疫苗行业的发展，形成规模建制的研究及学科体系，在创新型疫苗及药物研发等多环节方面形成合力，寻求突破，引领创新，攻克"卡脖子"的技术难题，以应对未来可能存在的新发突发传染病的挑战。

参 考 文 献

[1] 中华人民共和国中央人民政府. "十四五"国家药品安全及促进高质量发展规划印发. [2022-01-02]. https://www.gov.cn/xinwen/2022-01/02/content_5667258.htm.

[2] 国家药品监督管理局药品审评中心. 我国疫苗监管体系通过世界卫生组织评估. [2022-08-25]. https://www.cde.org.cn/main/news/viewInfoCommon/b9612dcb5509a3fbdade170bb88ab637.

[3] World Health Organization. The COVID-19 vaccine tracker and landscape compiles detailed information of each COVID-19 vaccine candidate in development by closely monitoring their progress through the pipeline[EB/OL]. (2023-03-10). https://www.who.int/publications/m/item/draft-landscape-of-covid-19-candidate-vaccines.

[4] Gagne M, Moliva JI, Foulds KE, et al. mRNA-1273 or mRNA-Omicron boost in vaccinated macaques elicits similar B cell expansion, neutralizing antibodies and protection from Omicron. Cell, 2022, 185(9): 1556-1571.

[5] Ying B, Scheaffer SM, Whitener B, et al. Boosting with variant-matched or historical mRNA vaccines protects against Omicron infection in mice. Cell, 2022, 185(9): 1572-1587.

[6] Moreira Jr ED, Kitchin N, Xu X, et al. Safety and efficacy of a third dose of BNT162b2 Covid-19 vaccine. N Engl J Med. 2022, 386(20): 1910-1921.

[7] 国家药品监督管理局药品审评中心. 国家药监局附条件批准安徽智飞龙科马生物制药有限公司重组新型冠状病毒蛋白疫苗(CHO 细胞)注册申请. [2022-03-07]. https://www.cde.org.cn/main/news/viewInfoCommon/b9612dcb5509a3fbdade170bb88ab637.

[8] Wang R, Huang X, Cao T, et al. Development of a thermostable SARS-CoV-2 variant-based bivalent protein vaccine with cross-neutralizing potency against Omicron subvariants. Virology, 2022, 576: 61-68.

[9] Deng S, Liu Y, Tam RC, et al. An intranasal influenza virus-vectored vaccine prevents SARS-CoV-2 replication in respiratory tissues of mice and hamsters. Nature Communication, 2023, 14(1): 2081.

[10] Wang Q, Yang C, Yin L, et al. Intranasal booster using an Omicron vaccine confers broad mucosal and systemic immunity against SARS-CoV-2 variants. Signal Transduction and Targeted Therapy, 2023, 8(1): 167.

[11] Chi X, Zhang X, Pan S, et al. An ultrapotent rbd-targeted biparatopic nanobody neutralizes broad SARS-CoV-2 variants. Signal Transduction and Targeted Therapy, 2022, 7(1): 44.

[12] Chi X, Guo Y, Zhang G, et al. Broadly neutralizing antibodies against omicron-included SARS-CoV-2 variants induced by vaccination. Signal Transduction and Targeted Therapy, 2022, 7(1): 139.

[13] Chi X, Xia L, Zhang G, et al. Comprehensive structural analysis reveals broad-spectrum neutralizing antibodies

against SARS-CoV-2 omicron variants. Cell Discov. 2023, 9(1): 37.

[14] Cameroni E, Bowen JE, Rosen LE, et al. Broadly neutralizing antibodies overcome SARS-CoV-2 Omicron antigenic shift. Nature, 2022, 602(7898): 664-670.

[15] Wang SW, Gao C, Zheng YM, et al. Current applications and future perspective of CRISPR/Cas9 gene editing in cancer. Mol Cancer. 2022, 21(1): 57.

[16] Vaghari-Tabari M, Hassanpour P, Sadeghsoltani F, et al. CRISPR/Cas9 gene editing: a new approach for overcomeing drug resistance in cancer. Cell Mol Biol Lett. 2022, 27(1): 49.

[17] Ottaviano G, Georgiadis C, Gkazi SA, et al. Phase 1 clinical trial of CRISPR-engineered CAR19 universal T cel-ls for treatment of children with refractory B cell leukemia. Sci Transl Med. 2022, 14(668): eabq3010.

[18] Bhujbal S, Bhujbal R, Giram P, et al. An overview: CRISPR/Cas-based gene editing for viral vaccine development. Expert Rev Vaccines. 2022, 21(11): 1581-1593.

[19] Nourani L, Mehrizi AA, Pirahmadi S , et al. CRISPR/Cas advancements for genome editing, diagnosis, therapeutics, and vaccine development for *Plasmodium* parasites, and genetic engineering of *Anopheles mosquito* vector. Infect Genet Evol. 2023, 109: 105419.

[20] Lu X, Li J, Li C, et al. Enzymatic DNA synthesis by engineering terminal deoxynucleotidyl transferase. ACS Catalysis. 2022, 12: 2988-2997.

[21] Flamme M, Hanlon S, Marzuoli I, et al. Evaluation of 3'-phosphate as a transient protecting group for controlled enzymatic synthesis of DNA and XNA oligonucleotides. Commun Chem. 2022, 5(1): 68.

[22] Werninghaus IC, Hinke DM, Fossum E, et al. Neuraminidase delivered as an APC-targeted DNA vaccine induces protective antibodies against influenza. Mol Ther. 2023, S1525-0016(23)00133-8.

[23] 国家药品监督管理局药品审评中心. 关于公开征求《预防用疫苗免疫原性桥接临床试验技术指导原则(征求意见稿)》意见的通知.[2022-12-21]. https://www.cde.org.cn/main/news/viewInfoCommon/27a07ebefd0c38ba58c505c93983008b.

[24] 国家药品监督管理局药品审评中心. 2022 年度药品评审报告. [2023-09-06] https://www.cde.org.cn/main/news/viewInfoCommon/849b5a642142fc00738aff200077db11.

[25] World Health Organization. Status of COVID-19 vaccines within WHO EUL/PQ evaluation process. Geneva: World Health Organization. 2022.

[26] 朱瑶, 韦意娜, 孙畅, 等. 新型冠状病毒肺炎疫苗研究进展. 预防医学. 2021, 33(2): 143-148.

[27] 郑楠, 赵明, 田晓鑫, 等. 全球新型冠状病毒疫苗及治疗药物研发现状与趋势. 中国新药杂志. 2022, 31(1): 69-76.

[28] 严舒, 杨潇逸, 杨雨生, 等. 以新型冠状病毒肺炎为例的突发传染病疫苗研发策略研究. 中国新药杂. 2022, 31(14): 1387-1394.

[29] Janssen YF, Feitsma EA, Boersma HH, et al. Phase I interim results of a phase I/II study of the IgG-Fc fusion COVID-19 subunit vaccine, AKS-452. Vaccine, 2022, 40(9): 1253-1260.

[30] Hofmeyer KA, Bianchi KM, Wolfe DN. Utilization of viral vector vaccines in preparing for future pandemics. Vaccines(Basel), 2022, 10(3): 436.

[31] 佟乐, 孙巍, 杨亚莉, 等. 对 WHO 预防传染病 mRNA 疫苗设计和开发评估要点的分析和探究. 中国食品药品监管. 2022, 4: 4-11.

[32] Gebre MS, Rauch S, Roth N, et al. Optimization of non-coding regions for a non-modified mRNA COVID-19 vaccine. Nature, 2022, 601(7893): 410-414.

十二、公共卫生研究进展

廖春晓　王　波　吕　筠　李立明

北京大学公共卫生学院 北京大学公众健康与重大疫情防控战略研究中心

　　人民健康是民族昌盛和国家富强的重要标志，预防是最经济最有效的健康策略。党的十九大做出实施健康中国战略的重大决策部署，强调坚持预防为主，倡导健康文明生活方式，预防控制重大疾病。2019 年 7 月，国务院启动健康中国行动，发布了《"健康中国 2030"规划纲要》，提出了健康中国建设的目标和任务。2022 年，我国人均预期寿命已提高到 78.2 岁，主要健康指标居于中高收入国家前列，健康中国行动 2022 年主要目标提前实现。健康中国行动实施 3 年来，我国在健康促进政策体系基本建立、健康风险因素得到有效控制、全生命周期健康维护能力明显提升、重大疾病得到有效遏制、全民参与的氛围日益浓厚等 5 个方面取得积极进展。健康中国建设开局起步良好、进展顺利，为我国全面建成小康社会，推动"十四五"经济社会发展发挥了重要作用。2022年是实施"十四五"规划的关键之年，2022 年 5 月国务院发布《"十四五"国民健康规划》，对"十四五"期间推进健康中国建设进行了系统谋划和总体布局。本文总结 2022年度我国公共卫生领域取得的重要研究进展和优势，对标《"十四五"国民健康规划》和 2035 年远景目标纲要分析不足，并展望未来的发展方向和趋势。

（一）新发和再发传染病研究进展

1. 新冠病毒 Omicron 变异株的病原学、流行特征和疫苗研发

1）Omicron 变异株免疫逃逸机制

我国研究者围绕 Omicron 变异株及其新亚型的体液免疫逃逸机制与突变进化特征展开了系统性研究，并通过预测新冠病毒受体结合域免疫逃逸突变位点，前瞻性筛选出广谱新冠中和抗体，相关研究为广谱新冠疫苗和抗体药物研发提供了理论依据和设计指导，为全球新冠疫情防控提供了重要参考。

2021 年末，新冠病毒 Omicron 变异株出现并迅速传播，其对于人体体液免疫的逃逸能力和机制亟待解析。我国研究者通过开发的高通量深度突变扫描技术，描绘了中和抗体的逃逸突变谱，发现超过 85% 的新冠病毒原始株诱导的中和抗体可被 Omicron BA.1逃逸，揭示了 BA.1 中和抗体逃逸机制，及其与病毒刺突蛋白结构特征的联系[1,2]。

随后，Omicron BA.2、BA.2.12.1、BA.4/BA.5 接连出现，不断增强的免疫逃逸对疫苗接种的预防效果和中和抗体药物的治疗效果提出了严峻挑战，新亚型的受体结合能力与免疫逃逸能力亟待详尽研究。我国研究者发现 BA.2.12.1、BA.4/BA.5 进化出的新突变位点能够特异性逃逸 BA.1 感染所诱导产生的中和抗体；并且，接种疫苗后发生 BA.1突破性感染存在"免疫印迹"现象，即 Omicron BA.1 感染主要唤起针对之前原始株疫苗所诱导的记忆 B 细胞，而很难产生特异性针对 Omicron BA.1 的中和抗体[3]。"免疫印迹"现象的存在，加上新冠病毒可以快速进化出免疫逃逸突变位点，表明通过 Omicron感染实现群体免疫来防止感染是极难实现的[3]。

2022 年 8 月以来，Omicron 上百种新亚型在全球范围内同时出现，持续向加强免疫逃逸的方向进化。全球多国主要流行株已被 BQ.1 和 XBB 及其亚谱系替代。我国研究者发现 Omicron CH.1.1、BQ.1.1、BQ.1.1.10（或 BQ.1.18）和 XBB 显示出更强的免疫逃逸能力。例如，接种疫苗后突破感染 BA.5 的患者，其康复一个月后的血浆虽然对于 BA.5和 BF.7 的中和滴度较高，但对于 BQ.1.1.10（BQ.1.18）、XBB、CH.1.1 等新亚型的中和滴度很低，防感染作用较低[4]。

2）Omicron 变异株感染的致病特征和流行特征

与原始株和其他值得关注的变异株相比，Omicron 变异株感染的致病特征和流行特

征发生了明显的改变。我国研究者及时总结了国内外关于 Omicron 变异株致病性和流行特征的证据，发现 Omicron 变异株毒性减弱，传播速度更加迅速。人群感染后潜伏期缩短，轻症者居多，住院和死亡风险降低[5]，为我国调整和优化疫情防控措施提供了重要依据。

2022 年 11 月 11 日和 12 月 7 日，国务院应对新型冠状病毒感染的疫情联防联控工作机制综合组相继发布《关于进一步优化新冠肺炎疫情防控措施 科学精准做好防控工作的通知》（简称"二十条措施"）[6]和《关于进一步优化落实新冠肺炎疫情防控措施的通知》（简称"新十条"）[7]。由此，我国新冠疫情防控重点从"感染防控"逐步转向"临床救治"，随后 Omicron BA.5.2 和 BF.7 亚型迅速在国内主要城市传播。为了解不同地域的流行现况和特点，我国研究者于 2022 年 12 月 20 日至 23 日，在我国 23 个省份 32 个城市的 39 所高校开展了一项现况调查。研究结果显示，北京市感染率最高，其学生和教职工感染率分别达 78.55%和 76.40%；天津市、河北省的师生感染率均超过 65.00%；各省份感染率差异较大；96.76%的感染时间发生于 2022 年 12 月 1 日及以后。感染者中，仅有 5.94%的教职工和 7.19%的学生自报为无症状感染者；在有症状感染者中，85.65%的教职工和 88.18%的学生报告出现发热症状[8]。

在传播特征方面，我国香港学者通过拟合实时流动性数据参数化的传播动态模型，估计了北京 2022 年 11 月至 12 月期间 Omicron BF.7 的传播特征。研究结果显示，在"二十条措施"发布一周内，北京 Omicron BF.7 的有效再生数 R_t 从 11 月 11 日的 1.01（95%CI：0.84~1.29）增加至 11 月 18 日的 3.44（95%CI：2.82~4.14）。每日感染人数从 11 月 30 日停止大规模核酸检测后迅速增长，于 12 月 11 日达到峰值，预计每日感染人数 103 万（95%CI：61 万~149 万），相当于人口的 4.7%，估计 2023 年 1 月 31 日累计感染率达 92.3%（95%CI：91.4%~93.1%）[9]。

3）新冠病毒疫苗研究进展

Omicron 变异株不断进化，对基于新冠病毒原始株研发的疫苗有效性提出了巨大挑战。在此形势下，我国持续研发多价和广谱疫苗，并积极开展加强接种策略研究，为保护人民健康和生命安全做出巨大努力。截至 2023 年 6 月，我国已有 16 款疫苗获得国家药监局批准附条件上市或纳入紧急使用，包括 5 款灭活疫苗、7 款重组蛋白疫苗、2 款腺病毒载体疫苗、1 款流感病毒载体疫苗、1 款 mRNA 疫苗[10]。

2022 年 5 月，我国学者在已上市的原始株同源 RBD 二聚体蛋白疫苗（ZF2001）的设计基础上，开发了 Delta-Omicron 嵌合 RBD 二聚体疫苗，与基于原始株设计的同源 RBD 二聚体疫苗相比，其免疫小鼠可刺激产生更加广谱的抗体反应，在攻毒试验中能够高效保护小鼠预防 Delta 和 Omicron 变异株的感染及引起的肺炎，这一研究成果为开发适应变异株的多价疫苗和预防流行变异株提供了技术依据[11]。

2023 年初，康希诺生物科技有限公司开发了 mRNA 新冠疫苗 CS-2034，临床前研究结果显示，疫苗可以诱导出针对 Beta、Delta 和 Omicron BA.1 高滴度的中和抗体，与以原始株为基础开发的新冠疫苗相比广谱性更强，可以更有效地保护机体免受现有变异株的感染。2023 年 6 月，该疫苗 II 期序贯加强临床试验结果发布，数据表明疫苗在免疫原性方面，针对 Omicron BA.5 变异株有更好的交叉中和表现，并且安全性良好。CS-2034

的异源加强免疫诱导的中和抗体阳转率和中和抗体滴度处于较高水平，优于灭活疫苗同源加强。结论支持在已接种 3 剂灭活疫苗的 18 岁及以上人群中采用康希诺 mRNA 新冠疫苗 CS-2034 异源加强，可获得更强的免疫应答和更好的保护效果[12]。

康希诺腺病毒载体雾化吸入疫苗 Ad5-nCoV 是全球首批获得许可的新冠病毒呼吸道黏膜疫苗之一。2023 年 7 月，该疫苗的安全性和免疫原性研究结果正式发表，该研究为一项多中心、开放标签的Ⅲ期临床试验，在我国 6 个省的 15 个中心进行。在 10 059 例雾化吸入 Ad5-nCoV 的参与者中，1299 例（13%）在接种后 28 天内报告了不良反应，大多数为轻度至中度。在第 28 天，Ad5-nCoV 雾化吸入组对 Omicron BA.4/5 的中和抗体几何平均滴度（107.7，95%CI：88.8～130.7）显著高于灭活疫苗组（17.2，95%CI：16.3～18.2）。研究表明雾化吸入 Ad5-nCoV 的异源加强方案是安全和高度免疫原性的，可以增强对 Omicron 亚型的全身和黏膜免疫[13]。

2. 流感的流行特征变化、疾病负担和疫苗保护效果

流感是流感病毒引起的对人类健康危害较重的呼吸道传染病，流感病毒引起的每年季节性流行在全球造成了严重的疾病负担，是全球重要的公共卫生问题之一。新冠病毒感染与流感存在双重流行风险，增加了呼吸道系统疾病的疾病负担，也给疾病防控带来了严峻的挑战。应对可预防的呼吸系统传染病，疫苗是最经济有效的手段和工具。过去一年，我国在流感流行特征变化、疾病负担、疫苗保护效果评估等方面均取得了进展。

1）流行特征变化

新冠疫情的发生对流感流行造成了一定影响，全球在经历将近两年的流感低水平流行后，人群中对于流感病毒的预存免疫力明显出现下降，导致 2022 年全年流感发病率显著上升。中国国家流感中心数据显示自 2020 年 3 月开始，流感在我国呈极低流行水平；南方省份从 2020 年底至 2021 年 9 月流感活动呈缓慢升高，北方省份仅 2021 年 3～5 月有短期低水平流行；自 2021 年 10 月左右起，南北方省份开始进入秋冬高发季节并在 2022 年初达到冬季峰值，2022 年 3 月逐步回落至低水平；2022 年 5 月以来，我国南方省份流感活动再次呈持续升高趋势，进入夏季高发期，达到近 5 年同期最高水平，同期北方省份流感活动处于低水平，7 月份有所上升，但总的来说均高于 2020～2021 年同期水平[14]。

2）疾病负担

研究数据显示，每年全球估计有 10 亿例流感病例，其中 300 万～500 万例为重症病例，导致 29 万～65 万例流感相关呼吸道疾病死亡[15]。此外，全球疾病负担研究数据显示，2017 年全球 5.6%下呼吸道感染（lower respiratory tract infection，LRTI）死亡可归因于流感。大多数流感相关 LRTI 死亡发生于老年群体，而流感相关 LRTI 事件和住院治疗的数量最大的群体是 10 岁以下儿童[16]。研究表明，5 岁以下儿童、65 岁以上老年人、产后 2 周女性、免疫功能低下人群、伴有某些慢性合并症的人群和需要接受长期护理的人群，其流感相关并发症的发生风险更高，需关注其治疗和临床管理[17]。

一项基于全国流感监测数据的研究，使用乘法模型估算了我国季节性流感的感染、发病和就诊情况，结果显示：2010～2020 年中国流感感染、发病和就诊的累计数分别为

8945.3 万人次、5921.6 万人次和 3841.5 万人次，年平均发生率分别为 6.5 人次/千人、4.3 人次/千人和 2.8 人次/千人[18]。一项研究基于全国流感监测和死因监测数据，估计了流感相关超额呼吸系统疾病死亡。结果显示：2010～2011 年至 2014～2015 年流行季，全国平均每年有 8.8 万例流感相关呼吸系统疾病超额死亡，占呼吸系统疾病死亡的 8.2%；全年龄组的超额死亡率平均为 6.5/10 万人年；60 岁及以上老年人的流感相关超额死亡数占全人群的 80%，其超额死亡率显著高于 60 岁以下人群（38.5/10 万人年 vs 1.5/10 万人年）[19]。

3）流感疫苗

我国现已批准上市的流感疫苗有三价灭活流感疫苗（IIV3）、四价灭活流感疫苗（IIV4）和三价减毒活疫苗（LAIV3）。IIV3 包括裂解疫苗和亚单位疫苗，IIV4 为裂解疫苗，LAIV3 为减毒疫苗。目前，我国供应的流感灭活疫苗，其接种后 A（H3N2）、A（H1N1）pdm09 亚型和 B/Yamagata、B/Victoria 系的血凝抑制（HI）抗体阳转率、HI 抗体几何平均滴度平均增长倍数和血清抗体保护率均达到较高水平，具有较好的免疫原性。2020 年我国批准上市了一种冻干鼻喷三价减毒活疫苗，在婴幼儿、学龄儿童中的免疫反应较成年人好，具有良好免疫原性。2022 年 5 月底，适用于 6 月龄至 3 岁儿童的 IIV4 在我国获批上市[20]。

临床随机对照试验的系统综述估计，健康成年人中接种灭活流感疫苗可预防 59% 的实验室确诊流感；当疫苗株和流行株匹配时，接种灭活流感疫苗可减少 42% 的流感样病例（influenza-like illness，ILI）就诊[21]。为更好地指导我国流感预防控制和疫苗应用工作，中国疾病预防控制中心于 2022 年底印发了《中国流感疫苗预防接种技术指南（2022-2023）》，明确了重点和高风险人群应及时接种流感疫苗，并对流感疫苗和新冠疫苗联合接种给出了具体建议[20]。

3. 其他传染病

2021 年全球共有 160 万人死于结核病（其中包括 18.7 万 HIV 感染者）。在全球，结核病是第 13 大死因，也是仅次于新冠病毒感染的第二大传染性杀手。新冠疫情的流行逆转了多年来全球在抗击结核病方面取得的进展。2022 年，世界卫生组织报告结核病和耐药结核病患者人数增加，死亡人数也有所增加，这是近二十年来的第一次。我国 2021 年估算的结核病新发患者数为 78.0 万（2020 年为 84.2 万），在 30 个结核病高负担国家中排第 3 位；同时，我国当年新增耐药结核病患者 1.68 万，依然位列 30 个耐药结核病高负担国家名单其中[22]。在耐药性结核病的管理方面，我国研究者积极开展临床随机对照试验，评估了每日提醒用药监测器、医疗保健提供者对依从性数据的月度审查，以及对存在依从性问题患者的差异化护理对耐药性结核病治疗依从性和结局的影响。研究结果表明，数字依从性技术对结核病患者的不良结局没有影响，这些结局包括治疗期间随访失败、结核病复发、死亡和治疗失败。研究提出，更频繁地审查依从性数据和采用简化的方法识别有依从性问题的患者，并加强对这些患者的支持性管理，可能是改善结核病治疗效果的关键[23]。

慢性乙肝病毒（HBV）感染是全球肝硬化和肝癌的主要病因。根据 2019 年的全球估计数据，HBV 感染人数约 2.96 亿，其中我国 HBV 感染导致的肝病发病患者绝对数量占全球约 30%，位居首位[24]。全球 HBV 感染者中仅 3040 万人（10.3%）知晓自己的感染状况，其中仅 660 万患者（22.7%）接受了治疗，尽管与 2015 年（分别为 9.0% 和 8.0%）相比，HBV 感染知晓率和治疗率有所上升，但仍有 89.7% 的感染者未曾得到诊断[25]。目前 HBV 感染的诊断和治疗仍然严重不足，预防 HBV 感染和疾病进展的有效措施没有得到充分利用[26]。提升乙肝的诊断率和治疗率才能有效地降低肝癌发病率和死亡率，降低乙肝引起的疾病负担。为解决这一问题，需要采取更加简化的诊断和治疗方法，让更多患者了解自身感染情况，并展开筛查和治疗计划。全球应尽快实施新的病毒性肝炎战略，以缩小当前的差距[25]。

（二）慢性非传染性疾病研究进展

1. 慢性非传染性疾病的病因和发病机制

围绕影响我国居民健康的主要慢性非传染性疾病，研究者基于中国慢性病前瞻性研究（China Kadoorie Biobank，CKB）项目 51 万中国成人队列开展了一系列病因学研究，从环境暴露到主要生活方式，系统评价了多种因素对一般人群中心脑血管疾病、肿瘤及其他多种慢性病的健康影响，确定了在中国人群中特有且具有重要公共卫生学意义的病因学证据。

在环境暴露方面，基于 CKB 的研究为环境长期 $PM_{2.5}$ 暴露与食管癌和心血管疾病发生风险提供了科学依据。研究发现年均 $PM_{2.5}$ 暴露每增加 $10\mu g/m^3$，食管癌发生风险增加 16%。假设研究人群的年均 $PM_{2.5}$ 暴露下降至《环境空气质量标准》（GB 3095—2012）规定的二级浓度限值 $35\mu g/m^3$，可预防近 1/4 食管癌病例的发生，该研究为我国空气质量标准的制定提供了科学依据[27]。另一项研究分析了较高水平的 $PM_{2.5}$ 暴露下，进行户外活动对心血管病的保护性关联是否会被逆转。结果发现在高浓度 $PM_{2.5}$ 暴露（年均 $PM_{2.5}$ 浓度高于 $54\mu g/m^3$）下，积极通勤和做农活与心血管病风险的保护性关联几乎消失，甚至在农民中表现为脑血管病风险随积极通勤和做农活水平上升而增加的现象。研究提示我国尤其应关注农村地区的大气污染治理问题[28]。

在主要生活方式方面，研究发现在男性中，自报的酒精摄入量与 61 种疾病的发病风险正相关，包括 33 种未被世界卫生组织定义为与酒精相关的疾病，如白内障（危险比 HR：1.21，95% CI：1.09～1.33）和痛风（1.57，95% CI：1.33～1.86）。研究表明在中国男性中，饮酒增加了多种疾病的风险，强调了加强预防措施以减少酒精摄入的必要性[29]。此外，吸烟显著增加 22 种疾病死亡（男性 17 种，女性 9 种）和 56 种疾病发生（男性 50 种，女性 24 种）的风险。与从不吸烟者相比，男性吸烟者发生各类疾病的整体风险增加约 10%（HR：1.09，95%CI：1.08～1.11）[30]。除了单一生活方式，基于 CKB 的研究还识别了多种生活方式因素的组合与慢性病风险的关联。研究分析了吸烟、饮酒、体力活动、饮食，以及肥胖等 5 种生活方式因素与肝癌发生的关联，显示相比没有或只有一种健康生活方式者，坚持健康生活方式（具备 4 或 5 种健康生活方式）的人罹患肝癌的风险降低 43%（HR：0.57，95%CI：0.47～0.68）[31]。进一步地，研究发现健康生活方式可通过降低心血管疾病、恶性肿瘤，以及慢性呼吸系统疾病等重大疾病的死亡率而提高中国成年人的期望寿命。相比没有或只有一种健康生活方式者，同时具备上述 5 种健康生活方式的男性和女性人群 30 岁时的期望寿命分别增加 8.8 岁和 8.1 岁。女性中延长的期望寿命有 72%可归因于心血管疾病、癌症和慢性呼吸系统疾病死亡率的降低，男性中的归因比例为 64%[32]。

随着人群期望寿命的延长，共病（同时患有两种或以上的疾病）患病率不断上升，除了关注单一疾病结局，还围绕共病的发生机制和健康影响展开了相关研究。研究发现生活方式组合在心血管代谢性疾病发生以及随后发展为共病和死亡中均发挥重要作用，强调了将综合生活方式干预纳入健康管理和疾病管理的重要性[33]。在心血管代谢性共病患者不良健康结局方面，研究发现随访期间新发心血管代谢性共病的患者随后死亡的风险是无任何心血管代谢性疾病的研究对象的 2.93 倍，死于循环系统疾病、呼吸系统疾病、恶性肿瘤和其他死因的风险分别是无任何心血管代谢性疾病的研究对象的 5.05 倍、2.72 倍、1.30 倍和 2.30 倍，并且随着共病患病年限的不同，各种不良健康结局的发生风险也不同。研究提示了心血管代谢性疾病及其共病的预防和管理的重要性[34]。

2. 慢性非传染性疾病的风险预测

生物学年龄被认为是能够比实足年龄更好反映疾病风险和死亡率的指标，我国研究者在构建多器官系统生物学年龄从而预测重大慢性病发病和死亡方面进行了一系列探索。研究基于 CKB 项目，发现在中国成年人群中，通过涵盖肝、肾功能、脂质等 16 个血液生物标志物以及心血管、呼吸和代谢相关的 9 个体格测量指标构建生物学年龄，可捕捉到早期心血管健康的差异，更准确地预测全因死亡风险。传统预测模型纳入生物学年龄后，Harrell's 一致性指数（C 指数）从 0.813 上升至 0.821。研究提示基于常规临床实践可及数据在风险分层和早期公共卫生干预方面具有应用价值[35]。然而，人类衰老是一个复杂的和多系统的过程，人类不同器官系统的衰老程度存在异质性。我国研究者基于 4000 余名志愿者的脑成像、肠道微生物、面部皮肤和生理表型数据构建了 9 个不同器官和系统的生物年龄时钟模式，发现人类衰老是一个复杂的、多系统的过程，人类不同器官系统的衰老程度存在异质性。特定的生物学年龄可以预测对应器官的疾病及表型（如肝脏的生物学年龄可以准确预测非酒精性脂肪肝的发生）[36]。此外，基于生物学年龄构建的多基因评分还可以预测寿命，研究提示评估不同器官系统的衰老程度，可以更精准地预测个体未来患病和死亡的风险[36]。

筛查癌症高危人群已成为通过发现早期病例或易感人群来降低癌症发病率和死亡率的有效手段，以便有针对性地开展更有效的治疗和干预策略，提高总体生存率。肺癌是癌症相关死亡的首要原因，仅在 2020 年，全球估计就有 220 多万新发病例和 180 万死亡病例。我国研究者基于英国生物银行的 32 万余名研究对象，利用 XGBoost 算法建立了肺癌风险优化早期预警模型（optimized early warning model for lung cancer risk, OWL），并在 9 万余名参与者中进行了独立验证，结果发现相比既往模型，OWL 具有高度的预测准确性和稳健性，是一个具有科学依据和临床实用性的工具，可以帮助筛查肺癌高危人群[37]。

3. 慢性非传染性疾病防控措施的效果评价

不健康的饮食是导致全球死亡和疾病的主要原因,过量摄入钠是其中的罪魁祸首之一。世界卫生组织于 2023 年发布了首份关于减少钠摄入的全球报告,呼吁各国必须紧急采取行动,实施由政府主导的雄心勃勃的强制性减钠政策,以实现到 2025 年将钠摄入量减少 30%的全球目标[38]。减少钠含量而增加钾含量的代用盐已被证明可降低血压,为进一步明确其对心血管和安全性结局的影响,我国研究者开展了一项代盐和卒中研究(SSaSS)。这项随机对照试验入组来自中国 600 个村庄的 2 万余名有卒中史或高血压的高危人群,其结果发现,在平均 4.7 年的随访期间,与使用普通食盐组相比,使用代用盐组致死和非致死卒中减少 14%(RR:0.86;95%CI:0.77~0.96),主要心血管病事件减少 13%(RR:0.87;95%CI:0.80~0.94),全因死亡减少 12%(RR:0.88;95%CI:0.82~0.95)。研究期间,累计监测到可疑高钾血症 313 例,但两组间比较无差异(RR:1.04;95%CI:0.80~1.37)。研究表明服用含钾代用盐显著降低卒中、主要心血管事件和全因死亡率[39]。研究为全面推广含钾代用盐提供了科学依据,为降低钠的摄入做出了"中国贡献"。

面对不健康膳食对人类健康的危害,欧美国家早在 20 世纪 90 年代就先后开发了多种健康膳食。"中国心脏健康膳食"是由我国研究团队自主研发的符合中国饮食文化特点的一种健康膳食模式。与中国城市人群的普通膳食营养成分相比,"中国心脏健康膳食"将钠减少了一半,从每天 6000mg 减少到 3000mg,同时减少了脂肪,增加了蛋白质、碳水化合物、钾和膳食纤维的摄入量。"中国心脏健康膳食"的临床效果评价试验开展于我国 4 个研究中心(北京、上海、广州和成都),共纳入 265 名社区高血压患者(SBP 介于 130mmHg~159mmHg,无论是否服用降压药物)作为研究对象。经过 1 周的导入期和 4 周的试验期,与接受当地常规膳食的对照组相比,接受"中国心脏健康膳食"的干预组收缩压平均净下降 10mmHg,舒张压平均净下降 3.8mmHg[40]。研究为高血压患者通过健康饮食控制血压提供了方案和信心。

(三)全民健康覆盖

人均预期寿命、孕产妇死亡率和婴儿死亡率是衡量一个国家居民健康水平的重要指标。如果能够公平获得高质量的孕产妇、新生儿、儿童和青少年保健服务,其中很多死亡是可以避免的。我国国家卫生健康委员会 2022 年 7 月 12 日发布的《2021 年我国卫生健康事业发展统计公报》显示[41],我国居民人均预期寿命由 2020 年的 77.93 岁提高到 2021 年的 78.2 岁,孕产妇死亡率从 16.9/10 万下降到 16.1/10 万,婴儿死亡率从 5.4‰下降到 5.0‰,5 岁以下儿童死亡率从 7.5‰下降到 7.1‰。我国初级保健体系建设投入力度持续加大,政策体系不断完善,儿童和妇女健康水平整体明显提高。

近年来我国在儿童和青少年健康领域取得重大进展,同时也应认识到,我国儿童和青少年疾病谱由传染性疾病向非传染性疾病转变的现状,以及当前面临的非传染性疾病负担。全球疾病、损伤和风险因素负担研究(The Global Burden of Diseases, Injuries, and Risk Factors Study, GBD)估计,2019 年我国 0~19 岁儿童和青少年非传染性疾病导致的残疾调整生命年（disability-adjusted life-year，DALY）超过 1300 万，占我国 0～19 岁儿童和青少年全因 DALY 的 50.30%。应将非传染性疾病的预防、早期诊断和干预作为我国儿科卫生服务的重点，这对于实现联合国可持续发展目标、世界卫生组织全球妇女、儿童和青少年健康战略（2016～2030 年）和健康中国 2030 等战略目标至关重要[42]。

我国老龄化形势严峻，我国 65 岁及以上老人已经超过 2 亿，占比约 14%；预计到 2050 年，65 岁及以上人口将占我国总人口的 30%[43]。然而，我国目前针对老年人口的医疗资源短缺。在老年人群中，认知障碍、精神疾病和衰弱等慢性疾病问题日益凸显，并导致功能性残疾率增加和照护需求升高。我国正在采取措施，建设养老机构和社区照护基础设施，用以替代和补充家庭照护，但医养结合工作的进展依旧缓慢。我国学者基于上述问题提出了针对中国健康老龄化的政策建议[44]：①健康促进政策应侧重于改变人们的行为，尤其是戒烟、控制体重和提高健康素养，以降低慢性非传染性疾病的发病率、减轻照护负担；②迫切需要将照护模式从以疾病为中心转向以人为中心，增加医疗服务的供给，尤其是老年医学、康复医学和临终关怀等领域；③应在社区和家庭居住环境适老化改造方面开展创新，从而改进老年人的活动能力，促使他们更多地参与社会活动；④公共医疗保险和长期护理保险应朝着国家层面的风险统筹方向发展，以减少福利不平等，促进老年人的流动。

（四）数字公共卫生

随着信息技术、数据科学和人工智能的进展，公共卫生正在迎来数字化时代。数字公共卫生（digital public health）利用新的互联互通技术重新规划构建公共卫生体系，将既定的公共卫生理论与新的数字概念和工具相结合，广泛应用于传染病和慢病防控、免疫规划、风险预警、网络直报、卫生保健等公共卫生领域。据此实现基于数据的公共卫生决策和治理，搭建数字化公共卫生循证决策支持平台，为进一步改善公众健康服务[45]。

我国现有的数字公共卫生建设在顶层设计和战略规划、数据和信息共享，以及精准量化的公共卫生科学研究等方面仍处于起步阶段，还有很多工作要做。具体在信息收集、数据整合、数据安全和数据利用等环节在实际工作中都遇到技术、社会文化、法律法规等方面的瓶颈。例如，以食品安全、职业卫生为代表的健康危险因素监测覆盖面小，信息欠准确；以出生和死亡登记为代表的公共卫生基础数据监测分散，信息反馈慢，各系统数据有时相互矛盾，很难准确回答不同的死亡原因；疾病预防控制所需信息，如人群预防接种监测、结核病服药监测、高血压控制等监测均没有信息系统支持，很难为疾病预防控制效果评估提供准确信息。公共卫生信息化或数字公共卫生建设，在疾病控制机构、高校院所、各级医院、社区卫生服务、新农村合作医疗、医疗保障等单位，均有各自摸索建立的系统，但没有形成国家层面的整体、系统的能够保障互联互通的建设规范，形成大量信息孤岛，使信息难以综合利用。同样地，数据保存和加密等也存在各种技术上和管理制度上的漏洞，信息泄露事件时有发生，严重影响公众对健康数据采集和提交的信心。这些又共同导致数据缺漏严重，实际可用信息捉襟见肘，使得数据利用严重受限于数据规模和研究规模。

尽管我国数字公共卫生的发展存在诸多问题亟待解决，如数据孤岛、数据鸿沟、证据缺乏等，随着国家的重视和研究的不断深入，大数据、人工智能、云计算等数字技术不断发挥支撑作用，多渠道、多维度、智慧化的传染病监测与预警体系将极大造福人民。

（五）同一健康

随着来自人类、动物、植物、环境各方面的全球性挑战日益增加，特别是新发传染病、抗生素滥用、环境污染和食品污染，人类健康面临着更复杂的局面，旨在促进"交流、协调、合作和能力建设"的"One Health"（同一健康）理念的必要性在全球逐渐得到提升。2023 年 4 月，联合国粮食及农业组织、联合国环境规划署、世界卫生组织和世界动物卫生组织联合发布"One Health"联合行动计划（2022～2026 年），该计划以应对人类-动物-植物-环境中健康挑战为目标，重点围绕和支持 6 个方面工作的提升，分别是：①提升"One Health"能力，加强卫生系统；②降低新发和再发人兽共患病流行和大流行风险；③控制和消除地方性人兽共患病、被忽视的热带病和虫媒传播疾病；④加强食品安全风险的评估、管理和沟通；⑤遏制抗生素耐药性大流行；⑥将环境纳入"One Health"范畴[46]。

我国相关领域专家也积极倡导和推动"One Health"理念在中国的应用和发展。自 2014 年至今，南京农业大学、中山大学、上海交通大学陆续与国外高校合作，共同建立相关研究中心。2021 年"One Health"研究中心崇明基地正式揭牌，中国"One Health"研究网络同时启动，聚焦医学、兽医学和环境科学之间的"交叉点"，以人兽共患病、食品安全、耐药控制等方向为切入点，搭建跨学科、跨地域的研究平台，发展"One Health"研究体系。我国学者围绕"One Health"积极开展科学研究，发布"One Health"全球指数，该指数对 146 个国家和地区在人兽共患病控制、粮食安全、气候变化和抗菌药物耐药等关键科学场景下的"One Health"实践情况进行了评价，将有助于促进对"One Health"方法的要素和功能的理解，并将有助于推动在全球范围内运用"One Health"理念改进决策实践，促进有需要地区的能力建设[47]。

（六）面临的挑战和展望

我国公共卫生事业进入新发展阶段，发展环境面临深刻复杂变化，新的机遇和挑战形势下，公共卫生领域将紧密结合我国"十四五"规划和 2035 年远景目标，坚持新发展理念，以"全民健康"为目标，着力解决公共卫生领域下述五个方面的重大需求。

1. 新发突发传染病应对和重大疫情防控

新发传染病持续威胁人类健康及公共卫生安全，是今后我国公共卫生研究的紧迫需求和重点方向，重大疫情防控为导向的研究和技术储备是国家生物安全战略的重要组成部分。应加强新发突发传染病防控的核心技术和能力，包括传染病监测预警能力、未知病原鉴定技术、病原高通量检测技术、疫苗应急研发技术、广谱和新型靶向抗病毒药物研发技术、药物快速筛选评估技术等。

强化传染病防控（包括诊断、检测、预警、处置、防护等）关键设备（装备）的研发，加强在代表国际科技先进水平、体现国家科技实力和具有良好应用前景的创新性传染病防控设备（装备）标志性成果方面的研发布局。适应以大数据为基础的传染病防控技术发展新趋势，以信息技术、通信技术、数据科学等新技术的整合应用为牵引，强化前沿技术的研究和整合应用，超前部署，赋能传染病综合防控技术，实现传染病防控技术的升级换代。

2. 面向重大慢病的大型人群队列与系统流行病学研究

围绕心血管疾病、恶性肿瘤、代谢性疾病等重大慢性非传染性疾病，结合传统流行病学与高通量组学技术的系统流行病学正在成为现代病因学研究的重要方向，并使得流行病学研究模式实现从黑箱策略向系统方法的转变。应建设高质量的中国人群队列及其生物样本资源库平台。基于全生命周期视角，遴选持续建设的、高质量、代表性的人群队列，整合人群队列、生物样本资源库及在此基础上衍生的多组学数据资源，以及国家或地区范围的医学信息系统，建成一个开放共享和高效利用的国家人群研究平台，实施标准化的数据存储和可持续的共享机制，为我国系统流行病学研究提供重要平台支撑。此外，应围绕我国重大慢性病开展系统流行病学研究。在全生命周期、大型人群队列的基础上，针对心脑血管疾病、恶性肿瘤、慢性阻塞性肺疾病、糖尿病等威胁我国人群健康的重大慢性病，利用成熟、高通量多组学检测技术对组学指标进行集中批量和统一检测，整合暴露组、基因组、表观组、蛋白质组、代谢组等多组学数据开展系统流行病学研究，全面解析复杂疾病的病因机制和危险因素谱，识别人类复杂疾病的基因-环境交互作用，为重大慢性病防控提供高质量本土证据。

3. 加强慢性病综合防控及干预评价研究

随着经济快速发展，医疗卫生服务水平提高，人们的预期寿命逐渐延长，老年慢性病人群普遍存在共病现象，共病已成为威胁人类生存与健康的重要威胁。与单一慢性病相比，共病导致患者生活质量下降、药物不良事件风险增加、死亡风险增加、医疗资源消耗增加等，给慢性病防控和管理带来了诸多挑战。《"十四五"国民健康规划》提出"强化慢性病综合防控和伤害预防干预""提高心脑血管疾病、癌症、慢性呼吸系统疾病、糖尿病等重大慢性病综合防治能力""推进'三高'（高血压、高血糖、高血脂）共管"等，在国家战略层面为慢性病防控做出指引[48]。然而，我国目前的慢性病研究多关注单一疾病结局，亟待加强对共病患病模式、危险因素、疾病进展，以及健康干预效果评价研究，从而为共病管理和防控模式提供依据，为慢性病综合防控体系提供科学指导。

4. 数字公共卫生与循证决策研究

将公共卫生体系与新的数字技术理念和工具相结合，有助于及时了解和掌握人群健康状况的动态变化特征，提升健康风险的预警预测能力，提升国家和相关卫生部门的公共卫生管理能力。实现基于数据的公共卫生管理科学决策，是智慧城市和健康城市建设的必要组成部分。我国应积极开展基于数字公共卫生的循证决策研究。利用人工智能、深度学习等新技术重点突破一批重大慢病防治关键技术，搭建慢病研究的数字公共卫生平台，科学评估重大生活行为改变对于健康的影响。开展循证决策、卫生管理和医疗资源配置的数字化研究，实现数据形成、数据决策以及数据干预和实施研究的全链条数字化建设，切实推动并实现公共卫生的科学循证决策。

5. 关注人类、动物和自然环境的同一健康

新冠疫情大流行凸显了"One Health"在解决全球重大公共卫生和人类健康问题上的重要性。实施"One Health"策略应对健康挑战，应坚持预防为主，将被动监测转为主动监测，开展人类、自然环境和动/植物健康风险的协同评估，在多部门协作、沟通和协调下，落实具体的行动计划，实现人类、动物和自然环境的最佳健康。重点完善"One Health"信息共享机制。数据共享不仅在提升公共卫生事件的监测预警能力发挥巨大作用，也贯穿于慢性病防控、食品安全、环境污染和气候治理的各个环节。应改进原有的部门管理机制，融合汇聚多学科、多地区、多部门的力量，完善数据管理体系，畅通数据通路，推动疾病监测、居民健康档案、电子病历、环境污染、病原微生物监测等数据的深度融合，提供规范化、专业化的信息交流和共享平台。

参 考 文 献

[1] Cao Y, Wang J, Jian F, et al. Omicron escapes the majority of existing SARS-CoV-2 neutralizing antibodies. Nature, 2022, 602(7898): 657-663.

[2] Cui Z, Liu P, Wang N, et al. Structural and functional characterizations of infectivity and immune evasion of SARS-CoV-2 Omicron. Cell, 2022, 185(5): 860-871.

[3] Cao Y, Yisimayi A, Jian F, et al. BA.2.12.1, BA.4 and BA.5 escape antibodies elicited by Omicron infection. Nature, 2022, 608(7923): 593-602.

[4] Cao Y, Jian F, Wang J, et al. Imprinted SARS-CoV-2 humoral immunity induces convergent Omicron RBD evolution. Nature, 2023, 614(7948): 521-529.

[5] 廖春晓, 王波, 吕筠, 等. 新型冠状病毒 Omicron 变异株病原学及流行病学研究进展. 中华流行病学杂志, 2022, 43(11): 1691-1698.

[6] 国务院联防联控机制综合组. 国务院联防联控机制公布进一步优化疫情防控的二十条措施.(2022-11-11) [2023-07-08]. http://www. gov. cn/xinwen/2022/11/11/content_5726144.htm..

[7] 国务院联防联控机制综合组. 关于印发新型冠状病毒感染防控方案(第十版)的通知. (2023-01-07)[2023-07-08]. http://www. gov. cn/xinwen/2023-01/07/content_5735448.htm.

[8] 魏永越, 高文静, 张隆垚, 等. 我国部分公共卫生学院师生新型冠状病毒感染现况调查. 中华流行病学杂志, 2023, 44(2): 175-183.

[9] Leung K, Lau E, Wong C, et al. Estimating the transmission dynamics of SARS-CoV-2 Omicron BF.7 in Beijing after adjustment of the zero-COVID policy in November-December 2022. Nat Med, 2023, 29(3): 579-582.

[10] 新京报. 威斯克重组三价新冠疫苗被纳入紧急使用"获批"数量已达 16 个. https://baijiahao.baidu.com/s?id= 1768228106716402623&wfr=spider&for=pc.2023.6.9.

[11] Xu K, Gao P, Liu S, et al. Protective prototype-Beta and Delta-Omicron chimeric RBD-dimer vaccines against SARS-CoV-2. Cell, 2022, 185(13): 2265-2278.

[12] Wu J D, Li J X, Liu J, et al. Safety, immunogenicity, and efficacy of the mRNA vaccine CS-2034 as a heterologous booster versus homologous booster with BBIBP-CorV in adults aged ≥18 years: a randomised, double-blind, phase 2b trial. Lancet Infect Dis, 2023.

[13] Li J X, Hou L H, Gou J B, et al. Safety, immunogenicity and protection of heterologous boost with an aerosolised Ad5-nCoV after two-dose inactivated COVID-19 vaccines in adults: a multicentre, open-label phase 3 trial. Lancet Infect Dis, 2023.

[14] 中国国家流感中心. 中国国家流感中心流感周报. (2022-07-07)[2023-02-08]. https://ivdc.chinacdc.cn/cnic/zyzx/lgzb/.

[15] Iuliano A D, Roguski K M, Chang H H, et al. Estimates of global seasonal influenza-associated respiratory mortality: a modelling study. Lancet, 2018, 391(10127): 1285-1300.

[16] GBD 2017 Influenza Collaborators.Mortality, morbidity, and hospitalisations due to influenza lower respiratory tract infections, 2017: an analysis for the Global Burden of Disease Study 2017. Lancet Respir Med, 2019, 7(1): 69-89.

[17] Uyeki T M, Hui D S, Zambon M, et al. Influenza. The Lancet, 2022, 400(10353): 693-706.

[18] Wang Q, Yang L, Liu C, et al. Estimated incidence of seasonal influenza in China from 2010 to 2020 using a multiplier model. JAMA Netw Open, 2022, 5(4): e227423.

[19] Li L, Liu Y, Wu P, et al. Influenza-associated excess respiratory mortality in China, 2010-15: a population-based study. Lancet Public Health, 2019, 4(9): e473-e481.

[20] 国家免疫规划技术工作组流感疫苗工作组. 中国流感疫苗预防接种技术指南(2022-2023). 中华流行病学杂志, 2022, 43(10): 1515-1544.

[21] Demicheli V, Jefferson T, Ferroni E, et al. Vaccines for preventing influenza in healthy adults. Cochrane Database Syst Rev, 2018, 2(2): D1269.

[22] World Health Organization.Global tuberculosis report 2022. https://www.who.int/publications/i/item/9789240061729. 27 October 2022.

[23] Liu X, Thompson J, Dong H, et al. Digital adherence technologies to improve tuberculosis treatment outcomes in China: a cluster-randomised superiority trial. Lancet Glob Health, 2023, 11(5): e693-e703.

[24] Cao G, Jing W, Liu J, et al. Countdown on hepatitis B elimination by 2030: the global burden of liver disease related to hepatitis B and association with socioeconomic status. Hepatol Int, 2022, 16(6): 1282-1296.

[25] Cui F, Blach S, Manzengo M C, et al. Global reporting of progress towards elimination of hepatitis B and hepatitis C. Lancet Gastroenterol Hepatol, 2023, 8(4): 332-342.

[26] Hsu Y C, Huang D Q, Nguyen M H. Global burden of hepatitis B virus: current status, missed opportunities and a call for action. Nat Rev Gastroenterol Hepatol, 2023, 20(8): 524-537.

[27] Sun D, Liu C, Zhu Y, et al. Long-term exposure to fine particulate matter and incidence of esophageal cancer: A prospective study of 0.5 million chinese adults. Gastroenterology, 2023, 165(1): 61-70.

[28] Sun D, Liu C, Ding Y, et al. Long-term exposure to ambient PM(2·5), active commuting, and farming activity and cardiovascular disease risk in adults in China: a prospective cohort study. Lancet Planet Health, 2023, 7(4): e304-e312.

[29] Im P K, Wright N, Yang L, et al. Alcohol consumption and risks of more than 200 diseases in Chinese men. Nat Med, 2023, 29(6): 1476-1486.

[30] Chan K H, Wright N, Xiao D, et al. Tobacco smoking and risks of more than 470 diseases in China: a prospective cohort study. Lancet Public Health, 2022, 7(12): e1014-e1026.

[31] Song C, Lv J, Yu C, et al. Adherence to healthy lifestyle and liver cancer in Chinese: a prospective cohort study of 0.5 million people. Br J Cancer, 2022, 126(5): 815-821.

[32] Sun Q, Yu D, Fan J, et al. Healthy lifestyle and life expectancy at age 30 years in the Chinese population: An observational study. Lancet Public Health, 2022, 7(12): e994-e1004.

[33] Han Y, Hu Y, Yu C, et al. Lifestyle, cardiometabolic disease, and multimorbidity in a prospective Chinese study. Eur Heart J, 2021, 42(34): 3374-3384.

[34] Han Y, Hu Y, Yu C, et al. Duration-dependent impact of cardiometabolic diseases and multimorbidity on all-cause and cause-specific mortality: a prospective cohort study of 0.5 million participants. Cardiovasc Diabetol, 2023, 22(1): 135.

[35] Chen L, Zhang Y, Yu C, et al. Modeling biological age using blood biomarkers and physical measurements in Chinese adults. E Bio Medicine, 2023, 89: 104458.

[36] Nie C, Li Y, Li R, et al. Distinct biological ages of organs and systems identified from a multi-omics study. Cell Rep, 2022, 38(10): 110459.

[37] Pan Z, Zhang R, Shen S, et al. OWL: an optimized and independently validated machine learning prediction model for lung cancer screening based on the UK Biobank, PLCO, and NLST populations. E Bio Medicine, 2023, 88: 104443.

[38] World Health Organization. Massive efforts needed to reduce salt intake and protect lives. (2023-03-09)[2023-07-08]. https://www.who.int/news/item/09-03-2023-massive-efforts-needed-to-reduce-salt-intake-and-protect-lives.

[39] Neal B, Wu Y, Feng X, et al. Effect of salt substitution on cardiovascular events and death. N Engl J Med, 2021, 385(12): 1067-1077.

[40] Wang Y, Feng L, Zeng G, et al. Effects of cuisine-based chinese heart-healthy diet in lowering blood pressure among adults in china: multicenter, single-blind, randomized, parallel controlled feeding trial. Circulation, 2022, 146(4): 303-315.

[41] 规划发展与信息化司. 2021 年我国卫生健康事业发展统计公报. (2022-07-12)[2023-07-08]. http://www.nhc.gov.cn/guihuaxxs/s3586s/202207/51b55216c2154332a660157abf28b09d.shtml.

[42] Ni X, Li Z, Zhang X, et al. Priorities in tackling non-communicable diseases in children and adolescents in China. Lancet Child Adolesc Health, 2023, 7(4): 228-230.

[43] United Nations.World Population Prospects 2022.https://population.un.org/wpp/Graphs.

[44] Chen X, Giles J, Yao Y, et al. The path to healthy ageing in China: a Peking University-Lancet Commission. Lancet, 2022, 400(10367): 1967-2006.

[45] 韩雨廷, 吕筠, 余灿清, 等. 数字公共卫生的进展与应用. 中华流行病学杂志, 2022, 43(6): 791-797.

[46] World Health Organization. Quadripartite call to action for One Health for a safer world.(2023-03-27)[2023-07-08]. https://www.who.int/news/item/27-03-2023-quadripartite-call-to-action-for-one-health-for-a-safer-world.

[47] Zhang X X, Liu J S, Han L F, et al. One Health: new evaluation framework launched. Nature, 2022, 604(7907): 625.

[48] 国务院办公厅. 国务院办公厅关于印发"十四五"国民健康规划的通知. (2022-05-20)[2023-07-08]. https://www.gov.cn/zhengce/content/2022-05-20/content_5691424.htm.

第四章　中国 2022 年度重要医学进展解读

一、遴选背景及方法介绍

魏晓瑶　高东平　李　玲

中国医学科学院医学信息研究所

科技创新是助推卫生健康事业发展的核心动能。中国医学科学院坚持"四个面向"，积极推进国家医学科技创新体系建设，探索可体现医学科技成果特点的分类评价体系，努力倡导科技创新的正确价值导向，每年发布的《中国 21 世纪重要医学成就》和《中国年度重要医学进展》是中国医学科学院学术咨询委员会发挥高端智库作用的重要举措之一，今年是连续第三年发布《中国 21 世纪重要医学成就》，连续第四年发布《中国年度重要医学进展》。

"中国 2022 年度重要医学进展"聚焦我国学者在 2022 年度取得的对医学科学领域产生重要影响的、国际关注度大的或应用潜力大的重要研究成果。评选采取"多元化计量"与"多主体研判"相结合的评价方式，无偏倚纳入多源数据建立候选成果数据库，包括我国学者在 2022 年度发表的医学研究论文、获授权的国内外专利、获批上市的国产药物和国产创新医疗器械产品等，累计收集多达 30 万余条。在此基础上，由中国医学科学院医学信息研究所研究团队进行数据采集、清洗，并基于计量学指标完成初步遴选，经同行专家评议、评审专家组审议、学部委员通讯评选、评审专家组终审和执委会审定，最终有 31 项重要进展入选（详见表 1）。相比去年，评选方法进行了进一步优化。"中国 2022 年度重要医学进展"的评选将基于期刊的学科分类细化至基于论文进行学科分类，实现对文献更准确地归类；创新性提出基于分学部（领域）拐点计算的量化遴选方法，尽可能在量化计算阶段充分体现各领域差异。

表 1　31 项中国 2022 年度重要医学进展

一、临床医学领域

  1. 晚期食管鳞状细胞癌患者接受特瑞普利单抗联合紫杉醇+顺铂治疗可显著延长生存期

  2. 证实机械取栓术后标准降压治疗优于强化降压治疗

  3. 口服甲基泼尼松龙可改善高进展风险 IgA 肾病患者预后

  4. 证实信迪利单抗联合一线治疗可改善食管鳞状细胞癌患者预后

  5. 证实体外循环心血管手术围术期氨甲环酸高剂量给药优于低剂量

  6. 证实症状性重度颅内动脉粥样硬化性狭窄使用支架联合药物治疗不优于单纯药物治疗

  7. 证实比伐芦定在 ST 段抬高型心肌梗死患者介入治疗中优于肝素

二、口腔医学领域

  1. 揭示通过氧离子注入增加纤连蛋白结构域吸引力提高钛表面的细胞黏附力机制

  2. 通过制备新型纳米颗粒预防种植体周围炎

3. 构建头颈部鳞状细胞癌药物基因组图谱

4. 揭示 pH 敏感纳米粒子对抑制口腔生物膜的影响

三、基础医学与生物学领域

1. 通过化学小分子诱导实现人成体细胞转变为多潜能干细胞

2. 揭示抑郁症"单胺假说"新药物靶点机制

3. 揭示去唾液酸糖蛋白受体 1（ASGR1）高效外排胆固醇的机制

4. 揭示并解析了机械力感知过程及生物电信号转化机制

5. 研发全新一代 CAR-T 技术，提升复发难治性非霍奇金淋巴瘤的治疗缓解率

6. 构建首个人类早期胚胎发育时空翻译图谱，揭示合子基因组激活新机制

7. 揭示奥密克戎突变株对 9 种中和抗体药物的影响

8. 揭示皮肤共生菌代谢产生的苯乙酮在促进蚊媒病毒感染宿主中的关键作用

四、药学领域

1. 我国自主研发的重组人源抗狂犬病毒单抗注射液获批上市

2. 原创天然药物淫羊藿素软胶囊获批上市

五、卫生健康与环境领域

1. 基于随访数据揭示新冠病毒病住院患者远期免疫特征及临床结局

2. 更新中国急性缺血性脑卒中静脉溶栓和血管内治疗率数据

3. 证实吸烟和使用固体燃料烹饪是肝癌独立危险因素

4. 大规模队列研究证实坚持健康生活方式可降低肝癌风险

5. 大规模队列研究揭示一次性低剂量 CT 肺癌筛查的有效性

六、生物医学工程与信息领域

1. 超导磁体 5.0T 磁共振成像系统获批

2. 首台国产质子治疗系统获批

3. 双通道可充电植入式脑深部电刺激脉冲发生器套件获批

4. 血管内成像设备获批

5. 利用 AI 提升时间分辨冷冻电镜分析精度

二、临床医学重大进展解读

张　舟

中国医学科学院医学信息研究所

成果 1：晚期食管鳞状细胞癌患者接受特瑞普利单抗联合紫杉醇+顺铂治疗可显著延长生存期

来自中山大学肿瘤防治中心等机构的研究人员在 *Cancer Cell* 杂志发表题为 "Toripalimab Plus Chemotherapy in Treatment-naïve，Advanced Esophageal Squamous Cell Carcinoma（JUPITER-06）：A Multi-center Phase 3 Trial"[1]的文章。既往晚期食管鳞癌标准一线紫杉醇+顺铂（TP）治疗方案疗效不佳，该研究证实晚期食管鳞状细胞癌患者，

接受特瑞普利单抗联合紫杉醇+顺铂治疗较安慰剂联合紫杉醇+顺铂治疗可显著延长患者无进展生存期和总生存期，且安全性高，在晚期食管癌免疫治疗领域获得新突破。

研究背景： 目前以铂类为基础的化疗方案是晚期食管鳞状细胞癌的标准一线治疗方法。然而，以铂类为基础的化疗方案患者获益有限，迫切需要新的药物用于食管鳞状细胞癌的治疗。近年来，抗 PD-（L）1 抗体被设计用来阻断 PD-1/PD-L1 信号通路的免疫抑制，重新激活肿瘤微环境中的 T 细胞，已经证明在多种肿瘤类型中发挥了抗肿瘤活性。特瑞普利单抗是一种针对人 PD-1 的人源化免疫球蛋白 G（IgG）单克隆抗体，已有随机研究表明，在二线或更后线的治疗中，抗 PD-1 治疗对晚期食管癌症的总生存期改善明显优于标准化疗。特瑞普利单抗已被国家药品监督管理局批准为转移性黑色素瘤二线治疗、晚期鼻咽癌三线治疗和转移性尿路上皮癌二线治疗的单药疗法。在之前的一项多中心 1b/2 期研究中，特瑞普利单抗单药治疗 59 名化疗难治性食管鳞癌患者的客观有效率（ORR）为 18.6%，而特瑞普利单抗联合紫杉醇+顺铂作为晚期食管鳞癌的一线治疗也显示出良好的疗效和可控的安全性。因此中山大学肿瘤防治中心等 72 家单位共同开展了一项大型前瞻性Ⅲ期临床研究（JUPITER-06），比较了特瑞普利单抗联合紫杉醇+顺铂与安慰剂联合紫杉醇+顺铂作为晚期食管鳞癌患者一线治疗的有效性和安全性。

研究方法： 该研究采用随机、双盲、安慰剂对照试验方法，将纳入的全国 72 家医院的 514 例食管鳞癌患者，按 1∶1 随机分配到特瑞普利单抗联合紫杉醇+顺铂组（$n = 257$）或安慰剂联合紫杉醇+顺铂组（$n = 257$）中，两组患者均接受了 6 个周期的紫杉醇和顺铂治疗，并分别接受了 7 个周期的特瑞普利单抗治疗和 7 个周期的安慰剂治疗。

研究结果： 截至 2021 年 3 月 22 日，共 296 例患者出现肿瘤进展或死亡，特瑞普利单抗组有 132 例，安慰剂组有 164 例，其中共报告 173 例死亡，特瑞普利单抗组 70 例（27.2%），安慰剂组 103 例（40.1%）。通过盲法独立中心审查和 BICR/RECISTv.1.1 评估，特瑞普利单抗化疗联合组明显优于安慰剂化疗联合组。特瑞普利单抗组的总生存期（OS）明显优于安慰剂组（中位 OS 为 17 vs 11），死亡的分层风险比（HR）为 0.58（95%CI：0.43～0.78；双侧 $p = 0.0004$），1 年总生存期率为 66.0%（95% CI：57.5～73.2），优于对照组的 43.7%（95%CI：34.4～52.6）。特瑞普利单抗化疗联合组在客观缓解率（ORR）、缓解持续时间（DOR）和疾病控制率（DCR）方面也优于安慰剂组。特瑞普利单抗组的 1 年无进展生存率为 27.8%，安慰剂组 6.1%，到截止日期，两组中的大多数患者（255，99.2%）经历了至少 1 次不良事件，特瑞普利单抗组 188 例（73.2%）患者和安慰剂组 180 例（70.0%）患者发生了 3 级及以上的不良事件，两组患者均报告了相似的不良事件发生率（36.2% vs 28.8%）和输注相关反应发生率（3.5% vs 3.1%），主要包括贫血、白细胞减少、中性粒细胞减少、恶心、疲劳、周围神经病变、呕吐、食欲下降、血小板减少症、腹泻、皮疹、瘙痒和脱发。30 例（11.7%）和 16 例（6.2%）患者分别发生了导致停用特瑞普利单抗或安慰剂的不良事件。特瑞普利单抗组比安慰剂组更容易发生免疫相关的不良事件（37.0% vs 26.5%），包括免疫介导的肝炎和心肌炎。

研究结论： 与单独化疗相比，在标准一线化疗中添加特瑞普利单抗可在无进展生存期和总生存期方面获得具有统计学意义和临床意义的改善，此外，特瑞普利单抗加顺铂显示出可控的耐受性。无论患者的 PD-L1 表达如何，研究结果支持在晚期食管鳞癌患者中使用该方案，并且该试验也证明了在一线顺铂中加入特瑞普利单抗并不会导致无法接受的毒性增加。

研究意义：该研究为晚期食管鳞癌的治疗提供了新的一线治疗方案，证实特瑞普利单抗一线治疗晚期或转移性食管鳞癌患者可显著改善患者无进展生存期（PFS）和总生存期（OS），且无论 PD-L1 表达如何，该联合方案均有疗效。

成果 2：证实机械取栓术后标准降压治疗优于强化降压治疗

来自海军军医大学第一附属医院（上海长海医院）等单位的研究人员在 *The Lancet* 杂志发表题为 "Intensive Blood Pressure Control after Endovascular Thrombectomy for Acute Ischaemic Stroke（ENCHANTED2/MT）：A Multicentre，Open-label，Blinded-endpoint，Randomised Controlled Trial" [2]的文章，通过对缺血性脑卒中取栓成功再灌注后收缩压持续升高的患者的研究发现，术后接受标准血压治疗（140～180mmHg）的临床预后优于强化降压治疗（<120mmHg）。该研究结果为机械取栓术后血压管理提供了高级别循证证据。

研究背景：在影响急性缺血性卒中患者血管内血栓切除术预后的所有因素中，血压管理是最重要的一项。目前，急性缺血性卒中患者血管内血栓切除术后的最佳收缩压尚不确定，是否将血压尽快、平稳地控制在一个较低水平，是卒中患者救治的焦点问题。

研究方法：在这项研究中，研究人员在中国 44 家三级医院进行了一项开放标签、盲终点、随机对照试验。符合条件的患者（年龄≥18 岁）为因颅内大血管闭塞导致急性缺血性卒中，在血管内取栓成功再灌注后收缩压持续升高（≥140mmHg 10min）。患者 1∶1 被随机分配为强化降压组（收缩压<120mmHg）和标准降压组（140～180mmHg），在随机后 1h 内将收缩压控制到目标范围并维持 72h，主要临床终点事件为 90 天功能性结局（mRS 评分）。

研究结果：2020 年 7 月 20 日至 2022 年 3 月 7 日期间，821 名患者被随机分配。407 名患者被分配到强化治疗组，409 名患者被分配到低强化治疗组，其中强化治疗组 404 名患者和低强化治疗组 406 名患者有初步预后数据。研究表明，对于大血管闭塞型急性缺血性卒中机械取栓后成功再灌注的患者，术后强化降压治疗较标准治疗可功能预后较差[adjusted OR 1.37（95% CI：1.07～1.76）]，且在 90 天内可能更早出现神经功能恶化[adjusted OR 1.53（95% CI：1.18～1.97）]和更高的残疾率[OR 2.07（95%CI：1.47～2.93）]，但两组间症状性脑出血比例无显著差异。两种降压治疗的严重不良事件或死亡率无显著差异。

研究结论：应避免将因颅内大血管闭塞而接受血管内血栓切除术的急性缺血性卒中患者的收缩压严格控制在 120 mmHg 以下，以防止患者的功能恢复受到影响。

研究意义：该研究首次探索出了急性缺血性卒中患者血管内血栓切除术后血压管理的安全值下限，为急性缺血性卒中机械取栓再通后血压管理提供了高级别证据支持。

成果 3：口服甲基泼尼松龙可改善高进展风险 IgA 肾病患者预后

来自北京大学第一医院等单位的研究人员在 *The Journal of the American Medical*

Association 杂志发表题为"Effect of Oral Methylprednisolone on Decline in Kidney Function or Kidney Failure in Patients with IgA Nephropathy：The TESTING Randomized Clinical Trial"[3]的文章，通过对免疫球蛋白 A（IgA）肾病（简称 IgA 肾病）患者的研究发现，甲基泼尼松龙可以减少 41% 的患者发生尿毒症风险。与足量治疗方案相比，减量甲基泼尼松龙联合磺胺治疗方案在疗效不受影响的情况下，不良反应发生率显著降低，为 IgA 肾病领域激素规范化治疗提供了重要证据。

研究背景：IgA 肾病是目前中国乃至世界上最常见的原发性肾小球肾炎，1/3 的患者会进展至为终末期肾脏病，即尿毒症，是引起我国青壮年尿毒症的最常见的病因。IgA 肾病现有治疗策略中争议最大的就是关于激素疗效以及具体使用方案。

研究方法：该研究是一项国际多中心、双盲、随机对照试验。2012 年 5 月至 2019 年 11 月期间，在澳大利亚、加拿大、中国、印度和马来西亚的 67 家医院共纳入 503 名 IgA 肾病、每日蛋白尿大于或等于 1g 的受试者，进行了至少 3 个月的优化背景护理后，估计肾小球滤过率（eGFR）为 20 至 120ml/min/1.73m^2，随访至 2021 年 6 月。受试者以 1：1 的比例随机接受口服甲泼尼龙（$n = 136$）或安慰剂（$n = 126$）治疗。主要结局是肾小球滤过率下降 40%、肾衰竭（透析、移植）或肾脏疾病导致的死亡。

研究结果：503 名随机患者（平均年龄 38 岁，198 名女性；平均肾小球滤过率 61.5ml/min/1.73 m^2；平均蛋白尿 2.46 g/d）中，493 名完成了试验。在平均 4.2 年的随访中，甲泼尼龙组的 74 名参与者（28.8%）和安慰剂组的 106 名参与者（43.1%）出现主要结局[风险比，0.53（95%CI：0.39～0.72）；$P < 0.001$；绝对年事件发生率差异，每年 −4.8%（95%CI：−8.0%～−1.6%）]。与安慰剂组各方案的相关参与者相比，甲泼尼龙组每种剂量对主要结果的影响：全剂量 HR，0.58（95% CI：0.41～0.81）；减少剂量 HR，0.27（95% CI：0.11～0.65）。在 11 个预先设定的次要终点中，9 个次要终点在甲泼尼龙组和安慰剂组间存在显著差异，包括肾衰竭[50（19.5%）vs 67（27.2%）；HR，0.59（95%CI：0.40～0.87）；$P = 0.008$；年度事件发生率差异，每年 −2.9%（95%CI：−5.4%～−0.3%）]。与安慰剂相比，甲泼尼龙组严重不良事件发生率更高[28（10.9%）vs 7（2.8%）名患者出现严重不良事件]，主要发生在全剂量治疗组（和相匹配的安慰剂组相比严重不良事件为 22（16.2%）vs 4（3.2%）]。

研究结论：在进展风险高的 IgA 肾病患者中，与安慰剂相比，口服甲泼尼龙治疗 6～9 个月可显著降低肾功能下降、肾衰竭或肾脏疾病导致的死亡等复合结局的风险。但口服甲泼尼龙（主要是高剂量治疗）增加了严重不良事件的发生率。研究表明糖皮质激素可以减少 41% 的患者发生尿毒症风险，针对激素副作用风险过大的弊端，课题组提出的半量激素联合磺胺预防感染的方案，在疗效不受影响的情况下将严重不良反应的发生减少了 70% 以上，澄清了激素治疗 IgA 肾病的疗效和安全性等关键问题。

研究意义：该研究是国际肾脏病领域第一个由中国人引领的国际多中心研究，包括中国、澳大利亚、加拿大、印度、马来西亚等国家共 503 例患者参与，历经 10 年研究，最终澄清了激素治疗 IgA 肾病的疗效和安全性等关键问题，并提出了更为安全有效的激素治疗新方案。

成果 4：证实信迪利单抗联合一线治疗可改善食管鳞状细胞癌患者预后

来自北京大学肿瘤医院等单位的研究人员在 *British Medical Journal* 杂志发表题为 "Sintilimab versus Placebo in Combination with Chemotherapy as First Line Treatment for Locally Advanced or Metastatic Oesophageal Squamous Cell Carcinoma（ORIENT-15）：Multicentre，Randomised，Double Blind，Phase 3 Trial" [4]的文章，通过对局部晚期、复发或转移性食管鳞状细胞癌患者的研究发现，信迪利单抗联合一线治疗可显著延长全人群和 PD-L1 联合阳性分数（CPS）≥10 人群总生存期、无进展生存期、缓解持续时间，且不受 PD-L1 表达水平影响，并显著提高客观缓解率、疾病控制率，且安全性可控，为晚期食管鳞癌治疗提供全新一线标准治疗选择。

研究背景： 为了探索 PD-1/PD-L1 抑制剂联合化疗策略对晚期或转移性食管鳞状细胞癌患者的疗效，2018 年 12 月，中国研究者开始从全球招募食管鳞状细胞癌患者，进行大范围的随机、双盲、对照和多中心Ⅲ期临床试验（ORIENT-15 研究）。

研究方法： 2018 年 12 月 14 日至 2021 年 4 月 9 日，纳入 659 名符合入组条件的患者，并将他们以 1∶1 的比例随机分组，327 人接受信迪利单抗联合化疗治疗方案，332 人接受安慰剂联合化疗的治疗方案。铂联合紫杉醇是我国常用的治疗手段，而 5-氟尿嘧啶是西方治疗食管鳞状细胞癌的首选化疗药物，因此研究人员在试验方案中添加了顺铂/ 5-氟尿嘧啶的化疗方案。信迪利单抗联合化疗治疗组中，307 人接受顺铂/紫杉醇化疗，另外 20 人接受顺铂/5-氟尿嘧啶化疗；安慰剂化疗组中，309 人接受顺铂/紫杉醇化疗，23 人接受顺铂/5-氟尿嘧啶化疗。患者每 3 周接受一次信迪利单抗联合化疗或安慰剂联合化疗，直到患者出现疾病进展、无法忍受的毒性、开始使用新的抗肿瘤治疗方案、撤回同意、失访、死亡、完成最长 2 年治疗等，或经研究人员认定的其他原因而停止。研究的主要终点是总生存期（OS），次要终点是研究者评估的无进展生存期（PFS）、客观缓解率（ORR）、缓解持续时间（DOR）、疾病控制率（DCR）及安全特性。

研究结果： 截至 2021 年 4 月 9 日，信迪利单抗联合化疗组的总生存期中位随访时间是 16 个月（IQR，12.3～19.4），安慰剂联合化疗组的总生存期中位随访时间是 16.9 个月（IQR，11.8～20.2）。总生存期的期中分析结果显示，信迪利单抗联合化疗组的死亡率是 45%，中位总生存期为 16.7 个月；而安慰剂联合化疗组的死亡率是 61%，中位总生存期为 12.5 个月，信迪利单抗联合化疗策略显著延长了患者的总生存期（HR=0.63，95% CI：0.51～0.78；P□<0.001）。在 PD-L1 综合阳性分数（CPS）≥10 的患者中，信迪利单抗联合化疗组的中位总生存期为 17.2 个月；安慰剂联合化疗组的中位总生存期为 13.6 个月，信迪利单抗联合化疗同样显著延长了患者的总生存期。无进展生存期结果显示，有 59%接受信迪利单抗联合化疗组的患者出现疾病进展或死亡，患者的中位无进展生存期为 7.2 个月；74%接受了安慰剂联合化疗的患者有疾病进展或死亡，患者的中位无进展生存期为 5.7 个月。与安慰剂联合化疗相比，信迪利单抗联合化疗显著延长了患者的无进展生存期（HR=0.56，95%CI：0.46～0.68；P<0.001）。在 PD-L1 CPS≥10 的患者中，较安慰剂联合化疗组中位无进展生存期（6.4 个月）而

言，信迪利单抗联合化疗组的中位无进展生存期（8.3个月）同样表现出显著的提升（HR=0.58，95%CI：0.45～0.75；$P<0.001$）。信迪利单抗联合化疗组的客观缓解率为66%，而安慰剂联合化疗组为 45%，信迪利单抗联合化疗组的客观缓解率显著高于安慰剂联合化疗组。中位缓解持续时间结果分析显示，信迪利单抗联合化疗组的缓解持续时间为 9.7 个月，而安慰剂联合化疗组为 6.9 个月。疾病控制率结果表明，信迪利单抗联合化疗组的疾病控制率为 90%，而安慰剂联合化疗组为 84%。在治疗安全性方面，信迪利单抗联合化疗组与安慰剂联合化疗组差异性不明显，与治疗相关的不良事件率均约为 98%。信迪利单抗联合化疗组的 3～5 级不良事件发生率为 60%，安慰剂联合化疗组为 55%。

研究结论：研究结果表明，信迪利单抗联合化疗的治疗策略，较单一化疗方法而言可以更好地控制肿瘤的发展。与安慰剂联合化疗相比，免疫检查点抑制剂信迪利单抗联合化疗策略，可显著提高患者的总生存期，将患者的死亡风险降低 37%，也提高了患者的疾病无进展生存期，将患者的疾病进展风险降低 44%，为食管鳞状细胞癌患者提供了新的一线治疗方案。

研究意义：该研究证实，与安慰剂联合化疗策略相比，信迪利单抗联合化疗（顺铂/紫杉醇或顺铂/5-氟尿嘧啶）显著提高了晚期或转移性食管鳞状细胞癌患者的总生存期、无进展生存期和客观缓解率，可更好地控制疾病的发展。该研究为信迪利单抗联合化疗治疗策略的可行性提供了有力的依据，此联合策略有望改善食管鳞状细胞癌患者的治疗效果和生活质量。

成果 5：证实体外循环心血管手术围术期氨甲环酸高剂量给药优于低剂量

来自中国医学科学院阜外医院的研究人员在 *The Journal of the American Medical Association* 杂志发表题为 "Effect of High- vs Low-dose Tranexamic Acid Infusion on Need for Red Blood Cell Transfusion and Adverse Events in Patients Undergoing Cardiac Surgery: The OPTIMAL Randomized Clinical Trial" [5]的文章，该研究通过对接受体外循环心血管手术患者的研究发现，围术期高剂量氨甲环酸持续输注与低剂量持续输注相比，围术期异体红细胞输注率显著下降，不良事件发生率无显著差异。该临床试验是目前唯一一项在心血管手术患者中采用此类给药方案并聚焦不同剂量氨甲环酸有效性和安全性的大样本随机对照临床试验。

研究背景：心外科围术期高剂量氨甲环酸应用效果目前尚不清楚。

研究方法：该试验为前瞻性多中心随机对照双盲实验。试验开展于 2018 年 12 月 26 日至 2021 年 4 月 21 日，随访结束时间为 2021 年 5 月 21 日，在中国 4 家医院共招募了 3079 名患者，并将其分为高剂量氨甲环酸治疗组与低剂量氨甲环酸治疗组。高剂量氨甲环酸治疗组共纳入 1525 名患者，在麻醉诱导后给予负荷剂量 30mg/kg 氨甲环酸静脉注射，术中以 16mg/kg/h 持续维持静脉泵入，预充量 2mg/kg。低剂量氨甲环酸治疗组共纳入 1506 名患者，在麻醉诱导后给予负荷剂量 10mg/kg 氨甲环酸静脉注射，术中以 2mg/kg/h 持续维持静脉泵入，预充量 1mg/kg。该研究有效性终点为在手术开始至出院期间接受任何异体红细胞输血的患者比例。安全性终点为术后 30 天复合临床事件发生率，包括肾功能不全、心肌梗死、脑卒中、肺栓塞、下肢深静脉血栓、癫痫和全因死亡。次要终点包括手术后异体红细胞或非红细胞输血量、非手术后输血率和术后输血量、术后出血量、再手术发生率、机械通气时间、重症监护病房住院时间及总住院时间等。

研究结果： 招募的 3079 名患者平均年龄 52.8 岁，其中女性占比 38.1%，最终共有 3031 名患者完成了试验。在有效性方面，高剂量氨甲环酸治疗组 1525 例患者中，异体红细胞输血有 333 例，低剂量氨甲环酸治疗组 1506 例患者中，异体红细胞输血有 391 例，高剂量组中异体红细胞输注率显著低于低剂量组（21.8% vs 26.0%，$p=0.004$）。在安全性方面，高剂量组和低剂量组中术后 30 天复合临床事件的发生率分别为 17.6% 和 16.8%（RD=0.8%；单侧 97.55%CI：$-\infty \sim 3.9\%$；$p=0.003$），组间差异没有统计学意义，差异在非劣效界值范围内，有效和安全双终点同时阳性。15 个次要终点中有 14 个组间无显著差异，高剂量组和低剂量组中分别有 15 例（1.0%）和 6 例（0.4%）患者出现围术期癫痫（RD=0.6%；95%CI：$-0.0\% \sim 1.2\%$；$p=0.05$）。

研究结论： 该研究认为，对于接受体外循环心血管手术的患者，以高剂量氨甲环酸持续输注时，不良事件发生率与低剂量氨甲环酸持续输注时相近，但在减少异体红细胞输注需求方面，高剂量给药方案是更优的选择。

研究意义： 相较于单次给药，OPTIMAL 研究中采用的"负荷量+维持量+预充量"的方式更加符合目前要求稳态血药浓度的临床给药方案，是目前唯一一项在心血管手术患者中采用此类给药方案并聚焦不同剂量氨甲环酸有效性和安全性的大样本随机对照临床试验。

成果 6：证实症状性重度颅内动脉粥样硬化性狭窄使用支架联合药物治疗不优于单纯药物治疗

来自首都医科大学宣武医院的研究人员在 *Journal of the American Medical Association* 杂志发表题为 "Effect of Stenting Plus Medical Therapy vs. Medical Therapy Alone on Risk of Stroke and Death in Patients with Symptomatic Intracranial Stenosis：The CASSISS Randomized Clinical Trial" [6]的文章，该研究通过对症状性重度颅内动脉粥样硬化性狭窄患者的研究，证实药物治疗联合支架置入术与单纯药物治疗相比，患者发生死亡或再发卒中的风险无显著差异。表明对于症状性重度颅内动脉狭窄患者，应首选内科治疗。该研究用中国数据为全球脑血管狭窄患者的治疗提供了中国方案，打破了国际上对脑动脉狭窄血管内治疗的固有结论。

研究背景： 药物联合支架置入治疗是否能改善症状性重度颅内动脉粥样硬化性狭窄患者预后尚不清楚。

研究方法： 该试验为多中心随机对照试验。试验开展于 2014 年 3 月 5 日至 2016 年 11 月 10 日，随访结束时间为 2019 年 11 月 10 日，在中国 8 家医院共招募了 380 名缺血事件发作超过 3 周，表现为短暂性脑缺血发作或非致残、非穿支（定义为非脑干或非基底节终动脉）区缺血性卒中，狭窄程度为重度（70%～99%）的颅内动脉粥样硬化性狭窄患者。按照 1∶1 的比例，随机分为支架联合药物治疗组和单纯药物治疗组。

药物治疗包括 90 天内双联抗血小板治疗后续继续单联抗血小板治疗，以及对卒中危险因素的控制。该研究主要终点为复合临床事件发生率，包括 30 天内卒中或死亡及 30 天至 1 年的责任血管区域卒中。次要终点包括 2 年或 3 年的责任血管区域卒中或死亡等，随访期为 3 年。

研究结果： 招募的 380 名患者中，358 名患者符合试验条件，平均年龄 56.3 岁，其中男性占比 73.5%，最终共有 343 名患者完成了试验。结果显示，支架置入联合药物治疗组（$n=176$）与单纯药物治疗组（$n=182$）相比，主要终点事件发生率两组间无显著差异（8.0%[14/176] vs 7.2%[13/181]，$p=0.82$）。次要终点事件发生率在两组间也差异无统计学意义，其中包括 2 年责任血管区域卒中发生率[9.9%（17/171）vs. 9.0%（16/178）；$p=0.80$]，3 年责任血管区域卒中发生率[11.3%（19/168）vs. 11.2%（19/170）；$p>0.99$]。支架置入联合药物治疗组的 3 年死亡率为 4.4%（7/160），单纯药物治疗组为 1.3%（2/159）（风险比率为 3.75，95% CI：0.77～18.13，$p=0.08$）。

研究结论： 在症状性重度颅内动脉粥样硬化性狭窄患者发生短暂性脑缺血发作或缺血性卒中后，药物治疗联合经皮腔内血管成形术和支架置入治疗，在 30 天内卒中或死亡或 30 天至 1 年的责任血管区域卒中发生率方面并不优于单独药物治疗。研究结果不支持症状性重度颅内动脉粥样硬化性狭窄患者接受药物治疗的同时联合经皮腔内血管成形术和支架置入术。

研究意义： 该研究用中国数据为全球脑血管狭窄患者的治疗提供了中国方案，打破了国际上对脑动脉狭窄血管内治疗的固有结论。

成果 7：证实比伐芦定在 ST 段抬高型心肌梗死患者介入治疗中优于肝素

来自中国人民解放军北部战区总医院的研究人员在 *The Lancet* 杂志发表题为"Bivalirudin Plus a High-dose Infusion versus Heparin Monotherapy in Patients with ST-segment Elevation Myocardial Infarction Undergoing Primary Percutaneous Coronary Intervention: A Randomised Trial"[7]的文章，该研究通过对 ST 段抬高型心梗患者的研究发现，与肝素单药治疗相比，比伐芦定联合经皮冠状动脉介入治疗可降低患者 30 天全因死亡率、出血学术研究联合会（BARC）3～5 级主要出血综合事件发生率，以及支架内血栓形成发生率。该研究为中国 ST 段抬高型心肌梗死患者急诊经皮冠状动脉介入治疗术后抗凝治疗策略的制定，提供了高质量的临床证据。

研究背景： ST 段抬高型心肌梗死患者急诊经皮冠状动脉介入治疗术后抗凝治疗策略仍不清楚。

研究方法： BRIGHT-4 是在中国 63 个城市的 87 个临床中心进行的一项开放标签、随机对照试验。入组标准为 ST 段抬高型心肌梗死患者在症状出现 48h 内经桡动脉入路进行经皮冠状动脉介入治疗术，并且发病后未接受溶栓治疗、抗凝药物治疗或血小板糖蛋白 II b/IIIa 受体拮抗剂治疗。入组患者按照 1∶1 的比例被随机分配至经皮冠状动脉介入治疗术后高剂量比伐卢定治疗组或普通肝素治疗组。比伐卢定治疗组在患者造影前予以比伐卢定 0.75mg/kg 静脉注射，术中及术后以 1.75mg/kg/h 速度维持静脉泵入 2～4h，若首剂注射 5min 后 ACT＜225s 则追加比伐卢定 0.3mg/kg 静脉注射。对于 EGFR＜

30ml/min 患者，比伐卢定维持泵入速度调整为 1.0mg/kg/h；对于透析患者，比伐卢定维持泵入速度调整为 0.25mg/kg/h。普通肝素治疗组在患者造影前予以普通肝素 70U/kg 静脉注射，首剂给药 5min 后 ACT＜225s 则继续追加普通肝素。两组术中均使用血小板糖蛋白Ⅱb/Ⅲa 受体拮抗剂用于预防术中血栓并发症，术后均口服双联抗血小板治疗。该研究主要终点为术后 30 天复合临床事件发生率，包括全因死亡和 BARC 3～5 级主要出血事件。

研究结果：该研究开展于 2019 年 2 月 14 日至 2022 年 4 月 7 日，共纳入 6016 名行急诊经皮冠状动脉介入治疗术的 ST 段抬高型心肌梗死患者，随机分配至 PCI 后高剂量比伐卢定治疗组（n=3009）或普通肝素治疗组（n=3007），最终 5593/6008 人（93.1%）成功经桡动脉入路。研究结果显示，与普通肝素治疗相比，比伐卢定显著降低患者术后 30 天全因死亡和 BARC 3～5 级主要出血事件发生率[普通肝素组 132 例（4.39%），比伐卢定组 92 例（3.06%）；P =0.007]。普通肝素组和比伐卢定组分别有 118 人（3.92%）和 89 人（2.96%）30 天内发生全因死亡（P =0.042）；分别有 24 人（0.80%）和 5 人（0.17%）30 天内发生 BARC 3～5 级出血（P =0.0014）。两组间 30 天内再梗死、卒中或缺血导致靶血管血运重建等事件发生率无显著差异。30 天内，普通肝素组和比伐卢定组分别有 33 人（1.10%）和 11 人（0.37%）发生支架内血栓形成（P=0.0015）。

研究结论：对于经桡动脉入路行急诊经皮冠状动脉介入治疗的 ST 段抬高型心肌梗死患者，在术后使用高剂量比伐卢定持续 2～4h 静脉泵入抗凝治疗与普通肝素相比可显著降低 30 天全因死亡或 BARC 3～5 级主要出血事件发生率。

研究意义：该研究为中国 ST 段抬高型心肌梗死患者急诊经皮冠状动脉介入治疗术后抗凝治疗策略的制定提供了高质量的临床证据。

参 考 文 献

[1] Wang ZX, Cui CX, Yao J, et al. Toripalimab plus chemotherapy in treatment-naïve, advanced esophageal squamous cell carcinoma (JUPITER-06): A multi-center phase 3 trial. Cancer Cell, 2022, 40(3): 277-288.

[2] Yang PF, Song LL, Zhang YW, et al. Intensive blood pressure control after endovascular thrombectomy for acute ischaemic stroke (ENCHANTED2/MT): A multicentre, open-label, blinded-endpoint, randomised controlled trial. The Lancet, 2022, 400(10363): 1585-1596.

[3] Lv JC, Muh GW, Hladunewich MA, et al. Effect of oral methylprednisolone on decline in kidney function or kidney failure in patients with IgA nephropathy: The TESTING Randomized Clinical Trial. The Journal of the American Medical Association, 2022, 327(19): 1888-1898.

[4] Lu ZH, Wang JY, Shu YQ, et al. Sintilimab versus placebo in combination with chemotherapy as first line treatment for locally advanced or metastatic oesophageal squamous cell carcinoma (ORIENT-15): Multicentre, randomised, double blind, phase 3 trial. British Medical Journal, 2022, 377: e068714.

[5] Shi J, Zhou CH, Pan W, et al. Effect of high- vs low-dose tranexamic acid infusion on need for red blood cell transfusion and adverse events in patients undergoing cardiac surgery: The OPTIMAL Randomized Clinical Trial. The Journal of the American Medical Association, 2022, 328(4): 336-347.

[6] Gao P, Wang T, Wang DM, et al. Effect of stenting plus medical therapy vs medical therapy alone on risk of stroke and death in patients with symptomatic intracranial stenosis: The CASSISS Randomized Clinical Trial. The Journal of the American Medical Association, 2022, 328(6): 534-542.

[7] Li Y, Liang ZY, Qin L, et al. Bivalirudin plus a high-dose infusion versus heparin monotherapy in patients with ST-segment elevation myocardial infarction undergoing primary percutaneous coronary intervention: A randomised trial. The Lancet, 2022, 400(10366): 1847-1857.

三、口腔医学重大进展解读

秦 奕

中国医学科学院医学信息研究所

成果 1：揭示通过氧离子注入增加纤连蛋白结构域吸引力提高钛表面的细胞黏附力机制

来自北京大学口腔医（学）院、武汉大学口腔医（学）院、华中科技大学同济医学院附属协和医院等机构的研究人员在 *Advanced Healthcare Materials* 杂志发表题为 "Oxygen Ion Implantation Improving Cell Adhesion on Titanium Surfaces through Increased Attraction of Fibronectin PHSRN Domain" [1]的文章。

研究证明了纤连蛋白在二氧化钛（TiO_2）表面上的吸附行为改善了细胞黏附、分化，实现钛植入物上的后续生物矿化。为进一步提高颌面植入体组织整合的生物相容性和成功率提供了一个新靶点，对于改善植入体的骨形成和软组织愈合具有重要意义。

研究背景： 长期以来，钛一直被认为是一种耐用并具有生物相容性的植入材料，被广泛应用于血管、骨科和牙科。种植失败是由于细菌穿透引起的种植体周围炎感染，是否能够植入成功取决于种植体周围软组织的吸附。吸附在种植体表面的细胞依赖于整合素与预吸附的黏附蛋白的识别和结合。反过来，表面与蛋白质相互作用的生物活性和亲和力改变了表面配体的类型、数量和构象，这是在细胞内的行为。在细胞外基质（extracellular matrix，ECM）蛋白的众多配体中，纤维连接蛋白（FN）被研究得最广泛，已知通过与整合素结合并形成黏附（FA）介导细胞黏附和扩散。了解 FN 的潜在吸附机制是设计种植体改善细胞吸附的基础。目前人们一致认为，第 10 个Ⅲ型重复结构域的 Arg-Gly-Asp（RGD）序列是大多数整合素的关键结合位点。

研究方法： 用于研究蛋白质和表面相互作用的常用实验技术包括耗散石英晶体微天平（quartz crystal microbalance with dissipation）、椭圆偏振测量术（ellipsometry）、原子力显微术（atomic force microscope，AFM）、表面等离子体共振（surface plasmon resonance，SPR）、X 射线光电子能谱（X-ray photoelectron spectroscopy，XPS）和基于荧光的检测技术（fluorescence-based examination technique）。然而，这些定量方法大多是基于总体平均值，或不能揭示蛋白质吸附的连续动态演化。全内反射荧光显微镜（total internal reflection fluorescence microscope，TIRF）可以在液固界面上方 100nm 内实时可视化和跟踪单分子，这可以用于研究蛋白质相互作用。然而，由于金属材料的不透明性，TIRF 迄今为止还没有被用于金属材料。

研究团队通过 TIRF 实现实时观察蛋白质行为的方法。在 TIRF 下记录并分析了 FN、PHSRN 和 RGD 多肽在氧化钛表面（二氧化钛）的蛋白吸附行为。通过比较缺乏 PHSRN 结构域或 RGD 结构域的重组 FN 在介导细胞黏附的吸附行为和功能，证实了 PHSRN 结构域的重要性。然后通过分子动力学（molecular dynamics，MD）模拟，发现 PHSRN 肽通过与二氧化钛的氧离子形成更紧密的氢键而表现出更强的结合力。最后，利用氧离子植入技术增加了二氧化钛表面的氧含量,提高了 FN 吸附、细胞黏附和生物矿化的性能,提高了钛植入物进行组织引导工程的能力。

研究结果: FN 在氧化钛表面(二氧化钛)的吸附行为高度相对于其前 his-Ser-Arg-Asn(PHSRN)肽。缺乏 PHSRN 的 FN 不能与表面结合,导致细胞吸附和扩散。分子动力学模拟结果表明,由于 PHSRN 肽与底物的丝氨酸和精氨酸残基与氧离子形成了更强的氢键,因此其与二氧化钛表面具有更高的亲和力和更强的吸附能。最后,通过氧离子束植入增加二氧化钛表面的氧含量,提高了钛种植体上的细胞黏附、细胞分化和随后的生物矿化。

研究结论: FN 吸附决定了细胞在细胞-种植体界面上的吸附机制,对改善种植体的骨传导和软组织愈合具有重要意义。

研究意义: 本研究揭示了 PHSRN 在 FN 介导的种植体表面细胞吸附中的重要作用,为进一步的组织整合和种植成功提供了一个有前途的新靶点。

成果 2:通过制备新型纳米颗粒预防种植体周围炎

来自空军军医大学(第四军医大学)等机构的研究人员在 *International Journal of Nanomedicine* 杂志发表题为"Chitosan/Hyaluronic Acid/MicroRNA-21 Nanoparticle-Coated Smooth Titanium Surfaces Promote the Functionality of Human Gingival Fibroblasts"[2]的文章。

研究通过将 miR-21 传递到种植物经皮部分周围的人牙龈成纤维细胞,在牙龈和种植物界面之间建立一种紧密的生物密封。

研究背景: 在牙龈和种植体经皮部分周围的种植体界面之间形成紧密的生物密封是预防种植体周围炎的关键问题之一。钛由于具有较高的生物相容性、生化稳定性和机械强度,已被广泛应用作临时或永久的经皮种植体来支持和稳定假体。然而,与种植体骨内部分的稳定骨整合相比,经皮区域总是缺乏紧密的生物整合,导致多种可预测的故障模式出现,包括机械撕脱、细菌攻击和上皮下生长,均损害种植体的长期成功表现。

研究方法: 真皮成纤维细胞作为皮肤组织的原代细胞,在皮肤-种植体整合中发挥重要作用,一旦经皮伤口形成,就会被招募和活化。成纤维细胞增殖并分泌细胞外基质(ECM)的基本成分,包括Ⅰ型和Ⅲ型胶原,为组织愈合提供结构支持。在重构后期,成纤维细胞分化为以阿尔法平滑肌作用(α-SMA 为特征的肌成纤维细胞),肌成纤维细胞可以产生持续的张力,促进伤口收缩。因此,它有利于促进成纤维细胞的黏附、增殖和 ECM 的产生,从而形成早期致密的皮肤-种植体的生物整合,并加强经皮种植体的长期稳定性。此项研究中,由于 microRNA-21(miR-21)已被批准用于促进皮肤纤维化中成纤维细胞增殖和胶原形成,研究团队制备了 miR-21 的壳聚糖(CS)/三聚磷酸(TPP)/透明质酸(HA)纳米颗粒(CTH NP),并将其交联到 0.2% 凝胶溶液用于反向转染,之后分离的人牙龈成纤维细胞在 miR-21 功能化的钛基质上培养。

研究结果: 选择最佳的 CS:TPP:HA 比值(1:0.15:0.1)和 N/P 比值(20:1)来生产合适的纳米颗粒。最后,CTH/miR-21 纳米颗粒包覆的光滑钛表面显示成纤维细胞吸附、增殖和细胞外基质相关基因的表达增加,并在 miR-21 功能化的钛表面和未修饰的光滑钛表面具有类似的细胞毒性和细胞扩散。

研究结论：壳聚糖基纳米颗粒可能是一种有效的非病毒 miRNA 载体，可在经皮钛区域形成稳定的生物密封，用于临床应用。

研究意义：研究制备了负载 miR-21 的壳聚糖（CS）/三聚磷酸（TPP）/透明质酸（HA）纳米颗粒（CTH NP），并将其交联到钛表面，有效增加了牙龈成纤维细胞黏附、增殖和细胞外基质相关基因的表达，在钛的经皮区域形成稳定的生物密封，为预防种植体周围炎提供了解决方案。

成果 3：构建头颈部鳞状细胞癌药物基因组图谱

来自上海交通大学医学院附属第九人民医院等机构的研究人员在 *Science Translational Medicine* 杂志发表题为 "Pharmacogenomic Landscape of Head and Neck Squamous Cell Carcinoma Informs Precision Oncology Therapy" [3] 的文章。

头颈部鳞状细胞癌（HNSCC）是一种常见的致命癌症，研究团队构建了全球首个 HNSCC 药物基因组图谱，发现 *ITGB1* 基因的高表达可作为多西他赛治疗耐药性的生物标志物，并在 II 期临床试验中进行了验证，为今后 HNSCC "老药新用" 和临床标准治疗优化提供了重要依据，也为口腔颌面-头颈肿瘤精准诊治及精准防控提供支撑。

研究背景：HNSCC 是一种常见的致命癌症，很少有可供选择的治疗方案，尤其是有效的靶向治疗方案。开发针对 HNSCC 患者的高效治疗策略是一个紧迫的挑战。为了解决这个问题，研究团队提出了一项药物基因组学研究，以促进对 HNSCC 患者的精确治疗。

研究方法：研究团队收集了 56 个 HNSCC 患者来源细胞（patient-derived cell，PDC），重现了原始肿瘤的分子特征。头颈部鳞状细胞癌的药理学评估使用三级高通量药物筛选，包括 PDC 模型中的 2248 种化合物和另外 18 种永生化细胞系。研究团队整合了基因组学、转录组学和药理分析来预测生物标志物、基因-药物关联和已验证的生物标志物。

研究结果：HNSCC PDCs 具有稳定的生长动态，并将支持大规模的药物基因组学研究。HNSCC PDCs 概括了原始 HNSCC 肿瘤的组织学和分子特征，并保存了 hpv 阴性的头颈部鳞状细胞癌的基因组景观，HNSCC 细胞模型存储库（HNSCC cell model repository，HNCR）的高通量药物筛选（high-throughput drug screening，HTS）可以捕获不同的药物反应，为开发量身定制的、药物基因组知情的 HNSCC 患者治疗提供了不同的机会，为药理学分析提供了有用的资源。

研究结论：HNSCC 细胞资源，以及由此产生的药物基因组图谱，对于生物标志物的发现和指导头颈部鳞状细胞癌的精准治疗是有效的。

研究意义：该研究瞄准头颈部鳞状细胞癌新靶标发现、新药创制及临床转化的迫切需求，利用患者来源的肿瘤原代细胞模型可复制肿瘤遗传特征和药效响应的特点，首次对头颈部鳞状细胞癌药物基因组图谱进行了系统刻画，筛选出有效候选药物及其生物标志物，推动了头颈部鳞状细胞癌的精准治疗新进程。

成果 4：揭示 pH 敏感纳米粒子对抑制口腔生物膜的影响

来自四川大学华西口腔医院等机构的研究人员在 *Drug Delivery* 杂志发表题为

"Effect of pH-sensitive Nanoparticles On Inhibiting Oral Biofilms"[4]的文章。

研究团队研发了一种 pH 敏感的高分子纳米聚合物[poly(DMAEMA-co-HEMA)]载体，并合成了负载氯已定（chlorhexidine，CHX）的纳米材料（p(DH)@CHX）。与游离 CHX 相比，该材料抗菌效果更好，细胞毒性更低，为预防和治疗龋齿提供了新的治疗方案。

研究背景： 龋齿与口腔面部疼痛有关，如果不治疗，可导致牙齿脱落和全身感染。龋齿是一个动态的病理过程，依赖于复杂的牙菌斑生物膜的存在。当微生物生态平衡被破坏时，致病菌通过发酵过程从聚集在牙齿表面的食物颗粒中产生酸，导致牙釉质脱矿。然而，预防龋齿却面临着严峻的挑战，传统药物已经显示出了一些副作用。随着纳米技术的发展，新型刺激响应材料在生物医学领域得到了广泛的应用和发展。由于致龋生物膜中的微环境往往是酸性的，对 pH 敏感的纳米药物传递系统近年来已成为预防龋齿的创新材料。

研究方法： 受龋病特性的启发，研究团队利用聚合物（DMAEMA-co-HEMA）作为 pH 敏感载体，合成了一种负载氯已定（CHX）的纳米材料（p(DH)@CHX）。此外，16S rDNA 测序结果显示，（p(DH)@CHX）有可能改变口腔微生物群组成，并可能降低患龋的风险。

研究结论： 该载体在不同 pH 下具有不同的特性及其靶向致龋生物膜的能力。在体外，（p(DH)@CHX）在酸性环境下表现出良好的 pH 敏感性和持续且较高的 CHX 释放率。与游离 CHX 相比，它对人口腔角质形成细胞（human oral keratinocytes，HOKs）也表现出较低的细胞毒性。此外，与游离的 CHX 相比，p(DH)@CHX 对变形链球菌的生物膜具有相同的抗菌作用。且它对健康唾液源性生物膜的根除无影响，而游离 CHX 则有抑制作用。

研究结果： 研究团队合成了良好的 pH 敏感的高分子纳米聚合物，并首次加载了 CHX。该新型给药系统可以抑制变形链球菌生物膜的发育，调节口腔微生态系统。研究团队研究了该载体在不同 pH 下的特性及其靶向致龋生物膜的能力。说明 poly(DMAEMA-co-HEMA)符合口腔微环境的特点，可以预防龋齿，并可以只在龋病部位释放抗菌药物，避免破坏非龋病部位的生物膜，同时可以降低 CHX 的细胞毒性和生态失衡的可能性。

研究意义： 研究团队研发了 pH 敏感的高分子纳米聚合物[poly(DMAEMA-co-HEMA)]载体，并合成了负载氯已定（CHX）的纳米材料（p(DH)@CHX）。与游离 CHX 相比，该材料抗菌效果更好，细胞毒性更低，为预防和治疗龋齿提供了新的治疗方案。

参 考 文 献

[1] Shi MS, Mo WT, Qi HN, et al.Oxygen ion implantation improving cell adhesion on titanium surfaces through increased attraction of fibronectin PHSRN domain.Advanced Healthcare Materials, 2022, 11(10): e2101983

[2] Wang ZS, Wu GS, Yang ZJ, et al.Chitosan/Hyaluronic Acid/MicroRNA-21 nanoparticle-coated smooth titanium surfaces promote the functionality of human gingival fibroblasts.International Journal of Nanomedicine, 2022, 17: 3793-3807.

[3] Gu ZY, Yao YL, Yang GZ, et al.Pharmacogenomic landscape of head and neck squamous cell carcinoma informs

precision oncology therapy. Science Translational Medicine, 2022, 14(661): eabo5987

[4] Peng XY, Han Q, Zhou XD, et al.Effect of pH-sensitive nanoparticles on inhibiting oral biofilms.Drug Delivery, 2022, 29(1): 561-573.

四、基础医学与生物学重大进展解读

杨　渊　袁子焰

中国医学科学院医学信息研究所

成果 1：通过化学小分子诱导实现人成体细胞转变为多潜能干细胞

来自北京大学、中国人民解放军总医院等机构的研究人员在 Nature 杂志发表题为 "Chemical Reprogramming of Human Somatic Cells to Pluripotent Stem Cells" [1]的文章，首次完全使用化学小分子诱导，创造一个中间的细胞可塑性状态，使人成体细胞转变为多潜能干细胞（简称"多能干细胞"，PSC）。该方法也成为继"体细胞核移植"和"转录因子诱导"之后，新一代我国自主研发的人多潜能干细胞制备技术。

研究背景：PSC 具有无限增殖和分化成生物体所有功能细胞类型的特性，这些性质使该细胞类型在细胞治疗等方面具有广泛的应用潜力，也使该细胞类型成为再生医学领域的重要研究对象。然而，在哺乳动物自然发育过程中，具有多潜能性的细胞只非常短暂地存在于胚胎发育的早期阶段，且传统的诱导多潜能干细胞（iPS）制备方法主要通过转基因表达转录因子或其他内源分子诱导产生，存在许多不可控性、不稳定性和安全问题。因此，兼具高效性且安全性的多能干细胞制备方法是再生医学领域持续攻关的关键技术。

研究方法和结论：研究团队首先对能够去除体细胞特性，增强增值和重激活去分化相关基因的化学小分子进行了重点筛选，发现 CHIR99021、616452、TTNPB、JNKIN8 和 5-氮胞苷这些化学分子间的协同作用，可以有效调节细胞内源通路和去甲基化表观修饰，解锁人类体细胞成为多能性细胞。研究还依据筛选结果，构建了体细胞化学诱导的人类化学诱导多能干细胞（hCiPS）体系。为深化对化学重编程的理解，研究利用了单细胞转录组测序技术和多能性评分确定 hCiPS 的发育轨迹，定义出了中间可塑态——类原始内胚层（XEN-like）细胞，及相关表达基因，反向证明了化学重编程晚期获得多能性的关键检查点是，需要出现 XEN-like 细胞作为过渡状态。

研究意义：研究通过化学小分子重编程细胞命运（又称：化学重编程）的方法，成功将人成体细胞诱导为多潜能干细胞。该化学重编程是继"细胞核移植"和"转录因子诱导"之后由我国自主研发的新一代人多潜能干细胞制备技术，解决了我国干细胞和再生医学发展中底层技术的"瓶颈"问题，开辟了人多潜能干细胞制备的全新途径，使其向临床应用迈进了关键一步。

成果 2：揭示抑郁症"单胺假说"新药物靶点机制

来自南京医科大学等机构的研究人员在 Science 杂志发表题为 "Design of Fast-onset Antidepressant by Dissociating SERT from nNOS in the DRN" [2]的文章。研究发现了位于

大脑背侧中缝核（dorsal raphe nucleus，DRN）区的 5-羟色胺转运体（一种血清素前体的转运体，SERT）受神经元一氧化氮合酶（nNOS）调控的机制，并基于上述通路，研制出了一种可绕过 DRN 区 5-羟色胺自身受体脱敏，实现快速抗抑郁的先导化合物 ZZL-7。

研究背景：抑郁症是现代社会最常见的一种心理疾病形式之一，既往研究显示，抑郁症可能与脑内多种单胺类神经递质，如 5-羟色胺（5-HT）、去甲肾上腺素（NE）、多巴胺（DA）等的表达下降和调控异常有关。DRN 是大脑 5-HT 的主要来源，此前抗抑郁药物的主研方向旨在抑制单胺氧化酶发挥作用药物，从而提升单胺类神经递质浓度，从而发挥抗抑郁作用，这一路径被称为"单胺假说"。然而，由于大脑突触与脑干中天然存在相反的负反馈机制，即 DRN 中的 5-HT 自受体与大脑皮层和海马体中的 5-羟色胺异受体具有完全相反的作用，符合单胺假说的抗抑郁药物起效较慢，疗效不稳定，并伴有恶心、失眠，严重时可能加重症状并导致患者自杀等副作用。因此，能够快速起效、精准靶向且副作用更小的新一代抗抑郁药物开发是抗抑郁药物设计领域的研究重点。

研究方法和结论：研究团队发现，对照组小鼠大脑 DRN 区的 SERT 与 nNOS 高度共定位，但在突触后部位基本不存在 SERT-nNOS 的共定位。相较而言，慢性抑郁应激小鼠大脑 DRN 区的 SERT 与 nNOS 偶联增加，导致细胞膜 SERT 膜定位减少，细胞间隙 5-HT 浓度增高，进而激活 5-HT 自身受体，增加负反馈抑制神经元放电，导致突触后部位间隙的 5-HT 减少，诱发抑郁。当敲除 nNOS，即解开 SERT-nNOS 偶联，小鼠细胞表面 SERT 水平升高，表现出抗抑郁行为。这一通路调控不依赖于 5-HT 自身受体脱敏，且抗抑郁作用起效快。根据研究发现的 SERT-nNOS 偶联新靶点，团队合成了一种可以通过血脑屏障的，具有靶向 SERT-nNOS 解偶联作用的先导化合物 ZZL-7。电生理实验显示，ZZL-7 能够增加 5-羟色胺能神经元的神经放电频率，在正常小鼠中 ZZL-7 能够减少 SERT-nNOS 复合物并增加细胞表面 SERT 水平，2h 后发挥快速的抗抑郁作用。

研究意义：研究发现基于中缝背核区与神经元型一氧化氮合酶解偶联的 5-羟色胺释放和神经元放电通路，并研发出针对上述通路两小时快速起效的抗抑郁先导化合物 ZZL-7。该研究是"单胺假说"提出近 60 年来抗抑郁药物领域的重大理论突破，发现了一个可规避传统抗抑郁药物副作用的全新抗抑郁靶点，并合成一种可快速起效的抗抑郁先导化合物，有望成为全新一代抗抑郁药物的候选药物。

成果 3：揭示去唾液酸糖蛋白受体 1（ASGR1）高效外排胆固醇的机制

来自武汉大学等机构的研究人员在 *Nature* 杂志发表题为"Inhibition of ASGR1 Decreases Lipid Levels by Promoting Cholesterol Excretion"[3]的文章。研究发现了抑制去唾液酸糖蛋白受体 1（ASGR1）功能促进胆固醇排泄进入胆汁，从而高效降低血液和肝脏的脂质水平，缓解动脉粥样硬化和脂肪肝的分子机制。

研究背景：胆固醇是一类动物机体中广泛存在的脂质小分子化合物，其不仅是细胞膜的重要组成部分，同时还参与类固醇激素及维生素 D 等的合成，在维持机体正常功能方面具有关键作用。由于现代生活方式、遗传代谢，或病理性肝硬化等原因，造成的胆固醇水平异常升高，并引起高胆固醇血症、动脉粥样硬化等疾病。目前临床使用的降胆固醇药物主要是他汀类、依折麦布、PCSK9 抑制剂等，虽然均能不同程度地达到降脂目的，但也存在不同程度的副作用和局限性。如何在不增加肝肾负担的前提下，实现胆固醇高效外排，是这一领域亟待解决的问题。既往关于冰岛人群全基因组关联分析显示，主要表达于肝细胞外膜的 *ASGR1* 基因缺失与低胆固醇和心血管疾病风险降低相关，但分子机制并不清楚。

研究方法和结论： 研究团队基于小鼠模型，通过 RNA-seq 分析发现敲低 *ASGR1* 基因的肝细胞中，发生了 mTORC1 信号通路抑制和 AMPK 信号通路激活，引起氧化固醇激活的转录因子（LXR）抑制，进而表现出 LXR 的靶基因 *ABCG5* 和 *ABCG8* 的高表达，启动胆固醇外排。同时，AMPK 通路激活可抑制固醇调节元件结合蛋白 1（SREBP1）的功能，从而延缓脂肪酸的合成。两条通路的同时改变，导致胆固醇通过胆汁排出，并最终通过粪便排泄到体外，从而降低了血液和肝脏中胆固醇水平。

研究意义： 研究发现了抑制去唾液酸糖蛋白受体 1（ASGR1）可促排胆固醇进入胆汁，并进一步通过粪便离开机体，从而大幅降低血液和肝脏的脂质水平。由于现代生活中，诸多心血管疾病、脂肪肝和神经退行性疾病等的发生，均与胆固醇的异常堆积密切相关，因此该研究为开发促使胆固醇外排的降脂药物奠定了重要基础，为预防和治疗与胆固醇代谢异常密切相关的疾病治疗等提供了新的用药策略。

成果 4：揭示并解析了机械力感知过程及生物电信号转化机制

来自清华大学等机构的研究人员在 *Nature* 杂志发表题为 "Structure Deformation and Curvature Sensing of PIEZO1 in Lipid Membranes"[4]的文章。首次解析了哺乳动物机械门控阳离子通道蛋白（PIEZO1）在脂膜环境中的门控动力学机制，并可视化了 PIEZO1-脂质双层系统的可变形性。

研究背景： 生物可以感知力的存在，这一感知过程需要通过一种可将机械力转化为电生理信号的蛋白实现。而 PIEZO 就是哺乳动物中可由机械力激活的阳离子通道，具有高机械敏感性，这一性质可使 PIEZO 在各类细胞中充当多功用机械传感器，从而介导很多重要的生理学进程。既往研究显示，PIEZO1 是血管发育、血压调理、骨组成和重塑、红细胞体积调理和先天性免疫所必需的结构蛋白，但脂质膜中 PIEZO 通道的门控动力学结构，以及该蛋白如何将物理机械刺激转化为生物电信号的机制并不清楚。

研究方法和结论： 研究团队采用将膜蛋白重组进脂质体的办法，利用 PIEZO 蛋白与脂质体间的曲率差异引入膜张力，形成纳米碗状凹陷结构，达到冷冻电镜结构解析的要求，首次建立了膜上受力结构解析体系。电镜结构显示，PIEZO1 本身的曲率半径接近 10nm，当一小部分 PIEZO1 蛋白受力时，其主要以由外向内的方式翻折并重组到脂质体中。同时，由于 PIEZO1 蛋白与脂质体的曲率半径朝向截然相反，膜与蛋白间产生的作用力变大，所以 PIEZO1 蛋白呈现出受力展平的构象状态。这两种松弛状态的弯曲和受力后的平展构想，佐证了 PIEZO1 蛋白具备可逆形变和感知脂膜曲率变化的特殊能力。通过比较 PIEZO1 蛋白构象结构，研究人员还对该蛋白感知膜张力后的动态构象变化、形变参数进行了定量测量，进而建立了其曲率感知理论学说。

研究意义： 研究首次解析了哺乳动物 PIEZO1 受力形变与脂膜曲率感知的特性，定量了 PIEZO1 皮牛（pN，力值单位）尺度的机械敏感性，并建立了 PIEZO1 曲率感知理论学说。研究从本质上回答了 PIEZO 将物理机械刺激转化成生物电信号的生理基础，厘清了 PIEZO 诺贝尔奖研究的未解之谜。

成果 5：研发全新一代 CAR-T 技术，提升复发难治性非霍奇金淋巴瘤的治疗缓解率

来自华东师范大学、浙江大学医学院附属第一医院等机构的研究人员在 *Nature* 杂志发表题为 "Non-viral, Specifically Targeted CAR-T Cells Achieve High Safety and Efficacy in B-NHL" [5]的文章。该研究首次报道了全新一代非病毒定点整合 CAR-T 技术的开发及其治疗复发难治性非霍奇金淋巴瘤的临床试验成效。

研究背景： CRISPR/Cas9 介导的非病毒定点整合 CAR-T 细胞是目前国际细胞免疫治疗领域最具有挑战性的全新技术。传统 CAR-T 产品的细胞制备是采用患者本身的淋巴细胞在体外通过病毒转染的方法，将针对肿瘤靶点的 CAR 分子整合到 T 淋巴细胞中形成 CAR-T 细胞，但还存在着一些亟待突破的问题且价格高昂。定点整合可以让每个 CAR 序列都精确地插入到基因组的特定位点，能避免随机插入导致的致瘤风险，最大程度保证了 CAR-T 产品的安全性和有效性，并且使用非病毒生产工艺还可极大减少因使用病毒载体带来的高昂成本，让更多患者受益。

研究方法和结论： 研究利用 CRISPR/Cas9 基因编辑技术对 T 淋巴细胞中 PD1 位点精确敲除，定点插入针对肿瘤细胞的靶向 CD19 CAR 分子，构建完成全新的非病毒定点整合 CAR-T 细胞（PD1-19bbz），应用于复发难治性非霍奇金淋巴瘤的临床治疗。研究结果表明，使用同源臂长度为 800bp 的线性双链 DNA 作为模板可以通过同源介导修复（HDR）机制获得数量最多的 CAR 整合细胞；PD1-19bbz CAR-T 细胞无论在 PD-L1 高表达还是低表达的肿瘤细胞中，都体现出更强大、更持久的杀伤效果，小鼠生存率得到显著提高；进一步的临床研究表明：在接受治疗患者中未观察到 CAR-T 治疗相关的神经毒性和 2 级以上的细胞因子释放综合征，证明 PD1-19bbz CAR-T 细胞具有出色的临床安全性。用 PCR 技术和流式细胞术方法检测发现 PD1-19bbz CAR-T 细胞在患者体内可获得快速扩增和长时间的维持。在难治复发淋巴瘤患者中，客观缓解率高达 100%，完全缓解率达到 87.5%。单细胞测序研究结果表明，PD1-19bbz CAR-T 细胞产品中存在高比例的记忆性 T 细胞，体内 PD1-19bbz CAR-T 细胞具有更强的杀伤肿瘤作用，长期存续的 CAR-T 细胞具有记忆性细胞的特征。研究验证了全新一代 CAR-T 技术的安全性和有效性，并阐明了非病毒 PD1 定点整合 CAR-T 细胞优越的临床疗效背后的作用机制。

研究意义： 这项研究报道了首个 PD1 下调定点整合型 CAR-T 细胞的临床试验。在临床试验中，接受全新一代 CAR-T 技术治疗可使复发难治性淋巴瘤患者的客观缓解率达 100%、治疗完全缓解率达 87.5%，且未发现严重的毒副作用。证明了非病毒定点整合 T 细胞治疗在临床应用的可行性。同时这一技术创新为未来更多基因靶向修饰 CAR-T

疗法的发展奠定了基础，对领域发展具有推动作用。

成果 6：构建首个人类早期胚胎发育时空翻译图谱，揭示合子基因组激活新机制

来自山东大学、清华大学等机构的研究人员在 *Science* 杂志发表题为 "Translatome and Transcriptome Co-profiling Reveals a Role of TPRXs in Human Zygotic Genome Activation" [6]的文章。揭示 TPRX 在人类合子基因组激活中的作用，发现了人类早期胚胎翻译调控新机制。

研究背景：在哺乳动物卵子向早期胚胎转变的过程中，翻译在减数分裂、合子基因组激活和早期胚胎发育过程中扮演了一个重要的角色。合子基因组激活（zygotic genome activation，ZGA）作为生命起始时的第一次转录事件和启动胚胎发育进程的关键事件，在哺乳动物中仍未被完全理解清楚。尽管启动 ZGA 的关键转录因子在其他物种（如斑马鱼和果蝇等）中被陆续发现，但启动人类 ZGA 的关键转录因子仍然是一个未解之谜。

研究方法和结论：研究通过结合超灵敏翻译组测序技术 Ribo-lite 和转录组测序技术 Smart-seq2 开发出 Ribo-RNA-lite（R2-lite）方法，对人类卵母细胞和早期胚胎的翻译组和转录组进行了联合测序分析。经翻译组分析比较发现，在卵子向早期胚胎转变过程中，人-鼠同源基因中有一半呈现保守的翻译水平动态变化趋势，而另一半呈现不同的翻译水平动态变化趋势，且这种物种特异性的翻译变化是部分由于（3'UTR）的关键调控序列。人类早期胚胎翻译组数据还显示出一组同源框转录因子在人类合子基因组激活阶段附近呈现高翻译活性，并且它们潜在的 DNA 结合基序在 ZGA 基因的远端开放染色质区域上高度富集。这些转录因子包括母源因子 TPRXL 以及在初级 ZGA 时期开始表达的 TPRX1 和 TPRX2。TPRX1/2/L 联合敲低将导致胚胎发育和 ZGA 的明显缺陷，大约 31% 的 ZGA 基因将被下调。TPRX1/2/L 联合敲低胚胎中表达水平下调的基因包括有多个下游转录因子如 ZSCAN4、DUXB、DUXA、NANOGNB、DPPA4、GATA6、DPRX、ARGFX，以及 KLF5。在人类胚胎干细胞中，过表达 TPRX1/2 也可以结合并激活一部分 ZGA 基因，说明 TPRX1/2/L 可以通过靶向下游转录因子从而启动下游转录事件。综上所述，研究揭示了人-鼠早期胚胎翻译组动态变化的差异性和保守性以及可能原因，也鉴定出了人类合子基因组激活的关键调控因子 TPRXL、TPRX1 和 TPRX2。

研究意义：研究绘制了人类卵子向早期胚胎转变过程中的翻译图谱，鉴定出一组人类合子基因组激活过程的关键转录调控因子，并首次报道了人与小鼠在卵子向早期胚胎转变过程中翻译水平动态变化的物种差异。为人类早期生命探索、胚胎质量评估、生殖疾病研究提供了新方向，为提高生殖健康水平和预防出生缺陷奠定了重要基础。

成果 7：揭示奥密克戎突变株对 9 种中和抗体药物的影响

来自北京大学、中国科学院生物物理研究所、中国食品药品检定研究院等机构的研究人员在 *Nature* 杂志发表题为 "Omicron Escapes the Majority of Existing SARS-CoV-2 Neutralizing Antibodies" [7]的文章。研究表明，与原始株和德尔塔株相比，现有的抗体药物和疫苗对奥密克戎的中和效力显著降低，但针对 sarbecovirus 保守区域的 NAb

仍然最有效。该研究结果为开发针对奥密克戎和未来变体的中和抗体药物和疫苗提供了指导。

研究背景：新冠病毒迄今为止最新、突变最严重的变异株奥密克戎于 2021 年 11 月 24 日由南非上报后，世界卫生组织紧急召开会议，将其列为"值得关注的变异株"。现有疫苗与中和抗体药物能否有效应对变异株迅速引起全球及国际科学界的广泛关注。

研究方法和结论：研究使用高通量酵母展示筛选来确定 247 个人类抗受体结合域（receptor-binding domain，RBD）中和抗体（neutralizing antibodies，NAb）的 RBD 逃逸突变谱，并表明 NAb 可以无监督地聚集成 6 个表位组（AF）。研究还发现，奥密克戎的各种单突变可能会损害不同表位组的 NAb。具体而言，A-D 组中的 NAb，其表位与 ACE2 结合基序重叠，在很大程度上被 K417N、G446S、E484A 和 Q493R 逃脱。E 组（S309 位点）和 F（CR3022 位点）NAb 通常表现出广泛的 sarbecovirus 中和活性，受奥密克戎的影响较小，但仍有一部分 NAb 被 G339D、N440K 和 S371L 逃逸。研究通过奥密克戎假病毒中和试验表明，由于其表位上的多个协同突变，耐受 NAb 的单个突变也可以逃逸。总体来看，超过 85% 的测试 NAb 被奥密克戎逃逸。对于现有的 NAb 药物，奥密克戎大大降低了 LY-CoV016/LY-CoV555、REGN10933/REGN10987、AZD1061/AZD8895 和 BRII-196 的中和效力，能有效中和奥密克戎株的两个抗体分别是 VIR-7831 和 DXP-604，IC_{50} 值分别为 0.181μg/mL 和 0.287μg/mL，但效力（与对原始株和德尔塔株的相比）显著降低。此外，该研究发现，非典康复者体内的部分中和抗体对奥密克戎株具有极高活性。研究对于研制针对奥密克戎株与未来变异株的新一代疫苗及中和抗体药物，具有关键的指导意义。研究还建议未来应聚焦针对泛非典相关冠状病毒的中和抗体，开展疫苗与抗体药物的研制。

研究意义：研究通过提取新冠康复者及疫苗接种者血清，检测并揭示了现有抗病毒药物及疫苗应对奥密克戎突变株感染的有效性。对奥密克戎毒株与未来新冠病毒变异株的新一代疫苗及中和抗体药物开发具有重要指导意义。

成果 8：揭示皮肤共生菌代谢产生的苯乙酮在促进蚊媒病毒感染宿主中的关键作用

来自清华大学等机构的研究人员在 *Cell* 杂志发表题为"A Volatile from the Skin Microbiota of Flavivirus-infected Hosts Promotes Mosquito Attractiveness"[8]的文章。该研究发现，人体气味是调控蚊虫行为的关键因素。据此进一步提出了一种通过皮肤微生物来调节宿主气味、阻断蚊媒病毒在自然界中快速传播的方法。

研究背景：近二十年来，以登革病毒、寨卡病毒、基孔肯亚病毒、西尼罗病毒为代表的新发及再发蚊媒病毒在全世界流行，每年可导致数十亿人感染、数十万人死亡。由于登革病毒等重要蚊媒病毒的致病机制特殊，其感染或免疫后产生的抗体具有增强感染的作用（抗体依赖增强效应），使得传统的传染病预防（疫苗）及治疗（药物）策略研发受阻。到目前为止，多数烈性蚊媒病毒均无有效疫苗和针对性治疗药物，科学界亟须深入研究蚊媒病毒在自然界中流行传播的基本原理，并研发新型防控策略阻断病毒在世界范围内的大规模传播。

　　研究方法和结论：研究人员建立了两套经典的行为学装置（三笼嗅觉测定装置、双臂嗅觉测定装置），发现登革病毒和寨卡病毒感染的小鼠明显更加吸引埃及伊蚊及白纹伊蚊。随后，研究者对病毒感染小鼠的体温、二氧化碳释放及挥发性气味进行分析，发现宿主气味的改变是导致感染宿主吸引蚊虫的决定性因素。进一步研究结果显示，小鼠在蚊媒病毒感染后，可大量释放一种挥发性小分子——甲基苯基甲酮（acetophenone，也称苯乙酮），苯乙酮可有效激活蚊虫的嗅觉神经系统，增强蚊虫对感染小鼠的行为趋向。研究人员又收集了登革热患者及健康志愿者的气味，发现登革热患者的气味对埃及伊蚊表现出更强的吸引力。并且登革热患者的气味中，苯乙酮含量也显著高于健康志愿者。研究还发现，人体或动物释放的苯乙酮主要来源于体表的皮肤共生微生物，在去除皮肤共生微生物后，感染小鼠就会失去对蚊虫更强的吸引作用。向登革病毒及寨卡病毒感染小鼠体内饲喂一种维生素 A 衍生物——异维甲酸（isotretinoin，一种临床广泛使用的皮肤病治疗药物），可有效恢复感染小鼠皮肤中 RELM-alpha 的表达，通过抑制感染宿主皮肤中芽孢杆菌的增殖，抑制感染宿主释放苯乙酮。根据以上试验结果，研究人员揭示了蚊媒病毒感染者吸引蚊虫叮咬的原因：病毒感染提高了人体皮肤中特定细菌的比例，显著提高了感染者的苯乙酮释放能力，从而明显提高了蚊虫对感染宿主的行为趋向。根据以上发现，研究者提出了一种新的蚊媒病毒防治思路：可对感染者广泛补充维生素 A 或相关药物，重塑感染者皮肤微生物挥发的气味，大幅降低蚊媒病毒传播循环效率，避免蚊媒病毒传染病的大规模传播流行。

　　研究意义：研究发现蚊媒病毒感染显著下调了人体抗菌肽（RELM-alpha）在皮脂腺中的特异表达，提升了皮肤共生菌芽孢杆菌属细菌丰度和苯乙酮释放，进而显著提高蚊虫对感染宿主的行为趋向。研究首次揭示蚊虫叮咬趋向性的分子机制，并提出感染宿主口服异维甲酸恢复抗菌肽表达，进而阻遏蚊虫通过信息素定位感染宿主的办法，为预防蚊媒疾病蔓延提供了新策略。

参 考 文 献

[1] Guan J, Wang G, Wang J, et al. Chemical reprogramming of human somatic cells to pluripotent stem cells. Nature, 2022, 605(6909): 325-331.

[2] Sun N, Qin Y, Xu C, et al. Design of fast-onset antidepressant by dissociating SERT from nNOS in the DRN. Science, 2022, 378(6618): 390-398.

[3] Wang J, Li L, Hu A, et al. Inhibition of ASGR1 decreases lipid levels by promoting cholesterol excretion. Nature, 2022, 608(7922): 413-420.

[4] Yang X, Lin C, Chen X, et al. Structure deformation and curvature sensing of PIEZO1 in lipid membranes. Nature, 2022, 604(7905): 377-383.

[5] Zhang JQ, Hu YX, Yang JX, et al. Non-viral, specifically targeted CAR-T cells achieve high safety and efficacy in B-NHL. Nature, 2022, 609(7926): 369-374.

[6] Zou ZN, Zhang CX, Wang QY, et al. Translatome and transcriptome co-profiling reveals a role of TPRXs in human zygotic genome activation. Science, 2022, 378(6615): eabo7923.

[7] Cao YL, Wang J, Jian FC, et al. Omicron escapes the majority of existing SARS-CoV-2 neutralizing antibodies. Nature, 2022, 602(7898): 657-663.

[8] Zhang H, Zhu YB, Liu ZW, et al. A volatile from the skin microbiota of flavivirus-infected hosts promotes mosquito attractiveness. Cell, 2022, 185(14): 2510-2522.

五、药学重大进展解读

杜然然

中国医学科学院医学信息研究所

成果 1：我国自主研发的重组人源抗狂犬病毒单抗注射液获批上市

2022 年 1 月，国家药品监督管理局批准奥木替韦单抗注射液上市，该药品为我国自主研发的重组人源抗狂犬病毒单抗注射液，用于成人狂犬病毒暴露者的被动免疫。

研究背景：狂犬病是由狂犬病毒感染所致的以损害中枢神经系统为主的急性传染病，是一种人兽共患的急性传染病，通常由病兽以咬伤方式传染给人，严重威胁公众健康。目前，全球有 100 多个国家和地区有狂犬病流行，是致死人数最多的动物源性传染病，亚洲的狂犬病病例数居全球首位，我国狂犬病死亡人数连续多年居法定传染病死亡人数第 3 位。目前除狂犬病疫苗外，及时给予免疫球蛋白对于狂犬病暴露后预防（PEP）至关重要。正确的狂犬病预防措施可以有效保护狂犬病暴露者，但由于狂犬病免疫球蛋白供不应求，所以并非所有狂犬病暴露者都能及时得到治疗。用于人类狂犬病 PEP 的传统狂犬病免疫球蛋白（RIG）是多克隆免疫球蛋白，来源于免疫人类供体（人狂犬病免疫球蛋白）的血浆或动物。血源性产品的高效性、流行地区的有限供应、批次间的变异性、成本和安全性，促使人们寻找预防人类狂犬病的新产品。因此，在暴露后预防治疗中，用重组单克隆抗体替代血浆制剂已成为一种必要的方法。

研究过程：本产品主要把来源于人体的抗狂犬病毒抗体基因序列，导入到一个动物细胞中，培养这个细胞使其大量繁殖（单克隆细胞），将这样的工程细胞作为种子，大规模培养后分离提取这些细胞产生的抗体制成药品。抗体来源于一个单细胞，所以质量非常稳定，避免了病毒污染的风险，而且整个过程是工厂化进行，可实现大规模制备。

研究结论：重组人源抗狂犬病毒单抗注射液（rhRIG）联合人用狂犬病疫苗对Ⅲ级疑似狂犬病毒暴露人群的暴露后预防达到主要疗效和次要疗效终点，且安全性良好，达到方案设定目标，试验药物 rhRIG 是安全、有效的。

作用机制及适应证：本产品与人用狂犬病疫苗联用，用以补充人用狂犬病疫苗主动免疫过程中的抗体空白，可直接中和体内狂犬病毒，起到被动免疫作用，用于被狂犬或其他狂犬病毒易感动物咬伤、抓伤患者的被动免疫。

研究意义：奥木替韦单抗注射液含高效价的抗狂犬病毒单克隆抗体 NM57（IgG1 亚型），能特异地中和狂犬病毒糖蛋白保守抗原位点 I 中的线性中和抗原表位，从而阻止狂犬病毒侵染组织细胞，发挥预防狂犬病的作用。全程免疫用时较短，早期产生抗体的速度快、水平高，更安全、更便捷。该产品的上市为狂犬病毒暴露者的被动免疫提供了新的选择。

成果 2：原创天然药物淫羊藿素软胶囊获批上市

2022 年 1 月，国家药品监督管理局批准淫羊藿素软胶囊上市。该药品用于不适合或患者拒绝接受标准治疗，且既往未接受过全身系统性治疗的、不可切除的肝细胞癌（HCC），患者外周血复合标志物满足以下检测指标的至少两项：AFP≥400 ng/mL；TNF-α。

研究背景：肝癌是我国四大高发恶性肿瘤之一。HCC 是原发性肝癌中占比最高的亚型，约达 90%。我国 HCC 患者存在高度异质性，多数伴有乙型肝炎病毒（HBV）感染及免疫功能异常，基础肝病背景复杂且严重（如肝炎、肝硬化、肝功能障碍及相关并发症），约 70%的患者初诊时已为中晚期，治疗棘手，这些都是有别于欧美国家患者的突出特点。目前我国肝癌总体 5 年生存率仅为 12.1%，晚期肝癌 5 年生存率不到 5%，疗效和生存预后亟待改善。近年来，随着靶向和免疫治疗药物的蓬勃发展，HCC 系统治疗也迎来了不断突破，但仍面临诸多困境和挑战。对庞大的晚期患者基数，系统治疗选择仍较为有限；且相当一部分患者因全身情况差、肝功能差、肿瘤负荷重等多种原因，不适合或无法耐受现有化疗、靶向治疗、免疫检查点抑制剂，巨大的临床需求亟待满足。

研究方法：该研究共纳入了来自全国 28 家中心的 280 例未经系统治疗的晚期 HCC 患者，随机分入淫羊藿素组（141 例）或对照组（华蟾素治疗，141 例）。为了充分兼顾中国国情与特色、契合临床实际，研究特设了针对富集人群[具有≥2 项以下特征：AFP≥400ng/mL、TNF-α、IFN-γ≥7.0pg/mL]的疗效和安全性评估。值得强调的是，71 例富集人群中，90%以上为 HBV 相关 HCC，87%的患者 AFP 高表达（>400ng/mL），且大多数患者伴有肝外转移或血管侵犯，肝功能较差，血小板计数偏低，为难治性人群，也代表了中国晚期 HCC 患者的普遍临床病理特征。

研究结论：基于Ⅲ期临床研究的设计，其产生的循证医学证据具有良好的参考和转化应用价值，淫羊藿素为既往缺乏可用治疗药物且预后差的富集人群带来了差异化的、安全有效的选择，便于检测的富集人群复合生物标志物也为优势人群的高效筛选提供了明确依据，为个体化精准治疗的实施提供了工具和武器。

作用机制：经临床前研究和临床研究证实，淫羊藿素可作用于相关信号通路，抗炎症、调节机体免疫功能，改善肿瘤微环境，发挥抗肿瘤效应。具体包括通过直接结合 MyD88/IKKα，抑制 TLR-MyD88-IKK-NF-κB 炎症通路，从而减少 TNF-α、IL-6 等炎症因子产生，下调 IL6-JAK-STAT3 通路。通过直接结合 IKKα，抑制 TNF-α 对 IKK-NF-κB 信号通路的活化，进而抑制 PD-L1 表达和 MDSC 的作用，活化 IFN-γ 阳性 CD8+T 细胞，发挥抗肿瘤作用。下调甲胎蛋白（AFP），直接抑制肿瘤细胞生长。Ⅱ期临床研究发现，肿瘤突变负荷（TMB）、PD-L1、AFP、干扰素 IFN-γ 和肿瘤坏死因子 TNF-α 等生物标志物水平都与淫羊藿素疗效密切相关。

研究意义：该药品是我国肿瘤治疗领域的原创天然药物。淫羊藿素从中药材淫羊藿提取获得的小分子化合物，为我国拥有自主知识产权的小分子免疫调节类抗肿瘤药物，开启了原创中药新药精准治疗晚期肝癌的序幕。该品种上市为预后较差的晚期肝细胞癌患者提供更贴近中国患者新的解决方案同时，也为国内创新药特别是中药传承创新和探索开辟了新方向。

六、卫生健康与环境领域重大进展解读

齐 燕 殷 环

中国医学科学院医学信息研究所

成果 1：基于随访数据揭示新冠病毒病住院患者远期免疫特征及临床结局

该进展包含两篇文献。

来自中国医学科学院病原生物学研究所、中日友好医院等机构的研究人员在 *Lancet Microbe* 和 *Lancet Respiratory Medicine* 杂志先后发表题为"SARS-CoV-2-specific Antibody and T-cell Responses 1 Year after Infection in People Recovered from COVID-19：A Longitudinal Cohort Study"[1]（研究 1）和"Health Outcomes in People 2 Years after Surviving Hospitalisation with COVID-19：A Longitudinal Cohort Study" [2]（研究 2）的文章，通过对新冠病毒病住院患者长期随访研究揭示患者初次感染后 1 年内的免疫特征及 2 年内的健康状况的变化情况。

研究背景： 人体对新冠病毒产生的免疫反应包含多个方面，除了产生中和抗体以外，还会激发针对新冠病毒的 T 细胞反应和免疫记忆。其中，记忆性免疫应答（memory immune response）对于预防再次感染和降低疾病严重程度至关重要，探索这些机制有助于为疫苗接种策略提供科学依据。对于初次感染新冠病毒 1 年后的免疫反应特征以及长期免疫力能否帮助人体抵御不断出现的新冠变体等尚缺乏明确结论，因此研究团队开展了第一项研究。随着新冠病毒感染大流行的持续，越来越多的临床和研究证据表明，相当大比例新冠病毒感染康复患者的多个器官和系统出现了长期影响。不过，类似研究的随访时间相对较短，均不超过 1 年。而且，在大多数研究中，缺乏感染前健康状况基线，也缺乏与普通人群进行比较，这也使得难以确定新冠病毒感染患者的康复情况。基于对这些问题的改进，研究 2 分析了不同严重程度的新冠病毒感染住院幸存者在急性 COVID-19 感染后 2 年内健康结局的纵向演变，并确定他们的恢复状态。

研究方法：

研究 1 共纳入了 2020 年 1 月 7 日至 5 月 29 日期间出院的 1096 例 COVID-19 康复者，其中 289 例（26.4%）初诊为中度病情（入院但不需要补充氧气），734 例（67.0%）初诊重症，73 例（6.7%）初诊危重症。这些患者在 2020 年 12 月 16 日至 2021 年 1 月 27 日期间接受随访。随访期间这些患者都没有发生过重复感染，当时也还没有接种疫苗。采用 ELISA 方法从所有 1096 名患者中采集血浆样本以进行抗体测定，包括针对新冠病毒核蛋白、刺突蛋白和受体结合域的 IgM、IgA 和 IgG 抗体。141 例患者提供了一对血浆样本用于中和抗体分析，其中 92 人提供了外周血单个核细胞（peripheral blood mononuclear cell，PBMC）用于测定 T 细胞反应。使用微量中和实验在上述小数据集中对比了中和抗体针对原始毒株、D614G、Beta（B.1.351）和 Delta（B.1.617.2）变体的效果，并使用 γ-干扰素（IFN-γ）酶联免疫斑点法（enzyme-linked immunosorbent spot，ELISPOT）和细胞内细胞因子染色（intracellular cytokine staining，ICS）测定分析

SARS-CoV-2 特异性记忆 T 细胞反应的强度和广度。按年龄和疾病严重程度分析抗体反应和 T 细胞反应，即 IFN-γ、白细胞介素 2（IL-2）和肿瘤坏死因子 α（tumor necrosis factor，TNFα），还根据后遗症症状分析抗体滴度。

研究 2 共纳入了 2020 年 1 月 7 日至 5 月 29 日期间从武汉金银潭医院出院的 1192 名 COVID-19 康复者，并在 6 个月、12 个月和 2 年进行了三次随访评估，其中的 1119 人在感染后 2 年接受了面对面访谈。参与研究的康复者中位年龄为 57 岁（48～65 岁），551 人（46%）为女性。评估包括 6 分钟步行测试（6-minute walk test，6MWD）、实验室测试，以及有关症状、精神健康、健康相关生活质量（health-related quality of life，HRQoL）、是否重返工作岗位和出院后的医疗使用等问卷调查。一部分新冠肺炎康复者在每次随访时接受了肺功能测试和胸部成像。2 年的健康结果由年龄、性别和共病匹配的对照组确定，对照组为无 COVID-19 感染史的一般人群。通过比较有和没有新冠感染后遗症（long COVID）的参与者，确定 long COVID 对生活质量、运动能力、心理健康和医疗保健使用的影响。

研究结果：

研究 1 发现，首先在对原始毒株的长期免疫力方面，大多数人在初次感染后 12 个月时体内都可以检测到不同抗体，包括 N-IgG 抗体（82.0%）、S-IgG 抗体（95.2%）、RBD-IgG 抗体（94.2%）和中和抗体（81.6%）。重症患者的 S-IgG 抗体滴度高于中度症状患者；12 个月时，IgG 滴度随着年龄的增长而增加。在大多数 60 岁以下的个体中，中和抗体水平在初次感染后 6 个月和 12 个月保持稳定，整体抗体阳性率分别为 85.8% 和 81.6%。90%（72 例/80 例）康复者体内检测到记忆 T 细胞反应（至少对新冠病毒的一种特异性蛋白有反应），整体来看 T 细胞对所有检测的新冠病毒蛋白都有应答，且在病情严重程度不同的个体中的反应幅度或细胞因子谱大小没有显著差异。在对不同变体的长期免疫力方面，三种变体都出现了免疫逃逸：只有 68 人（48%）具有针对 D614G 的中和抗体，32 人（23%）具有针对 Beta 变体的中和抗体，69 人（49%）具有针对 Delta 变体的中和抗体，针对三种变体的中和抗体滴度也都显著降低。但更进一步分析发现，在大多数个体中，T 细胞对 Beta 变体具有交叉免疫反应，而且 Beta 变体可以诱导更强的细胞因子应答：在 CD4 T 细胞反应中诱导了更强的 TNFα 应答，在 CD8 T 细胞反应中诱导了更强的 IFNγ 应答和 TNFα 应答。感染后 12 个月时，T 细胞反应的幅度与中和抗体滴度、S-IgG、N-IgG、RBD-IgG 抗体滴度均无关。更重要的是，在初次感染 12 个月后中和抗体已为阴性的所有 16 名个体中，都可以检测到 T 细胞反应。

研究 2 发现，具有至少一种后遗症症状的新冠病毒感染康复者的比例从 6 个月时的 68%，显著下降至 2 年时的 55%，疲劳或肌肉无力是报告最多的症状。呼吸困难量表（mMRC）数据显示，2 年后 mMRC 评分在 1 分及以上还存在呼吸困难症状的新冠病毒感染康复者比例为 14%，显著低于 6 个月时的 26%。HRQoL 几乎在所有方面都得到持续改善，尤其是在焦虑或抑郁：出现焦虑或抑郁症状的个体比例从 6 个月时的 23%，下降到 2 年后的 12%。与未感染新冠病毒个体对比，大约半数康复者在 2 年内出现 long COVID 症状，如睡眠困难（31%）、疲劳或肌肉无力（31%）、脱发（18%）、关节疼痛（18%）；2 年后康复者更经常需要卫生保健服务（26% vs 11%），住院率更高（17% vs

10%）。另外值得注意的是，随访 2 年间危重患者的限制性通气障碍和肺弥散性损伤负担明显高于对照组。

研究结论：SARS-CoV-2 特异性中和抗体和 T 细胞反应在初次感染后保持 12 个月。但相比原始毒株，抗体对其他变体的中和效果变差，而记忆 T 细胞反应则没有明显受变体影响。这些结果强调了特异性 T 细胞反应的交叉保护对于预防变体引起的严重疾病非常重要。无论最初的疾病严重程度如何，COVID-19 康复者的身心健康都得到了明显改善。但较未患新冠病毒感染的一般人群，新冠病毒感染康复者在初次感染 2 年后的健康状况较差，部分患者需要更多时间才能完全康复；约半数新冠病毒感染康复者出院 2 年仍存在新冠病毒长期影响。研究结果表明，迫切需要探索 long COVID 的发病机制并制定有效的干预措施以降低 long COVID 的风险。

研究意义：这些数据对于新冠病毒变体流行时期的新冠疫苗策略的制定，以及采取针对 long COVID 风险和影响的干预措施具有重要参考意义。

成果 2：更新中国急性缺血性脑卒中静脉溶栓和血管内治疗率数据

来自中国医学科学院北京协和医院、国家卫生健康委员会、南京大学医学院附属鼓楼医院等的研究人员在 *The Lancet Regional Health-Western Pacific* 杂志发表题为 "Rates of Intravenous Thrombolysis and Endovascular Therapy for Acute Ischaemic Stroke in China between 2019 and 2020" [3] 的文章，对急性脑卒中的静脉溶栓治疗（intravenous thrombolysis，IVT）和血管内治疗（endovascular therapy，EVT）两种方案的治疗率及患者临床特征进行了系统分析。

研究背景：中国是世界上卒中负担最重的国家。随着卒中护理和预防工作的不断推进，卒中患者的死亡率已逐渐下降，但卒中的发病率仍在上升。近年来，中国开展了一系列促进急性缺血性卒中（acute ischaemic stroke，AIS）静脉溶栓治疗（IVT）和血管内治疗（EVT）的全国性项目。过去的研究报道称，2013 年以前接受 IVT 治疗的患者不足 3%[4]，2015 年仅有 0.45% 的患者在三级医院接受了 EVT 治疗[5]。该研究的目的是更新 2019～2020 年中国患者接受 IVT 和 EVT 的比例，并根据医院等级评估当前卒中治疗的情况。

研究方法：研究纳入中国脑卒中大数据观察平台（Bigdata Observatory Platform for Stroke of China，BOSC）中接受 IVT 或 EVT 患者的数据。主要诊断确定为 AIS 的患者群体的每月出院数据来源于各医院病历首页。纳入标准包括①≥18 岁；②发病后 14 天内入院；③2019 年 1 月 1 日至 2020 年 12 月 31 日期间接受过住院治疗。按医院等级对应用 IVT 和 EVT 的比例和信息进行分析。

研究结果：2019～2020 年，31 个省的 938 家三级医院和 786 家二级医院持续向 BOSC 报告数据，共纳入接受 IVT 的 AIS 患者 192 247 例，接受 EVT 的 AIS 患者 49 551 例。通过数据分析发现，急性脑卒中总体静脉溶栓治疗（IVT）率为 5.64%，血管内治疗（EVT）率为 1.45%；二级医院的 IVT 率高于三级医院（6.39% vs 5.39%，$p < 0.001$），而二级医院 EVT 率远低于三级医院（0.29% vs 1.84%，$p < 0.001$）。三级医院和二级医院接受 IVT/EVT 的患者的人口统计学和临床特征也存在显著差异。在三级医院接受 IVT 的患者

多为救护车送医、急诊入院者，且轻型卒中者更多（NIHSS≤3），DNT（door-to-needle time，入院至实施静脉溶栓时间）≤30min 的患者比例更高。三级医院 DNT≤30min 的比例高于二级医院，但 ONT（onset-needle-time，就诊总时间）高于二级医院（β=8.67，$p<0.001$），可能显示三级医院院前延迟较长，延迟就诊的患者比例较高。

研究结论：中国 AIS 患者接受 IVT 和 EVT 的比例有了很大的提高，但与发达国家相比仍有较大差距。不同级别医院的治疗率及患者临床特征存在显著差异，三级医院 IVT 比例低于二级医院。

研究意义：该研究强调了实施急性卒中管理培训和认证的必要性，表明了开发针对急性脑卒中治疗的特定区域网络及不同级别医院分工协作的重要性，揭示了我国重大慢病临床诊疗现状，为后续医疗政策制定提供依据。

成果 3：证实吸烟和使用固体燃料烹饪是肝癌独立危险因素

来自北京大学医学部等的研究人员在 *International Journal of Cancer* 杂志发表题为 "Tobacco Smoking and Solid Fuels for Cooking and Risk of Liver Cancer：A Prospective Cohort Study of 0.5 Million Chinese Adults"[6]的文章，证实吸烟和使用固体燃料烹饪是肝癌独立危险因素。

研究背景：全球每年肝癌死亡人数超过 81 万人，其中 52%发生在中国。肝癌是最常见的癌症，也是 60 岁以下男性癌症死亡的主要原因。酗酒、乙型肝炎和丙型肝炎病毒（HBV 和 HCV）感染是肝癌的主要病因，估计分别占死亡人数的 33%、41%和 8%。随着接种 HBV 疫苗、强制性 HCV 筛查和其他预防血源性疾病传播措施的实施，中国新的 HBV 和 HCV 感染率大幅下降，因此其他可改变的风险因素变得越来越重要。之前的研究发现吸烟和烹饪时使用固体燃料会增加慢性肝病死亡率的风险，但之前的队列研究尚未调查其与当代中国癌症发病率的独立和联合关系。

研究方法：2004～2008 年，基于中国慢性病前瞻性研究（China Kadoorie Biobank，CKB）项目招募了来自中国 10 个地区的 50 多万名 30～79 岁的成年人，进行了平均 11 年的随访，观察了 2997 例肝癌病例。10 个地区包括 5 个城市地区（哈尔滨、青岛、苏州、柳州和海口）和 5 个农村地区（河南、甘肃、四川、浙江和湖南）。参与者平均年龄为 51.5 岁，59.0%为女性，55.8%居住在农村地区，29.4%是当前仍吸烟者，73.5%的人经常烹饪。基线调查时，参与者报告了详细的吸烟和燃料使用信息，包括初始吸烟年龄、吸烟频率、烹饪频率、燃料类型等，在每月至少一次烹饪的队列中有 48.8%总是使用固体燃料（即煤或木材）烹饪。在基线调查后的几周内，大约 3%（$n=15720$）的参与者被随机选择进行质量控制调查。数据分析阶段，首先使用线性回归和逻辑回归比较基线吸烟状态（从不吸烟者、曾经吸烟者和当前仍吸烟者）和长期烹饪燃料类型（始终使用清洁燃料、从固体燃料转为清洁燃料和始终使用固体燃料）的连续和分类基线特征，分别根据年龄、性别和区域进行细化分析。进而使用 Cox 比例风险回归模型估计吸烟（以不吸烟者作为参照组）和烹饪燃料使用（以一直使用清洁燃料的人作为参照组）与肝癌发病率之间的独立关联。并根据肝癌危险因素的先验知识选择潜在的混杂因素，提出了三组协变量数量不断增加的模型。随后，研究人员以从未吸烟且始终使用清洁燃料烹饪者为参照组，基于吸烟状态（从不吸烟或曾经吸烟者）和长期燃料使用（总是清洁燃料或曾经使用固体燃料）的复合暴露情况调查这两种暴露的潜在联合效应。

研究结果： 与从不吸烟者相比，当前吸烟者患肝癌的风险高 28%（95%CI：1.15～1.42），每日香烟消费量和开始定期吸烟的年龄与患癌风险之间呈现反应趋势（分别为 P_{trend} < 0.001 和 P_{trend} = 0.001），25 岁以后开始吸烟者的肝癌发病 HRs 为 1.18（95CI：1.03～1.36），18 岁及更早开始吸烟者为 1.34（95CI：1.17～1.53）。与长期使用清洁燃料的人相比，长期使用固体燃料的人患肝癌的风险更高（HR=1.25，95%CI：1.03～1.52），但从固体燃料转为清洁燃料者没有明显的额外风险，为 1.10（95%CI：0.94～1.28）。在一直使用固体燃料烹饪的人群中，木材使用者和混合固体燃料使用者的风险较高，HR 分别为 1.27（95CI：1.04～1.56）和 1.34（95CI：1.04～1.73），而煤炭使用者没有显著的超额风险，为 1.14（95CI：0.88～1.47）。在固体燃料暴露持续时间与肝癌风险之间可以观察到剂量反应趋势（P_{trend} = 0.018）。与一直使用清洁燃料（即天然气或电力）的从不吸烟者相比，一直使用固体燃料的曾经吸烟者患肝癌的风险高 67%（95%CI：1.31～2.19），使用清洁燃料的曾经吸烟者和使用固体燃料的从不吸烟者的风险次之，但也显著升高，HR 分别为 1.41（95CI：1.11～1.80）和 1.36（95CI：1.09～1.78）。

研究结论： 在中国成年人中，吸烟和使用固体燃料烹饪均为肝癌独立危险因素。每日吸烟量越多、初始吸烟年龄越早、固体燃料使用时间越长，肝癌发病风险越高。

研究意义： 该研究为我国肝癌防控策略提供重要科学依据。

成果 4：大规模队列研究证实坚持健康生活方式可降低肝癌风险

来自南京医科大学、北京大学医学部等的研究人员在 *British Journal of Cancer* 杂志发表题为 "Adherence to Healthy Lifestyle and Liver Cancer in Chinese: A Prospective Cohort Study of 0.5 Million People" [7] 的文章，证实坚持健康生活方式可降低肝癌风险。

研究背景： 肝癌是最常见的癌症之一，是全球第四大癌症死因。大量证据表明，不健康的生活方式因素，如吸烟、饮酒、不当饮食、缺乏运动和向心性肥胖与肝癌风险升高有关。由于许多生活方式行为通常并存，因此研究这些生活方式因素对肝癌风险的综合影响非常重要。2018 年发表的一项病例对照研究表明，坚持由上述可改变因素组合定义的健康生活方式与欧洲人群肝癌发病率降低 45%有关[8]，但对于乙肝病毒感染高负担人群——中国人的保护作用是否持续尚不清楚。几乎没有前瞻性的证据表明，健康的生活方式因素的组合是否与我国肝癌风险的显著降低有关。

研究方法： 基于中国慢性病前瞻性研究项目（CKB）生物样本库 2004～2008 年 492 640 名中国成人队列数据，研究者分析了与肝癌风险相关的 5 种生活方式因素。低风险生活方式因素被定义为不吸烟、不饮酒、中等或更高水平的运动、健康饮食和符合标准的腰臀比（男性腰臀比<0.90、女性腰臀比<0.85）。二分法后，将上述 5 种生活方式因素的得分相加，得到健康生活方式评分，评分范围为 0（最不健康）至 5（最健康），得分越高表明对健康生活方式的依从性越高。随后，再划分为良好（4 或 5 个健康生活方式因素）、中等（2 或 3 个健康生活方式因素）和不利（0 或 1 个健康生活方式因素）生活方式。使用 Cox 比例风险回归模型检查生活方式类别与肝癌发病时间的关联，并估

计风险比（HR）和 95%置信区间（95% CI）。根据基线年龄（岁）、性别（男性或女性）、居住区（城市或农村）、教育水平（小学及以下，或中学及以上）、HBsAg 状态（血清阳性或血清阴性）、BMI（<18.5, 18.5 <25.0, 25.0 <30.0, ≥30.0kg/m²）、糖尿病（是或否），以及基线时的高血压（是或否）等因素构建多个模型。利用泊松回归模型估计每 10 万人年的年龄、性别和居住区调整后的首发肝癌事件发生率。

研究结果：中位随访 10.12 年，共观察到 2529 例肝癌事件。所有 5 种生活方式因素都与肝癌风险相关。多变量调整分析表明，当前或以前吸烟、当前或以前饮酒，以及中心性肥胖与肝癌风险增加相关；高强度运动、富含蔬菜与水果的饮食与降低肝癌风险有关。随着健康生活方式指数分数的增加，肝癌风险显著降低（$p<0.001$），在健康生活方式评分为 5 的参与者中观察到发生肝癌的风险最低，HR 为 0.39（95%CI：0.22～0.69）。与生活方式良好的参与者相比，不良生活方式或中等生活方式的参与者发生肝癌的相对风险高 0.76 倍（HR=1.76，95%CI：1.47～2.11）或 0.40 倍（HR=1.40，95%CI：1.19～1.65）。良好生活方式（4 或 5 种健康生活方式因素）的参与者对比不良生活方式（0 或 1 种健康生活方式因素）的参与者，罹患肝癌的风险降低了 43%（HR=0.57，95%CI：0.47～0.68）。对不同 HBV 状态的人群中生活方式类别与肝癌风险之间的关联关系分析发现，HBV 血清阳性且中等生活方式的参与者比血清阳性且生活方式不佳的参与者肝癌风险降低 23%（HR=0.77，95%CI：0.64～0.92），HBV 血清阳性且生活方式良好的参与者比血清阳性且生活方式不佳的参与者肝癌风险降低 49%（HR=0.51，95%CI：0.36～0.73），HBV 血清阴性且生活方式良好的参与者比血清阳性且生活方式不佳的参与者肝癌风险降低 95%（HR=0.05，95%CI：0.04～0.06）。

研究结论：随访发现，随着健康生活方式指数评分的升高，肝癌风险显著降低。对于乙肝表面抗原（HBsAg）阳性的肝癌高危人群来说，健康生活方式对肝癌的累积保护作用更显著。

研究意义：该研究首次全面评估了多种生活方式因素的组合与中国人群肝癌及其亚型风险之间的关系，证实五种健康生活方式与降低肝癌风险相关，为我国癌症防控策略提供重要科学依据。

成果 5：大规模队列研究揭示一次性低剂量 CT 肺癌筛查的有效性

来自国家癌症中心/中国医学科学院肿瘤医院的研究人员在 *Lancet Respiratory Medicine* 杂志发表题为 "One-off Low-dose CT for Lung Cancer Screening in China：A Multicentre, Population-based, Prospective Cohort Study"[9]的文章，通过大规模人群筛查分析证实，在肺癌高风险群体中，一次性低剂量 CT 筛查组较非筛查组肺癌发病风险高，肺癌死亡率和全因死亡率更低。证实了一次性筛查在我国肺癌早期发现中的有效性，也为医疗资源有限的国家科学制定筛查策略提供了依据。

研究背景：肺癌是全球癌症死亡的主要原因。一次性低剂量 CT（LDCT）在降低肺癌死亡率和全因死亡率方面的有效性的数据匮乏，该研究的目的是评估一次性 LDCT 筛查在中国早期发现肺癌的有效性，以便为医疗资源有限的国家的筛查规划提供信息。

研究方法：这项大规模、前瞻性的研究在中国 8 个省，12 个城市开展，招募无肺癌病史且无肺癌症状的人为研究对象。研究采用了性别特异性风险评分系统评估男性和女性的肺癌风险，包括吸烟、体力活动水平、职业暴露、慢性呼吸道疾病史、肺癌家族史、饮食和被动吸烟（仅限女性）。

高危人群被邀请进行一次 LDCT 扫描，并根据他们是否进行扫描而分为筛查组和未筛查组。计算筛查组和非筛查组的肺癌发病率密度、肺癌死亡率和全因死亡率。比较筛查组和非筛查组从进入队列到行政审查（2020 年 6 月 20 日）期间肺癌死亡率和全因死亡率来评估 LDCT 扫描的有效性。采用逆概率加权来解释两组之间潜在的不平衡因素，并使用 Cox 风险模型来估计死亡率与一次性 LDCT 扫描之间的加权关联。

研究结果：2013 年 2 月 19 日至 2018 年 10 月 31 日期间共纳入 1 016 740 例 40～74 岁研究对象，其中 3581 人在中位随访时间 3.6 年（IQR=2.8～5.1）后被诊断为肺癌。446 027 例男性中有 125 750 例（28.2%）被归为高风险人群；570 713 例女性中有 97 552 例（17.1%）被归类为高风险人群。在被充分告知 LDCT 筛查的获益和危害后 223 302 名高风险参与者中共有 79 581 例（35.6%）接受了一次性 LDCT 的筛查（筛查组），143 721 例未接受扫描（未筛查组）。筛查组和未筛查组的肺癌发病密度分别为 1 873/10 万（95%CI：172.0～203.9）和 132.4/10 万（95%CI：122.7～142.9）。筛查组中 62.7% 为 0～Ⅰ 期肺癌，高于未筛查组（41.5%）和以医院为基础的登记数据（19%）。

通过逆概率加权分析显示，相比于未筛查组，筛查组肺癌死亡率降低 31.0%（HR：0.69，95%CI：053～0.92），全因死亡率降低 32.0%（HR：0.68 95%CI：0.57～0.82）。

研究结论：通过分层分析和敏感性分析等进一步揭示了 LDCT 筛查有效性在不同性别、年龄和吸烟人群的显著差异。相比未筛查组男性及重度吸烟（吸烟 20 包/年）的筛查者肺癌死亡率明显降低。从该研究中获得高质量科学证据和新的科学认知，为我国健康政策制定者和癌症防控工作者提供实践指导。该研究还存在一些不足之处。中位随访时间为 3.6 年，对分析长期结果而言稍有不足；筛查组和未筛查组不是随机分组，可能两组之间会存在无法控制的混杂因素。

研究意义：文章首次在国际上证实了一次性肺癌筛查能够有效提高高风险人群的早期肺癌检出率，不仅显著降低肺癌的死亡率，还可降低人群全因死亡率。

参 考 文 献

[1] Guo L, Wang G, Wang YM, et al. SARS-CoV-2-specific antibody and T-cell responses 1 year after infection in people recovered from COVID-19: A longitudinal cohort study. Lancet Microbe, 2022, 3(5): e348-e356.

[2] Huang LX, Li X, Gu XY, et al. Health outcomes in people 2 years after surviving hospitalisation with COVID-19: A longitudinal cohort study. Lancet Respiratory Medicine, 2022, 10(9): 863-876.

[3] Ye Q, Zhai F, Chao B , et al. Rates of intravenous thrombolysis and endovascular therapy for acute ischaemic stroke in China between 2019 and 2020. The Lancet Regional Health-Western Pacific, 2022, 21: 100406.

[4] Zhang J, Ou JX, Bai CX. Tobacco smoking in China: prevalence, disease burden, challenges and future strategies. Respirology, 2011, 16(8): 1165-1172.

[5] Health Effect Institute . State of Global Air 2020: A Special Report on Globle Exposure to Air Pollution and Its Health Impacts. Boston, MA: Health Effects Institute, 2020.

[6] Wen Q, Chan KH, Shi K, et al. Tobacco smoking and solid fuels for cooking and risk of liver cancer: A prospective cohort study of 0.5 million Chinese adults. International Journal of Cancer, 2022, 151(2): 181-190.

[7] Song C, Lv J, Yu C, et al. Adherence to healthy lifestyle and liver cancer in Chinese: a prospective cohort study of 0.5 million people. British Journal of Cancer, 2022, 126(5): 815-821.

[8] Assi N, Gunter MJ, Thomas DC, et al. Metabolic signature of healthy lifestyle and its relation with risk of hepatocellular carcinoma in a large European cohort. The American Journal of Clinical Nutritio, 2018, 108: 117-126.

[9] Li N, Tan F, Chen W, et al. One-off low-dose CT for lung cancer screening in China: A multicentre, population-based, prospective cohort study. Lancet Respiratory Medicine, 2022, 10(4): 378-391.

七、生物医学工程重大进展解读

杜然然　殷　环

中国医学科学院医学信息研究所

成果 1：超导磁体 5.0T 磁共振成像系统获批

由上海联影医疗科技股份有限公司生产的 5.0T 人体全身磁共振系统，于 2022 年 8 月获国家药品监督管理局批复上市（国械注准 20223061141）。

研究背景：脑血管病变是脑卒中的主要原因，由于其具有发病率高、致残率高、复发率高的特点而成为目前的研究热点和健康管理的焦点。筛查方便、诊断准确及精确鉴别是脑血管病变临床管理的重要方向。基于 3.0t 的时间飞跃法磁共振血管成像（time of flight magnetic resonance angiography，TOF MRA）能够清晰显示脑血管结构，目前是临床一线的无创脑血管成像技术。但其抑制背景组织信号不佳，对大血管远端分支和细小穿支动脉的评估无法满足临床需求。尽管超高场强 7.0t 的 TOF MRA 技术可以解决这一短板，但场强的提升使得 b1 场的不均一性和受试者的生理不适感有所增加。因此，亟须超高场磁共振在满足高信噪比的同时又不会增大 b1 不均一性、增强受试者不适感的产品。

研究方法：采用前瞻性、完全区组设计，将每位入组受试者在 48h 内分别进行 3.0t、5.0t 和 7.0t 三种不同场强但相同扫描参数条件的颅内血管 TOF MRA 检查，所获图像由 2 名放射科医生进行评分，同时采用血管自动分割软件进行定量分析（包括脑血管的总长度、总体积等）。按照纳、排标准最终分析了 12 位受试者（其中健康人 10 位，曾患有脑血管疾病者 2 位，平均年龄 38±9 岁，男性 9 人）。

研究结果：三种场强 TOF MRA 的信噪比（snr）和对比噪声比（cnr）均随场强增高而增高，但 5.0t 的 snr 和 cnr 与 7.0t 相比并差异无统计学意义；在脑血管的比较中，发现 5.0t TOF MRA 对脑大动脉远端分支和穿支小动脉的显示在评分上均高于 3.0t，但与 7.0t 的评分无显著差异；进一步采用定量指标对三种场强的 TOF MRA 进行分析，结果发现 5.0t 小动脉的总长度与 7.0t 差异无统计学意义，但均明显高于 3.0t。

研究结论：该产品核心技术为全身临床 5.0T 超导磁体、多通道射频并行发射控制和超高场磁共振系统射频安全成像，均拥有自主知识产权，关键性能指标已达到国际领先水平。

成果特征：该产品由超导磁体（5.0T）、梯度功率放大器、梯度线圈、射频功率放大器、射频线圈、检查床、谱仪、配电系统、对讲系统和生理信号门控单元组成。适用于体重大于 20kg 患者的临床 MRI 诊断。该产品采用全身临床 5.0T 超导磁体，首次在超高场磁共振系统中将全身体激发线圈应用于临床扫描，从而实现全身成像，可以提升图像信噪比和图像空间分辨率，并实现超高场体部成像。

研究意义：该产品为 5.0T 全身超高场磁共振系统，其所有核心部件实现了自主研发和生产，建立了超高磁场共振产业的自主技术体系。表明我国突破了超高场磁共振领域卡脖子技术。

成果 2：首台国产质子治疗系统获批

由上海艾普强粒子设备有限公司生产的"质子治疗系统"，于 2022 年 9 月获国家药品监督管理局批复上市（国械注准 20223051290）。

研究背景：质子治疗是世界上最先进的肿瘤治疗手段之一，患者在治疗过程中无须开刀，有治疗精准、副作用小、患者生活质量高的优点，除了常规放疗适应证，尤其适合儿童肿瘤等的精准治疗。质子治疗由美国科学家于 20 世纪 40 年代提出，在 2010 年以后得以快速发展。如今，全球已建成质子治疗中心超过 100 家，但大多分布在欧美日等发达国家，而我国质子治疗装置几乎完全依赖于进口，因此亟待国产化研制。

研究结论：该质子治疗系统采用周长为 25m 的质子同步加速器，为治疗提供能量为 70～235MeV 的质子束。180°旋转束治疗系统采用半周式旋转机架，可为患者摆位提供开放式的空间，同时减轻患者治疗时的压迫感。结合旋转机架、笔形束扫描系统、图像引导系统和六自由度机器人治疗床，可以提供几乎任意照射角度，实现先进的质子调强治疗（IMPT）。该系统还集成先进的呼吸运动管理功能，可以追踪靶区运动控制束流照射启动与停止，最大限度地减小患者呼吸运动对治疗的影响。整体功能和性能与国外同类先进装置相当，而关键设备全部实现了国产化。

成果特征：质子治疗系统由加速器系统和治疗系统两部分组成。其中加速器系统包括注入器系统、低能传输系统、主加速器系统、高能束流传输系统和辅助电气系统，治疗系统包括固定束治疗系统、180°旋转束治疗系统和治疗计划系统。产品提供质子束进行放射治疗，在实现肿瘤部位高剂量的同时，可降低周围正常组织剂量，特别是靶区后组织的剂量，适用于治疗全身实体恶性肿瘤和某些良性疾病，具体适应证应由临床医师根据实际情况确定。

研究意义：该产品是首台获批上市的国产质子治疗系统，可实现提高肿瘤部位剂量的同时，降低周围正常组织剂量，特别是靶区后组织的剂量。适用于治疗全身实体恶性肿瘤和某些良性疾病。该产品的获批上市，标志着我国高端医疗器械装备国产化又迈出一步，对于提升我国医学肿瘤诊疗手段和水平，具有重大意义。

成果 3：双通道可充电植入式脑深部电刺激脉冲发生器套件获批

由北京品驰医疗设备有限公司生产的双通道可充电植入式脑深部电刺激脉冲发生器套件，于 2022 年 1 月获国家药品监督管理局批复上市（国械注准 20223120085）。

研究背景：磁共振成像是在临床中应用最广泛的医学影像技术之一，同时也是探查大脑功能活动、研究脑科学和脑疾病的强大工具。据统计，有 50%～75%的脑起搏器植入患者在未来会需要磁共振成像来帮助疾病诊断。磁共振兼容脑起搏器的突破，不仅解决了患者在未来诊断疾病的后顾之忧，也为优化脑起搏器参数、开发新疗法创造了条件，将能让患者得到个性化的最优治疗。

研究过程：北京品驰医疗设备有限公司生产的"双通道植入式脑深部电刺激脉冲发生器套件""双通道可充电植入式脑深部电刺激脉冲发生器套件""植入式脑深部电刺激电极导线套件""植入式脑深部电刺激延伸导线套件"共4个创新产品注册申请。2个双通道植入式脑深部电刺激脉冲发生器套件由脉冲发生器、力矩螺丝刀和封堵头组成，其中一个产品具有充电功能，产品名称为"双通道可充电植入式脑深部电刺激脉冲发生器套件"。植入式脑深部电刺激电极导线套件由电极、电极固定组件、限深器、电极保护帽组件、简易电极保护帽、短导丝部件、电极造隧道工具、自锁测试电缆、鳄鱼夹测试电缆、力矩螺丝刀和电极固定装置（视不同型号选择）及备用选配件电极固定组件（型号：A6026）、电极保护帽组件（型号：A6023）、简易电极保护帽（型号：A6024）、短导丝部件（型号：A6025）、电极固定装置（型号：LF01）组成。植入式脑深部电刺激延伸导线套件由延伸导线套件及备用选配件金属网连接套筒、造隧道工具组成。

成果特征：该产品用于产生电刺激脉冲，与适配的延伸导线及电极导线配合使用，对丘脑底核（subthalamic nucleus，STN）进行刺激，用于对药物不能有效控制某些症状的晚期左旋多巴反应性帕金森病患者之联合治疗。该产品属于磁共振环境条件安全医疗器械。在规定的条件下，以及保证对患者和植入设备采取了特殊保护措施的前提下，患者可接受临床 1.5T 和 3.0T 场强的磁共振成像检查。关于磁共振成像检查的具体要求详见产品临床医师手册。

研究意义：上述产品具有抗干扰设计，可接受 3.0T 场强磁共振成像检查，具有完备的自主知识产权，属于国内首创医疗器械。电极导线套件和延伸导线套件产品采用一种包覆于电极导线上的编织复合导电屏蔽结构的制造技术，可显著降低射频场造成的温升。植入该类产品的患者不但能在 1.5T 磁共振成像设备下安全地进行磁共振扫描，而且能在 3.0T 磁共振成像设备下进行扫描，进而获得高质量的磁共振成像影像资料。

成果 4：血管内成像设备获批

由全景恒升（北京）科学技术有限公司生产的血管内成像设备，于 2022 年 5 月获国家药品监督管理局批复上市（国械注准 20223060642）。

研究背景：血管内成像是一种能够更清晰显示血管疾病状态的技术，在缺血性心脏疾病的介入治疗中发挥重要作用。该技术可提供血管内腔的高清影像，帮助医生了解血管堵塞或动脉硬化的状况。通过这种方式，医生可以诊断疾病的病症，思考采取何种介入治疗，并在治疗后评估支架的释放情况。

目前在临床上使用最多的是血管内超声（intravascular ultra- sound，IVUS）与血管内光学相干断层扫描（optical coherence tomography，OCT）成像技术。IVUS 能够穿透血液，具有更深的成像深度；OCT 具有更好的分辨率，能更好地对比斑块成分，如脂质、钙化、纤维组织和血栓等。两种成像技术各有优缺点，IVUS 的穿透力较强，但空间分辨率差；OCT 能够提供接近组织学水平的分辨率，但其成像穿透深度有限，因此单一的 IVUS 或 OCT 很难完全提供血管及斑块内部完整的解剖学信息。也正是因为如此，将二者合一才能帮助医师全面准确获取管腔信息，精准实现高质量经皮冠状动脉介入治疗（percutaneous coronary intervention，PCI）。

研究过程： 此次全景恒升（北京）科学技术有限公司获批的血管内成像设备由主机、探头接口单元（PIU）、推车组件和显示器组成。该设备与一次性使用血管内成像导管连接配合使用，用于在进行经皮冠状动脉介入手术时对冠状动脉进行血管内成像。设备利用PIU 控制成像导管驱动探头 360°旋转和回撤，由成像段完成对血管的扫描。同时，设备发射近红外光和超声波，干涉仪和超声模块记录不同深度血管的反射光和超声发射，主机重建反射光信号和超声反射信号，形成血管内超声图像和血管内光学干涉断层图像。

成果特征： 该产品与同公司生产的一次性使用血管内成像导管（型号：C1-1、C2-1、C3-1）配合使用，用于在医疗机构中需要进行冠状动脉介入治疗患者的冠状动脉成像，包括 IVUS 和 OCT。配套用的一次性使用血管内成像导管的 OCT 成像功能适用的冠脉血管直径范围是 2.0～4.0mm，不适用于左冠状动脉主干或以前做过旁路手术的目标血管。

研究意义： 该设备在产品设计上，设计了同步电路，能够通过探测 IVUS 探头和OCT 探头的位置关系，使用校正算法，实现两种图像的配准，实现了同步成像。该设备将 IVUS 和 OCT 两种功能进行整合，与已上市且只有单功能成像产品相比，能同时同步实现上述两种成像。满足医生对分辨率和穿透力的要求。快速成像后还可以按照临床医生需求的速度回放图像，为医生诊断提供更多信息。

成果 5：利用 AI 提升时间分辨冷冻电镜分析精度

来自北京大学的研究人员在 *Nature* 杂志发表题为 "USP14-Regulated Allostery of the Human Proteasome by Time-resolved Cryo-EM"[1] 的文章。

研究背景： 蛋白质降解调控是极其重要的基本生物化学过程，在细胞周期、信号转导、免疫响应、基因调控、新陈代谢、神经退行、癌症肿瘤、病毒感染，以及蛋白毒性响应等主要细胞分子过程中发挥关键调控作用。在真核细胞中，绝大部分胞内蛋白都是通过泛素蛋白酶体途径，经过泛素化标记被蛋白酶体全酶降解。在正常细胞中，去泛素化酶 USP14 是最主要的蛋白酶体调控分子，被认为是治疗癌症和神经退行性疾病的重要潜在靶标，其小分子抑制剂在美国进入 I 期临床研究，但围绕 USP14 功能机制的一系列关键问题限制了其靶向药物分子的开发和临床应用。USP14 通过结合 26S 蛋白酶体而被激活，然后以毫秒的时间尺度剪切底物上的泛素链。它是如何被蛋白酶体激活并调控蛋白酶体功能的，一直是全球研究机构和生物制药领域亟待解决的关键科学问题。

研究方法： 本研究首先克服了"时间分辨"难题，蛋白酶体降解底物的过程在毫秒到秒之间，正常条件下通过冷冻电镜技术捕获此过程的中间态结构非常困难。课题组通过大量的条件摸索，重建反应动力学体系和优化反应条件，包括优化缓冲体系、反应温度等条件，最终优化出较为可行的实验方案，让这个过程慢下来。然后解决了"三维分类"难题，冷冻电镜捕获的复合体图像需要经过一系列的分类，将它们归为不同的构象类别，才能呈现出蛋白反应的动态过程。USP14 结合 26S 蛋白酶体后，降解底物的动力学过程更加复杂，想要在如此多的异构复合体颗粒图像中，鉴别出降解过程的各个时态的高分辨率非平衡构象，传统三维分类方法无法实现，课题组自主开发的新型深度学习高精度三维分类和四维重建方法，通过时间分辨冷冻电镜分析，重建了受控蛋白酶体的完整动力学工作周期，并结合分子生物学功能和基因突变研究，阐明了 USP14 和 26S 相互调控活性的原子结构基础和非平衡动力学机制（图 1）。

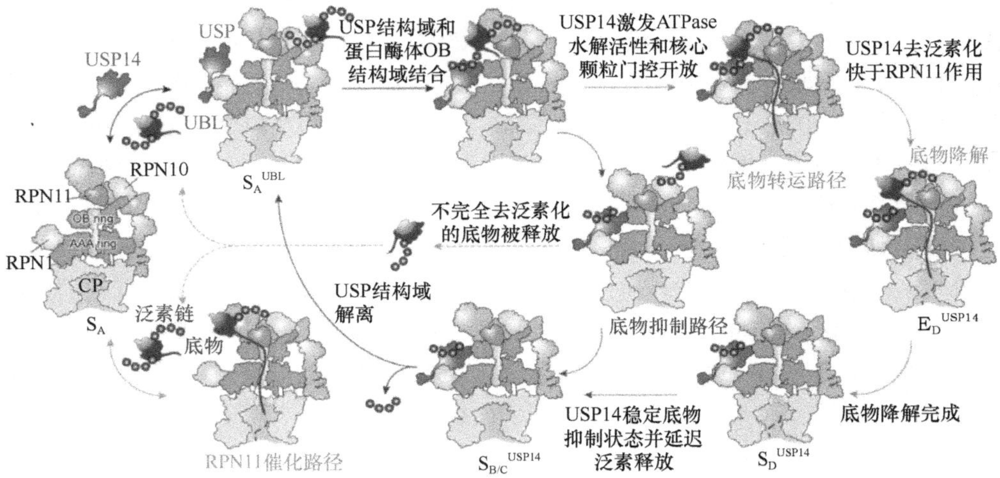

图 1　通过时间分辨冷冻电镜分析获取的 USP14 调控蛋白酶体底物降解的并行路径模型

研究结果：课题组获得了 45 193 张含时 USP14-26S 复合体降解泛素底物过程中的冷冻电镜透射图样，挑取了 3 556 806 个 USP14-26S-泛素底物复合体的颗粒图像。研究发现 USP14 的活化同时依赖于泛素识别和蛋白酶体 RPT1 亚基的结合。USP14 通过别构效应，诱导蛋白酶体同时沿着两条并行状态转变路径发生构象变化；课题组成功捕获到了底物降解中间状态向底物抑制中间状态的瞬时转化。在底物降解途径中，USP14 活化变构地重编程 AAA-ATP 酶马达的构象景观（conformational landscape）和统计分布，并刺激 20S 底物通道的打开，从而观察到底物持续转运过程的 ATPase 六聚马达非对称 ATP 水解和近乎完整的全周循环周期。

研究结论：研究发现 USP14 的活化同时依赖于泛素识别和蛋白酶体 RPT1 亚基的结合。SP14-ATPase 的动态相互作用，使得 ATPase 马达底物识别与 26S 自身的去泛素化酶 RPN11 催化发生去耦合效应，并在 26S 的泛素识别、底物的起始易位和泛素链回收过程中引入三个调控检查点（动力学分岔点）。这些发现为 USP14 调节 26S 的完整功能周期提供了全新的高分辨见解，并为 USP14 靶向药物治疗发现奠定了极为重要的机制基础。

研究意义：该研究首次利用自主研发的深度学习高精度四维重建技术，提升时间分辨冷冻电镜分析精度，获得了人泛素特异性蛋白酶-蛋白酶体全酶（USP14-26S）复合体降解底物过程中的冷冻电镜透射图样。实现了原子水平的功能动力学观测，展示了一类新型的蛋白质复合动力学研究范式。

参 考 文 献

[1] Zhang S, Zou S, Yin D, et al, USP14-regulated allostery of the human proteasome by time-resolved Cryo-EM. Nature, 2022, 605(7910): 567-574.